JN051052

［新版］

# 助産師業務要覧

第4版　2024年版

## Ⅰ 基礎編

福井トシ子
井本　寛子　編

日本看護協会出版会

# はじめに

日本の少子化は，2019年末に始まる新型コロナウイルス感染症（COVID-19）の感染拡大，いわゆる「コロナ禍」で加速したといわれ，2022年の出生数は約77万人と，統計開始以来，初めて80万人を割り込んだ。

出生数の減少に伴い，分娩取り扱い施設も年々減少しており，分娩を取り扱う一般病院においては，妊産婦のほかに複数の診療科の患者が産科病棟に入院するという，「混合病棟化」が進んでいる。この状況は，妊産婦へのケアの質を維持することを困難にするほか，助産師が活動する地域や医療施設の偏在化を加速させている。また，助産師の助産実践能力の維持・向上への影響も懸念されている。

妊産婦・乳幼児を取り巻く環境も，大きく変化している。たとえば，晩婚化・晩産化，地域でのつながりの希薄化などが背景となり，子育てにおいて周囲の支援が得られず，孤立や不安感の増大から，メンタルヘルスの不調を抱える妊産婦も多い。その対応が，社会的課題となっている。

そうした状況の中，第8次医療計画の策定に向けた検討が行われ，その検討に基づいた周産期医療の提供が2024年度より開始する。

第8次医療計画では，「目指すべき方向」として，「母子に配慮した周産期医療の提供が可能な体制」が明記された。分娩を取り扱う医療機関は，母子の心身の安定・安全の確保等を図る観点から，産科区域の特定や，安全な無痛（麻酔）分娩の実施などの対応を講ずることが望ましいとして，当該医療機関の実情を踏まえた適切な対応を推進することが記された。なお，「産科区域の特定」には，院内助産・助産師外来や，医療機関における産後ケア事業の実施，母子保健や福祉に関連する事業と連携する機能を包括的に実施する機能を備えた病棟の概念が含まれる（厚生労働省医政局地域医療計画課長通知，令和5年3月31日　医政地発0331第14号）。

また，2023年3月に閣議決定された，成育医療等の提供に関する施策の総合的な推進に関する基本的な方針（成育医療等基本方針）の改定においても，産科区域の特定が盛り込まれた。

さらに，「女性活躍・男女共同参画の重点方針2023」には，女性の健康に関する理解の増進等を図る方策として，助産師等の活用を進めることが示された。

以上のことから，現代の助産師には，周産期を核とした「マタニティケア」のみならず，女性の生涯を見すえた「ウィメンズヘルスケア」を提供することが求められていると示唆される。

本書『助産師業務要覧』は，助産師業務を実施する上で必要となる法律とその解釈をまとめたものとして，1970 年に発刊された。以降，巻構成などを変えながら改訂・増刷を重ね，助産教育・実践・研究の現場にある皆様のご支持を頂戴してきた。

2017 年刊行の「第 3 版」からは，主に助産学生を対象とするⅠ巻〔基礎編〕，助産実践者を対象とするⅡ巻〔実践編〕に加え，中堅・管理者的立場や開業助産師，「アドバンス助産師」を主な読者対象とするⅢ巻〔アドバンス編〕を設け，3 巻構成とした。

今回の改訂「第 4 版」では，収載内容とともに構成から見直しを図り，「第 3 版」も踏襲しつつ，近年の動向を加えた。なお，Ⅲ巻については，2025 年度以降の「助産実践能力習熟段階（CLoCMiP®）レベルⅢ認証制度」の必読本として活用するため，より高度な助産実践の展開に必要なマネジメントや政策の視点を加えている。

また，各巻の中心的な読者層を想定しつつも，全巻を通覧することにより，基本的な知識から具体的な実践内容，そして実践の応用や政策の視点までを理解できるように再構成した。たとえば，本改訂で新たに記載したテーマ，「助産政策」に関しては，概論をⅠ巻〔基礎編〕に，各論をⅢ巻〔アドバンス編〕に分けて収載している。ぜひ，各巻別々にではなく，〔基礎編〕から〔アドバンス編〕まで，通して活用していただきたい。

妊産婦へ切れ目ない支援を提供するための医療・保健・福祉における新たな体制整備は，「待ったなし」の状況である。母子保健，医療・福祉政策が大きく動いていく時機にあって，本書が，助産学生，助産師諸姉に活用され，教育と臨床，研究，政策が一体となってケア環境を整え，母子保健がそのあるべき姿に向かうことを期待している。

2023 年 9 月

編者　**福井トシ子**
**井本　寛子**

# 執筆者一覧

編者

福井トシ子　国際医療福祉大学大学院教授・副大学院長／前日本看護協会会長

井本　寛子　日本看護協会常任理事

執筆者（執筆順）

岡本喜代子　東京都助産師会館理事長

井本　寛子　日本看護協会常任理事

井村　真澄　日本赤十字看護大学大学院教授

安達久美子　東京都立大学教授

村上　明美　神奈川県立保健福祉大学学長

西方　真弓　新潟大学准教授

春名めぐみ　東京大学大学院教授

髙田　昌代　神戸市看護大学教授／日本助産師会会長

大田えりか　聖路加国際大学大学院教授

中根　直子　前日本赤十字社医療センター看護副部長・周産母子･小児センター副センター長

稲葉　一人　いなば法律事務所弁護士

渋川あゆみ　マザリー産科婦人科医院副院長

山本　詩子　山本助産院院長

平川真由美　昭和大学病院看護次長

市川　香織　東京情報大学教授

島田真理恵　上智大学教授

福井トシ子　国際医療福祉大学大学院教授・副大学院長／前日本看護協会会長

（2023 年 9 月現在）

# 目次

## 第3章　助産師と倫理



## 第4章　助産師の業務と義務

## 第5章 活動場所の特性と業務



## 第6章 助産政策



●資料

## 他巻内容

### Ⅱ巻：実践編

- 主な読者対象：臨床助産師
- 「助産師のコア・コンピテンシー」を構成する4つの能力を軸に，女性のライフステージ全般を見すえた助産実践に重点を置いて解説



### Ⅲ巻：アドバンス編

- 主な読者対象：「アドバンス助産師」，中堅・管理的立場
- より高度な助産実践を展開するために必要な，マネジメントの視点を紹介

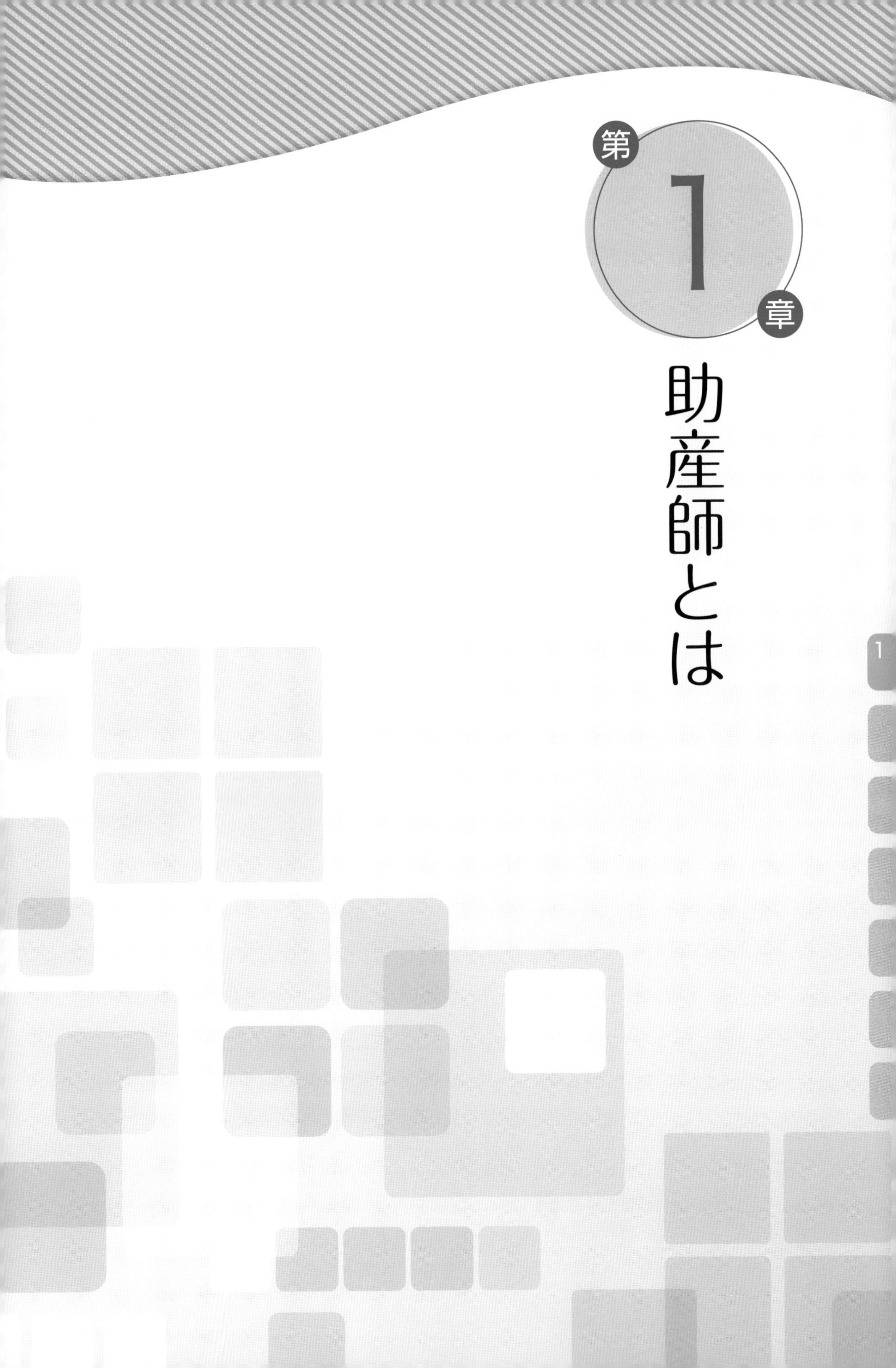

# 第1章 助産師とは

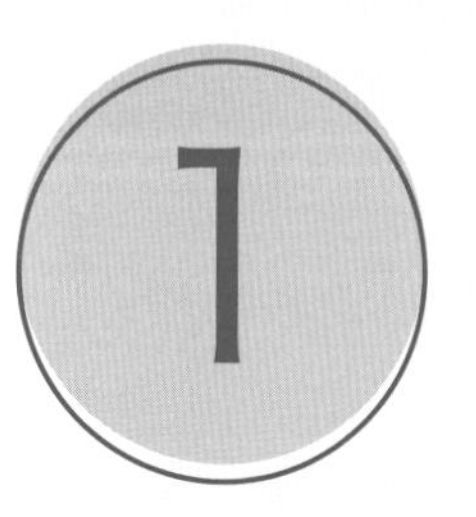

# 助産師の定義

助産師とは何をする人かは，法律で規定されている。すなわち，1948（昭和 23）年に制定された「保健師助産師看護師法」（保助看法）である。まず，この法律での定義を述べる。しかし，この法律では，概念的な最低限の記述にとどまっており，しかもその規定は 70 年以上も前に作られたものである。現在，そのまま活用するには十分な記述となっていない。

そこで，「倫理綱領」として明示され，現在，日本や世界で公にされている助産師の定義を，ここでは併せて紹介する。世界における定義に関しては，国際助産師連盟（International Confederation of Midwives；ICM）が示す業務に関する基準について，日本における定義に関しては，日本助産師会が示す「助産師の声明」について，紹介する（これらの詳細については，第２章の４や第３章の２も参照されたい）。

倫理綱領とは，専門職およびその従事者の信念と価値観を社会に向けて明言したものである。これなくして，専門職とはいえない。つまり，助産実践者にとっての道徳的行動の基準として定めた事柄を，一般社会に向けてはっきりと示したものであるといえる。

## 1　法律による規定

保助看法第 3 条に，「『助産師』とは，厚生労働大臣の免許を受けて，助産又は妊婦，じよく婦若しくは新生児の保健指導を行うことを業とする女子をいう」と規定されている（巻末資料 11 を参照）。

この法律でいう「助産」とは，いわゆる狭義の助産であり，分娩開始から終了までの正常分娩の介助，分娩に付随する内診，臍帯切断などの処置，および産婦・新生児の世話をいう。

しかしながら，保助看法制定からすでに 70 年以上が経過しており，日本における産科学，新生児学，母子保健を取り巻く制度などの変化には目覚ましいものがある。それに伴い，助産師業務の対象や内容なども大きく変化してきている。そして，それに対応した，質の高いサービスの提供が求められている。それゆえ，世界においても，日本においても，「助産師とは何をする人か」を示す助産師の倫理綱領が求められている。

倫理綱領は，助産師が自らの職責を果たすべく，一般社会に向けて助産師に何が期待できるかを明確にし，理解してもらうための，活用の指標となるものである。

## 2　国際助産師連盟（ICM）による定義

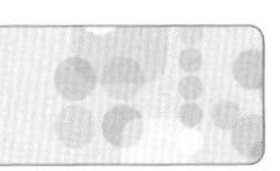

ICMの倫理綱領（巻末資料６）とは，「助産師」の目標および価値観，道徳を国際的に言明したものである。ICMにおける「助産師」の定義ならびに業務に関する決議は1972年に初めて採択され，３年ごとの世界大会に併せて開催される評議会で改訂されてきた。2017年版では[1]，「助産師とは，『ICM基本的助産実践に必須なコンピテンシー[2]』および『ICM助産師教育の世界基準』の枠組に基づき，かつ所在する国において正規に認可された助産師教育課程を履修した者で，助産を実践し『助産師』の職名を使用するために登録または法律に基づく免許取得に必要な資格を取得（あるいはその両方）した者で，かつ助産実践の能力（コンピテンシー）を示す者である」と規定している。

◉1　2023年に見直しが予定されていたが，７月現在，未公表である。

◉2　2019年改訂の日本語版表記は，「助産実践に必須のコンピテンシー」（巻末資料５）。

業務の範囲については，①「助産師は，社会的責任を担った専門職として認識されており，女性の妊娠，出産，産褥の各期を通じて，サポート，ケアおよび助言を行い，助産師の責任において出産を円滑に進め，新生児および乳児のケアを提供するために，女性とパートナーシップを持って活動する。これには，予防的対応，正常出産をより生理的な状態として推進すること，母子の合併症の発見，医療あるいはその他の適切な支援を利用することと救急処置の実施が含まれる」，②「助産師は，女性のためだけでなく，家族および地域に対しても健康に関する相談と教育に重要な役割を持っている。この業務は，産前教育，親になる準備を含み，さらに，女性の健康，性と生殖に関する健康，育児に及ぶ」，③「助産師は，家庭，地域（助産所を含む），病院，診療所，ヘルスユニットとさまざまな場で実践することができる」としている。

## 3　日本助産師会の「助産師の声明」による定義

公益社団法人日本助産師会では，２年間の検討期間を経て，2009年５月に，日本助産師会の倫理綱領ともいうべき「助産師の声明」を公表した。作成に当たっては，日本助産学会が1998年に示した「日本の助産婦が持つべき実践能力と責任範囲」（巻末資料３）が参考にされた。

2021年に公表された現行版は，６つの柱，すなわち，Ⅰ　助産師の定義，Ⅱ　助産師の理念（生命の尊重・自然性の尊重・智の尊重），Ⅲ　助産師の倫理綱領，Ⅳ　助産師の役割・責務，Ⅴ　助産管理における役割・責務，Ⅵ　専門職としての自律を保つための役割・責務で構成されている。

そして，倫理綱領の内容は，1. 生命，人間としての尊厳と権利の尊重，2. 平等なケアの提供，3. 最善のケアの提供，4. 信頼関係に基づいたケアの提供，5. 権利の尊重と支援，6. 秘密の保持，7. 自己の決定と行動に対する責任，8. 専門的知識や技術の発展，9. 専門職能団体による職能的水準の維持，10. 保健政策の実施，11. 自己の健康の保持・増進の11項目である。

これらは，助産師の実践・教育・研究の指針として活用されるべきものである。助産師活動の対象となる女性と子どもおよび家族を尊重し，敬愛と信頼に基づく相互信頼を基盤として，活動することを，広く一般社会の人々に向けて明言するものである。詳細は文献[6)]を参照されたい。

引用・参考文献

1) 看護行政研究会編集（2023）：看護六法令和5年版，新日本法規出版.
2) 国際助産師連盟（2017）：助産師の定義.
〈https://www.nurse.or.jp/nursing/international/icm/icm_katudo/definition/index.html〉
3) 国際助産師連盟（2019）：助産実践に必須のコンピテンシー 2019年改訂.
〈https://www.nurse.or.jp/nursing/international/icm/basic/standard/pdf/kj-13.pdf〉
4) 福井トシ子編（2016）：臨床助産テキスト，第4巻（重要な周辺知識），メディカ出版.
5) 福井トシ子編（2023）：新版助産師業務要覧，第3版2023年版，Ⅰ巻（基礎編），日本看護協会出版会.
6) 日本助産師会編（2021）：助産師の声明／コア・コンピテンシー 2021，日本助産師会出版.
7) 加藤尚美，他編（2013）：基礎助産学，第1巻（助産学概論），日本助産師会出版.

# 2 助産師の免許

## 1 助産師になる過程

助産師になるには，国が認可した助産師教育機関に入学し，必要な科目を履修し，助産師国家試験受験資格を得て，国家試験に合格し，助産師籍に登録しなければならない。

### (1) 助産師になるための教育

まず，文部科学省令・厚生労働省令で定める基準に適合する助産師教育機関に入学することが必要である。入学資格は，保助看法（以下，特に断りのない場合は，同法を示す）第21条に規定されている以下に示す要件の者であり，これはとりもなおさず，看護師の国家試験受験資格と同様の要件である。

**助産師教育機関の受験資格**

① 文部科学省令・厚生労働省令で定める基準に適合するものとして，文部科学大臣の指定した学校教育法に基づく大学（短期大学を除く）において看護師になるのに必要な学科を修めて卒業した者
② 文部科学省令・厚生労働省令で定める基準に適合するものとして，文部科学大臣の指定した学校において3年以上看護師になるのに必要な学科を修めた者
③ 文部科学省令・厚生労働省令で定める基準に適合するものとして，都道府県知事の指定した看護師養成所を卒業した者
④ 免許を得た後3年以上業務に従事している准看護師または，学校教育法に基づく高等学校もしくは中等教育学校を卒業している准看護師で ①～③ に規定する大学，学校または，養成所において2年以上修業した者
⑤ 外国の第5条に規定する業務に関する学校もしくは養成所を卒業し，または，外国において看護師免許に相当する免許を受けた者で，厚生労働大臣が ①～③ に掲げる者と同等以上の知識および技能を有すると認めた者

そこで，所定の教科，単位を履修した者に助産師国家試験受験資格が与えられる。

助産師国家試験受験資格は，第20条に，以下のように規定されており，これらのいずれかに該当しなければ，受験することができない。

**助産師国家試験の受験資格**

① 文部科学省令・厚生労働省令で定める基準に適合するものとして，文部科学大臣の指定した学校において1年以上助産に関する学科を修めた者
② 文部科学省令・厚生労働省令で定める基準に適合するものとして，都道府県知事の指定した助産師養成所を卒業した者
③ 外国の第3条に規定する業務に関する学校もしくは養成所を卒業し，または外

国において助産師免許に相当する免許を受けた者で，厚生労働大臣が ①，② に掲げる者と同等以上の知識および技能を有すると認めた者

実際の助産師教育機関には，

① 実践型の大学院修士課程の専門職大学院（2 年間）

② 修士の称号と助産師の受験資格が取得できる大学院修士課程（2 年間）

③ 大学卒の学生が入学できる大学の専攻科（1 年間）

④ 専門学校卒も入学できる大学の別科（1 年間）

⑤ 大学 4 年間の中で資格の取得できる大学の選択課程

⑥ 短大の専攻科（1 年間）

⑦ 専門学校（1 年間）

⑧ 各種学校（1 年間）

など，さまざまな教育形態がある。①〜⑥ は文部科学省と厚生労働省の，⑦ と ⑧ は厚生労働省の管轄である。⑤ の大学における選択制の場合，すなわち，看護師と助産師の資格を同時に取得したい場合は，学校教育法第 90 条に定められた大学への入学資格を有することを条件としている。ただし，厚生労働省管轄は，2016 年度より，各都道府県に移管された。

### (2) 助産師国家試験

日本における助産師の免許については，保助看法第 7 条第 2 項に，次のように規定されている。「助産師になろうとする者は，助産師国家試験及び看護師国家試験に合格し，厚生労働大臣の免許を受けなければならない」(巻末資料 11 を参照)。すなわち，看護師の免許を有しなければ助産師の免許を取得できないようになっている。

助産師免許を取得するためには，国が定める助産師教育機関に入学し，助産師国家試験受験資格を得て国家試験を受験し，合格して助産師籍に登録されることが必要である。

外国の助産師免許を有する者で，同等以上の知識および技能を有すると厚生労働大臣が認めた場合も，助産師国家試験を受験することができる（第 20 条）。

助産師国家試験は，助産師として必要な知識および技能に関する試験で（第 20 条），厚生労働大臣が毎年 1 回以上実施することになっている（第 18 条）。実際には，現在では年 1 回実施されている。

受験科目は，基礎助産学，助産診断・技術学，地域母子保健，助産管理の 4 科目である（施行規則第 21 条）。

受験しようとする者は，受験願書に下記の必要書類を添え，厚生労働大臣に提出し（施行規則第 25 条），手数料 5,400 円を納入しなければならない（施行規則第 28 条）。

**受験手続きに必要な書類**

① 写真（出願前6か月以内に撮影した縦6cm×横4cmのもの，裏面に撮影年月日と氏名を記載）
② 助産師学校養成所の修業証明書または卒業証明書
③ 外国の助産師免許を有する場合は，外国の助産師学校を卒業し，または外国の助産師免許を得たことの証明書

### (3) 合格証書・合格証明書

助産師国家試験に合格した者には合格証書が交付され（施行規則第29条），合格した者は合格証明書の交付を申請することができる。そのときの申請書の様式は特に定められていないが，手数料2,950円を納め，厚生労働大臣に申請する（施行規則第30条）。

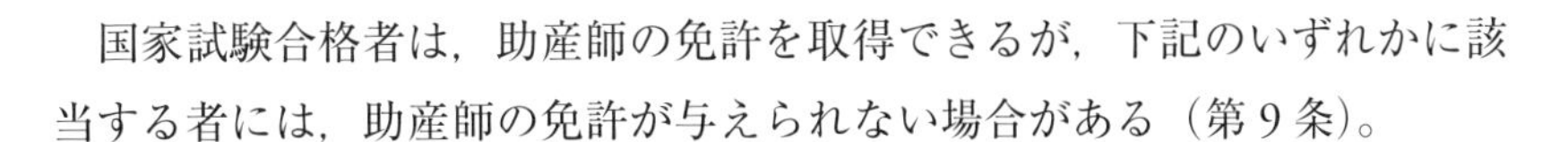

## 2 欠格事由

国家試験合格者は，助産師の免許を取得できるが，下記のいずれかに該当する者には，助産師の免許が与えられない場合がある（第9条）。

**欠格事由**

① 罰金以上の刑に処せられた者
② ①に該当する者を除くほか，保健師・助産師・看護師または准看護師の業務に関し犯罪または不正の行為があった者
③ 心身の障害により助産師の業務を適正に行うことができない者として厚生労働省令で定める者
④ 麻薬，大麻またはあへんの中毒者

③の「心身の障害により助産師の業務を適正に行うことができない者」とは，具体的には，視覚，聴覚，音声機能もしくは言語機能または精神の機能の障害により助産師の業務を適正に行うに当たって必要な認知，判断および意思疎通を適切に行うことができない者（施行規則第1条）とされている。これに該当する者が助産師免許の申請を行った場合，厚生労働大臣は，障害を補う手段や受けている治療などにより障害が補われたり，障害の程度が軽減したりしている状況を考慮して，申請者に免許を与えるかどうかを決定する（施行規則第1条の2）。免許を与えない場合は，あらかじめ申請者にその旨を通知し，求めがあったら申請者の意見を聴取することになっている（保助看法第13条）。

## 3 申請

### (1) 助産師免許の申請

助産師免許の付与は，助産師および看護師の国家試験に合格した者が申請し，助産師の籍に登録されることによってなされる（第12条第2項）。

申請に必要な書類は，下記のとおりである。

**免許の申請に必要な書類**
① 助産師国家試験および看護師国家試験の合格証書の写し
② 戸籍謄本または戸籍抄本
③ 医師の診断書（視覚，聴覚，音声機能，言語機能，精神の機能の障害または麻薬，大麻，あへんの中毒であるかないかに関する診断書）

住所地の都道府県知事を経由して厚生労働大臣に提出する（施行令第1条の3）。免許申請書には，登録免許税の領収証書または登録免許税に相当する収入印紙を貼付する（施行規則第7条）。虚偽または不正の事実に基づいて免許を受けた者は罰せられる（第43条）。

### (2) 助産師籍の登録，助産師免許証の交付

助産師免許証は，申請者を助産師籍に登録することによって厚生労働大臣が交付する（第12条第2項）。助産師籍に登録する事項は施行令第2条に定められており，下記のとおりである。

**助産師籍に登録する事項**
① 登録番号および登録年月日
② 本籍地都道府県名，氏名，生年月日
③ 助産師国家試験の合格の年月
④ 戒告，3年以内の業務停止，免許の取り消しに関する事項
⑤ 再免許の場合，保健師等再教育研修を修了した旨
⑥ その他厚生労働大臣の定める事項（再免許，免許証の書き換え交付または再交付，登録の抹消に関する事項（施行規則第3条）

### (3) 助産師免許証の再交付

免許証をなくしたり，損傷したりしたときには，再交付を申請できる(施行令第7条)。申請の書式は定められていない。手数料を納め，厚生労働大臣に申請する（施行規則第6条）。

損傷した免許証は，5日以内に申請書に添えて返納する。紛失したものが見つかった場合も，5日以内に返納する（施行令第7条）。

### (4) 登録および免許証の変更

助産師籍の登録事項の変更が生じたときは，30日以内に申請書に証明書を添えて，厚生労働大臣に訂正を申請しなければならない。変更時の様式は定められていない。本籍地や氏名の変更時は，戸籍謄本または戸籍抄本を添えて申請する（施行規則第5条）。

### (5) 助産師籍登録の抹消

助産師籍の抹消を希望する場合は，厚生労働大臣に申請する。死亡や失踪の場合は30日以内に登録の抹消を厚生労働大臣に申請する(施行令第5条)。その際，免許証も返納しなければならない（施行令第8条）。

### (6) 免許の取り消し・再免許

欠格事由が発生したり，品位を損なう行為があったりしたとき，厚生労働大臣は，戒告，3年以内の業務停止，免許の取り消しの処分をすることができる（第14条）。その際，大臣は，医道審議会の意見を聞かなければならない（第15条）。

取り消し処分を受けた助産師が処分日から5年経過し，取り消しの理由がなくなったときや，再び与えるのが適当と認められるとき，再免許を与えることができる。その際，再教育研修を受けるよう命ずることができる。倫理研修と技術研修である（施行規則第8条）。

### (7) 助産師業務の停止

欠格事由の発生または助産師としての品位を損なう行為があり，免許取り消しよりは軽微な場合，業務の停止処分となる。停止期間中に，業務を行った場合は，6か月以下の懲役[◉1]または50万円以下の罰金，またはこの両方が科せられる（第44条の2[◉2]）。

◉1 2022年の法改正で「拘禁刑」に変更（2025年施行予定）。

◉2 この内容は，1948年の保助看法制定時より第28条の2で定められている。また，1992年制定の看護師等の人材確保の促進に関する法律においても，基本指針，国および地方公共団体の責務，病院等の開設者等の責務，看護師等の責務，都道府県ナースセンターの業務として規定されており，重要な事項である。

### (8) 研修の努力義務

免許の取得後も，助産師は，資質向上のために研修を受けるよう努めなければならない（第28条の2）。

参 考 文 献


・看護行政研究会編集（2023）：看護六法令和5年版，新日本法規出版.
・国際助産師連盟（2017）：助産師の定義.
〈https://www.nurse.or.jp/nursing/international/icm/icm_katudo/definition/index.html〉
・国際助産師連盟（2019）：助産実践に必須のコンピテンシー2019年改訂.
〈https://www.nurse.or.jp/nursing/international/icm/basic/standard/pdf/kj-13.pdf〉
・福井トシ子編（2016）：臨床助産テキスト，第4巻（重要な周辺知識），メディカ出版.
・福井トシ子編（2023）：新版助産師業務要覧，第3版2023年版，Ⅰ巻（基礎編），日本看護協会出版会.
・日本助産師会編（2021）：助産師の声明／コア・コンピテンシー2021，日本助産師会出版.
・加藤尚美，他編（2013）：基礎助産学，第1巻（助産学概論），日本助産師会出版.

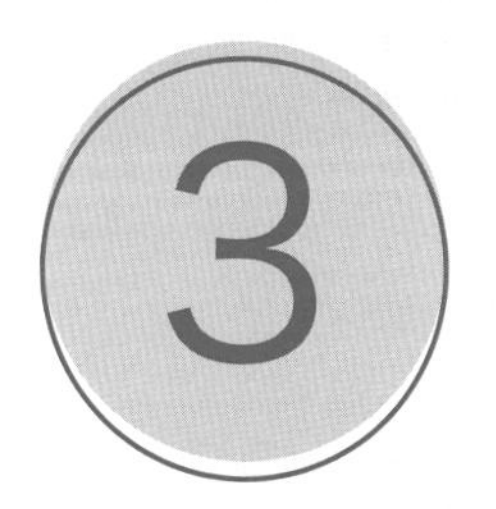

# 3 助産師の名称独占・業務独占

## 1 助産師の名称独占・業務独占とは

助産師は，国家資格として明治時代から存在し，医師と同様にその独立的業務が早くから認められており，その権限が，名称および業務にそれぞれ，名称独占，業務独占として保助看法（以下，特に断りのない場合は，同法を示す）にも認められている。

名称独占とは，特定の資格を有する者以外がその呼称やまぎらわしい呼称を使用することを法的に禁止することである。また，業務独占とは，特定の資格を有する者のみが特定の業務に従事することが可能であり，その資格のない者がその業務に従事することができないことを意味する。

第 42 条の 3 第 2 項で，「助産師でない者は，助産師又はこれに紛らわしい名称を使用してはならない」と名称独占を規定している。また，第 30 条に，「助産師でない者は第 3 条に規定する業をしてはならない。ただし，医師法の規定に基づいて行う場合はこの限りではない」と助産師の資格は業務独占であることが規定されている。

名称独占を破った場合は，第 45 条の 2 で，30 万円以下の罰金が科せられる。また，業務独占を破った場合は，第 43 条で，2 年以下の懲役[◉1]または 50 万円以下の罰金，またはこの両方が科せられる。両方を破った場合は，第 43 条で，2 年以下の懲役[◉2]または 100 万円以下の罰金，または両方が科せられることになっている。

◉1・2　2022 年の法改正で「拘禁刑」に変更（2025 年施行予定）。

## 2 業務独占で認められている自律的かつ専門的助産師業務の責務

専門職として，助産師の教育，制度が確立したのは明治時代である。医師と同様，1874（明治 7）年に制定された醫制（いせい）の中に産婆が位置づけられており，当時から独立開業権を有している。

戦後，現在においても，助産師の開業権は医療法に位置づけられており（医療法第 2 条），その管理者も助産師でなければならないと規定されている（医療法第 11 条）。命をつなぐ重要な役割を担っていることの表れである。それゆえ，助産師の業務には，「責務」ともいうべき義務が伴っている（詳細は，第 4 章の 2 を参照）。

### (1) 応召の義務

第3条で規定されている助産師業務について，妊産婦から求めがあった場合，業務に従事する助産師は，正当な事由がなければ，業務を拒むことはできない（第39条）。

### (2) 証明書等の交付義務

分娩の介助や死胎の検案をした助産師は，出生証明書，死産証書，死胎検案書の交付の求めがあった場合，正当な事由がなければこれを拒むことができない（第39条第2項）。また，分娩の介助や死胎の検案をしない場合は，これらの証明書の交付をしてはならない（第40条）。違反した者には，50万円以下の罰金が科せられる（第45条）。

### (3) 異常死産児の届出義務

妊娠4か月以上の死産児を検案して異常があると認めたときは，24時間以内に所轄警察署にその旨を届け出なければならない（第41条）。違反した者には，50万円以下の罰金が科せられる（第45条）。

### (4) 助産録の記載および保存の義務

分娩介助したときは，施行規則第34条に規定された下記事項を遅滞なく助産録に記載しなければならない（第42条）。そして，それを5年間，保存しなければならない。違反した者には，50万円以下の罰金が科せられる（第45条）。

**助産録に記載する事項**

① 妊産婦の住所，氏名，年齢および職業
② 分娩回数および生死産別
③ 妊産婦の既往疾患の有無およびその経過
④ 今回妊娠の経過，所見および保健指導の要領
⑤ 妊娠中医師による健康診断受診の有無（結核，性病に関する検査を含む）
⑥ 分娩の場所および年月日時分
⑦ 分娩の経過および処置
⑧ 分娩異常の有無，経過および処置
⑨ 児の数および性別，生死別
⑩ 児および胎児附属物の所見
⑪ 産褥の経過および褥婦，新生児の保健指導の要領
⑫ 産後の医師による健康診断の有無

### (5) 守秘義務

明治時代から，助産師の守秘義務は医師と同様，刑法に規定されている。これを破ったときは，6か月以下の懲役◉または，10万円以下の罰金が科せられる（刑法第134条）。

◉ 2022年の法改正で「拘禁刑」に変更（2025年施行予定）。

### (6) 就業の届出義務

助産師業務に従事する者は，2年ごとに就業地の都道府県知事に業務従事者届を提出しなければならない（第33条，施行規則第33条）。違反すれば，50万円以下の罰金が科せられる（第45条）。

### (7) その他の重要な業務

助産師は，正常経過の妊産婦を中心にケアし，「妊婦，産婦，じよく婦，胎児又は新生児に異常があると認めたときは，医師の診療を求めさせることを要し，自らこれらの者に対して処置をしてはならない。ただし，臨時応急の手当については，この限りでない」（第38条）。違反した者には，6か月以下の懲役◉または50万円以下の罰金，またはこの両方が科せられる（第44条の2）。

◉ 2022年の法改正で「拘禁刑」に変更（2025年施行予定）。

参 考 文 献
・看護行政研究会編集（2023）：看護六法令和5年版，新日本法規出版.
・国際助産師連盟（2017）：助産師の定義.
〈https://www.nurse.or.jp/nursing/international/icm/icm_katudo/definition/index.html〉
・国際助産師連盟（2019）：助産実践に必須のコンピテンシー2019年改訂.
〈https://www.nurse.or.jp/nursing/international/icm/basi/standard/pdf/kj-13.pdf〉
・福井トシ子編（2016）：臨床助産テキスト，第4巻（重要な周辺知識），メディカ出版.
・福井トシ子編（2023）：新版助産師業務要覧，第3版2023年版，Ⅰ巻（基礎編），日本看護協会出版会.
・日本助産師会編（2021）：助産師の声明／コア・コンピテンシー2021，日本助産師会出版.
・加藤尚美，他編（2013）：基礎助産学，第1巻（助産学概論），日本助産師会出版.

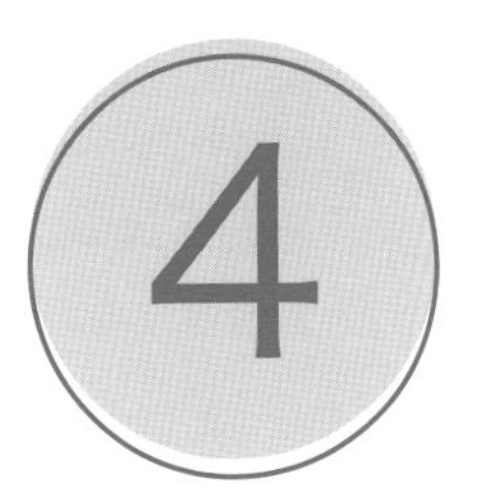

# 4 少子化社会における助産師の現状

産科医師不足や分娩取り扱い施設の閉鎖・減少に伴う周産期医療体制の変化，少子化，ハイリスク妊娠・分娩の増加などを背景に，妊産婦への切れ目ない支援と，妊娠・出産・育児環境の整備が社会的課題となっている。

日本看護協会では，「すべての妊産褥婦と新生児に助産師のケアを提供する」ことを目的に，助産師の「量」（働く場と働く助産師）と「質」（助産実践能力）をめぐる課題解決に向けて事業を推進してきた。

## 1 助産師を取り巻く状況

「量」をめぐる課題としては，周産期医療体制における助産師の適正配置，助産師の偏在，産科の混合病棟化があげられる。

医療計画に基づく周産期医療体制は，高度医療の提供体制に主眼を置き，総合周産期母子医療センターや地域周産期母子医療センターの整備を進めている。一方，分娩件数全体の約3割を担う一般病院と，約5割を担う有床診療所には，具体的な整備指針がない（2023年時点）。つまり，日本の周産期医療機関における体制は，施設の分娩件数，妊産婦のリスク割合，マンパワーなど，地域特性も相まって，施設ごとに多様となっている。さらに，一般病院の分娩取り扱い施設では，多くの割合で産科混合病棟の中での分娩取り扱いとなっており，マネジメント上，多くの課題を抱えている。

このように，ローリスク・正常経過の分娩を取り扱う病院の整備が十分になされていないという状況は，妊産婦に対して十全たるケアが提供されていないのと同時に，助産師の実践能力が積み重ねられない環境にもあるということである。助産師の「質」をめぐる課題には，こういった助産実践能力の向上や，助産師の専門性の発揮が十分にできていないことがあげられる。

高度医療の提供体制が整備されている総合周産期母子医療センターでも，一見，マンパワーがあるようで，分娩件数や分娩リスクに見合った人員配置ではないことから，課題が大きい。また，助産学生の実習や新人助産師の分娩介助を優先するために，周産期母子医療センターにおける勤務助産師の年間分娩介助件数は10件程度ともいわれており，助産実践能力を強化するための体制整備も必要とされている。

産科病棟に入院している妊婦は，正常な妊娠経過を逸脱している状態にある。本来，健康モデルであるべき出産が，医学モデルの中に組み込まれ，分娩のリスク管理から，医師の指示のもとに助産業務を展開しているという環境にも課題がある。助産師が自律して助産実践を行うには，院内助産・助産師外来を導入することが望ましいが，現在の環境下では，助産師による判断を行うことができる本来業務の獲得が困難になっている。

また，限られた助産師数のもと，産科混合病棟が多くを占めている状況では，安全・安心な出産環境を提供するには，助産師が助産業務に専念できる業務分担が求められると同時に，母子への感染防止と心身の安定・安全の確保を図る観点から，成育医療等の提供に関する施策の総合的な推進に関する基本的な方針（成育医療等基本方針：2021 年 2 月閣議決定）においても，産科区域の特定などの対応を講ずることが望ましいとされている。さらに，チーム医療における看護師との連携・共働に当たり，具体的な業務分担が必要になる（詳細は，Ⅲ巻の第 2 章を参照）。

◉ 2023 年改定。

## 2 助産師の需給見通し

厚生労働省は，社会や経済の変化や医療提供体制などを踏まえた看護職員の需給見通しに基づいて，看護師等の養成や就業者数の確保を図っており，おおむね 5 年ごとに，通算 7 回にわたり，看護職員需給見通しを策定してきた。

策定に際しては，医療機関等へ調査を実施し，需要数・供給数について都道府県ごとに積み上げを行い，厚生労働省で取りまとめてきた。しかし，人口構造の変化や地域の実情に応じた医療提供体制の構築に資するよう，地域医療構想との整合性や地域間偏在の是正などの観点を踏まえた医師・看護職員等の需給について検討することが必要となり，従来の積み上げ方式ではなく，医師の需給推計方法との整合性を図りつつ推計方法を検討することとなった。

2010 年に公表された「第七次看護職員の需給見通しに関する検討会」報告書によると，助産師の供給数は増加する見通しであり，「充足」という結果であった。助産師の需要数と供給数は，看護職員全体に比べて伸び率が高いとも報告されている（図 1-1，表 1-1）[1]。助産師数は 1990 年以降，増加しているが，助産師の不足感は強く，その要因としては，助産師の就業先の偏在が指摘されている。

## 3 助産師の就業場所の偏在

2019 年においては，出生数 865,239 人の出生場所別の割合は，病院 55.0％（476,240 人），診療所 44.3％（383,472 人），助産所 0.5％（4,238

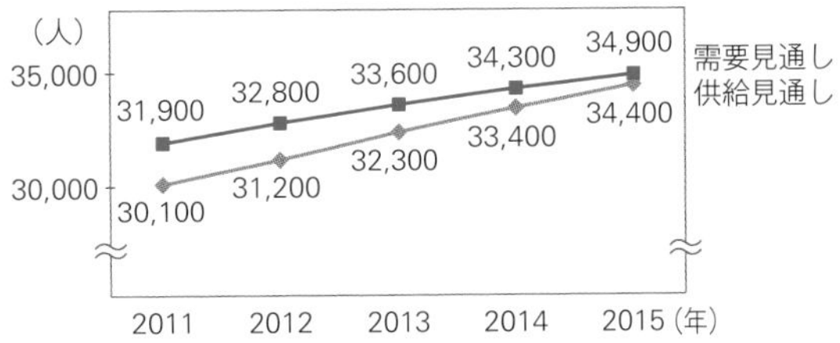

図 1-1　助産師の需給見通し

（文献[1]により作成）

表 1-1　助産師の需給の見通し（2011～2015 年）

| | 需要数（伸び率） | 供給数（伸び率） |
|---|---|---|
| 看護職員全体 | 140 万 4,000 人<br>→150 万 1,000 人（6.9%） | 134 万 8,000 人<br>→148 万 6,000 人（10.2%） |
| 助産師（再掲） | 3 万 2,000 人<br>→3 万 5,000 人（9.4%） | 3 万人<br>→3 万 4,000 人（14.3%） |

（文献[1]により作成）

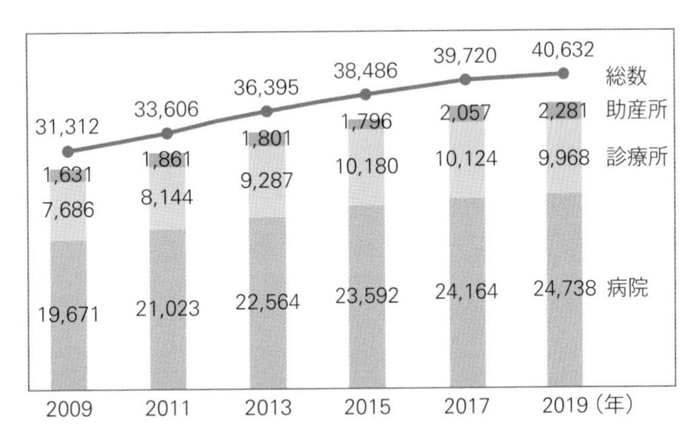


図 1-2　就業場所別助産師数の経年変化

（文献[2]により作成）

人）であるにもかかわらず，40,632 人の助産師の就業場所は，病院 60.9%，診療所 24.5%，助産所が 5.6%と，施設間における偏在が大きい。特に，病院には診療所に比べて，2 倍以上の助産師が配置されている状況である（図 1-2）[2]。

分娩の場については，厚生労働省の医療施設（動態）調査・病院報告によると，2020 年現在，一般病院において，産科を標榜（ひょうぼう）する施設は 197 施設（一般病院総数の 2.7%），産婦人科を標榜する施設は 1,094 施設（同 15.2%）であり，一般診療所では，産科 317 施設（一般診療所総数の 0.3%），産婦人科 2,826 施設（同 2.8%）となっている[3]。また，近年は産科の医師不足や少子化などにより，産（婦人）科を標榜していても，分娩を取り扱わない施設も増加している。分娩取り扱い施設は，2002 年には一般病院・診療所を合わせて 3,306 施設であったが，一貫して減少しており，2020 年

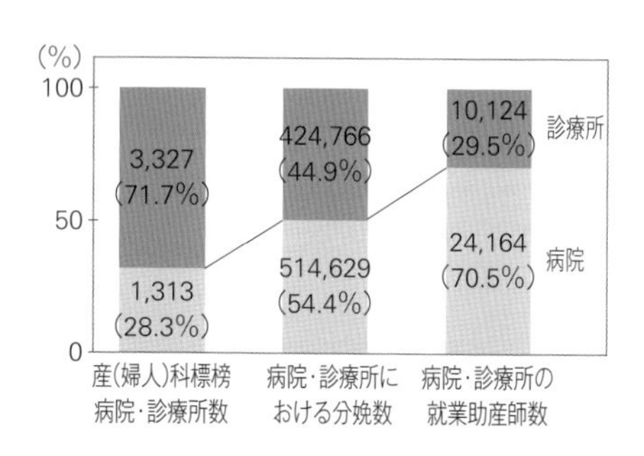


図 1-3　病院・診療所における偏在状況（2017 年）
（文献[2]により作成）

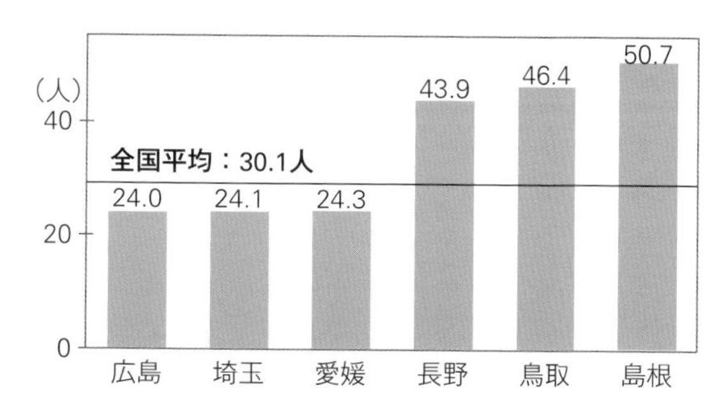


図 1-4　人口 10 万対の就業助産師数の高い・低い都道府県（2020 年）
（文献[6]により作成）

には 2,070 施設となった。特に，診療所における分娩取り扱い中止が増加している[4]。

就業助産師数の増加に伴い，診療所での就業割合が 2000 年の 14.7%から 2019 年の 24.5%へと増加傾向にあるが，依然として，病院と診療所における就業助産師数の施設間偏在は，大きな課題となっている（図 1-3）[2]。2013 年の日本産婦人科医会調査によると，常勤助産師のいない産科病院 11 施設（1%），産科診療所 225 施設（16%），また，非常勤を含め助産師が勤務していない診療所 117 施設（8%）と，依然，診療所での助産師数は不足している[5]。

さらに，都道府県における人口 10 万対就業助産師数は，2020 年末現在で，島根県，鳥取県，長野県で高く，広島県，埼玉県，愛媛県で低く，その差は最大約 2.1 倍であり，地域偏在も大きい現状である（図 1-4）[6]。

このように，助産師の就業場所の偏在の原因として，産科病棟の閉鎖や縮小などによって，他科で看護師として勤務している助産師や，自身の出産や子育てのために現在就業していない，いわゆる「潜在助産師」の存在がある[7]。しかし，就業場所の偏在における最たる要因は，助産師の配置数が，法的にも医療制度上においても明確に定められていないことにあるといえる。

## 4　助産師の適正配置

先ほど，助産師の配置数が，法的にも医療制度上においても明確に定められていないことに言及した。医療法ならびに医療法施行規則には，「病院，特定機能病院は厚生労働省令で定められる員数の看護師等を有しなければならない。ただし，産婦人科または産科においてはそのうちの適当数を助産師とするものとする」旨が示されている。しかし，その「適当数」を示す，明確な助産師の人員配置基準は存在しない。助産所の開設に当たっても，「看護師，助産師及びその他の従業者の定員」を届け出なければならないが，具体的な人員数を示す規定はない。出生数における約半数の出産を担っている有床診療所に関しても，1人以上の医師が必要となるだけで，それ以外の職種の人員配置基準が存在しない。

各都道府県において，医療計画を策定する際の指針となる「周産期医療体制整備指針」の中で助産師の配置数を示したものは，母体・胎児集中治療管理室（MFICU）での「常時3床に1名の助産師又は看護師」という文言のみである。

また，看護職員の配置は診療報酬体系の入院基本料の中で「看護配置基準」として位置づけられているが，正常妊娠・分娩は診療報酬の対象外であること，看護職員は病院内で傾斜配置が可能であることなどから，正常な妊娠・出産・産後のケアを提供するために必要な助産師の配置につながりにくい。

診療報酬では，「重症度，医療・看護必要度」をマネジメントツールとして，患者の看護の必要量に応じて適正な人員を配置するが，「重症度，医療・看護必要度」の評価項目は，妊産褥婦・新生児へのケアの必要性を示しにくく，また，そもそも，産科患者および15歳未満の小児患者は，「重症度，医療・看護必要度」の対象外である。助産師の就業先の偏在を是正し，安全・安心な出産環境の整備を進めるためにも，施設機能と役割に応じた助産師の配置が明確に示されることが期待されている。日本看護協会においても，助産師の就業先偏在の是正および適正配置に関する提案を継続的に実施している。

## 5 助産師に求められる実践能力の強化

妊産婦を取り巻く環境の変化は著しく，ハイリスク妊産婦や産後の支援を受けにくい家族の増加，妊産婦の自殺や児童虐待などの社会問題を受け，妊娠期から女性とその家族に関わる助産師の専門性の発揮が，これまで以上に求められている。

これらの妊産婦を取り巻く環境の変化に加え，ユニバーサル・ヘルス・カバレッジ（universal health coverage；UHC）の課題がある。世界保健機関（WHO）は，「すべての人が，適切な健康増進，予防，治療，機能回復に関するサービスを，支払い可能な費用で受けられる」ことをUHCと定義しており，すべての人が経済的な困難を伴うことなく保健・医療サービスを享受することが目指され，持続可能な開発目標（SDGs）においても目標3（健康と福祉）の中でUHCの達成が掲げられている[8)]。

UHCの観点から，助産師に求められる実践能力をさらに強化する必要性を見てみよう。UHC達成のためには，「保健・医療サービスが身近に提供されていること」「保健・医療サービスの利用に当たって費用が障壁とならないこと」の2つが達成される必要がある。つまり，

・物理的アクセス：近所に医療（分娩）施設がない，医薬品や医療器材がない，医師や看護師・助産師がいない

・経済的アクセス：医療費の自己負担が高い，受診のための交通費が高い，病気に伴い収入が減る（看護する家族も）

・社会習慣的アクセス：サービスの重要性・必要性を知らない，家族の許可が得られない，言葉が通じない

などのアクセスが困難な状況を改善できることである。これら3つのアクセスに課題があるのは，日本の母子保健サービス上も同様である。これらが改善され，提供されるサービスの質が高まることが重要である。そのためには，現状に甘んじることなく，妊産婦や家族，地域の課題解決のために，助産師一人一人の実践能力が強化されていかなければならない。

日本助産師会は，助産師に求められる実践能力として，「助産師のコア・コンピテンシー2021」を提示し，その要素として，〈倫理的感応力〉〈マタニティケア能力〉〈ウィメンズヘルスケア能力〉〈専門的自律能力〉をあげている。これらの要素は独立したものではなく，妊産褥婦への助産ケアを通じて統合されるものである。各能力の詳細と相互関係については，Ⅱ巻を参照されたい。

助産実践能力は，院内助産・助産師外来において医師と協働し，自律的にケアを提供する助産師の基礎となるものである。また，助産師は看護師免許の取得を必須とするものであり，助産師としての実践能力と同時に，看護師としての実践能力も求められる。つまり，助産師の実践能力は，看護師の実践の構造に積み上げて構成されるものである。


引用文献

1) 厚生労働省（2010）：「第七次看護職員の需給見通しに関する検討会」報告書.
2) 日本看護協会出版会編集（2023）：令和4年看護関係統計資料集，日本看護協会出版会.
3) 厚生労働省：令和3年医療施設（動態）調査・病院報告の概況.
4) 厚生労働省：令和2年医療施設（動態・静態）調査・病院報告の概況.
5) 中井章人，関口敦子（2013）：産婦人科危機再び？　産婦人科の動向と勤務医就労環境. 第71回日本産婦人科医会記者懇談会.
6) 厚生労働省：令和2年度衛生行政報告例（就業医療関係者）の概況.
7) 厚生労働省（2016）：「周産期医療体制のあり方に関する検討会」意見の取りまとめ.
8) 国際協力機構：ユニバーサル・ヘルス・カバレッジ（UHC）.〈https://www.jica.go.jp/aboutoda/sdgs/UHC.html〉

参考文献

・福井トシ子編（2023）：新版助産師業務要覧，第3版2023年版，Ⅰ巻（基礎編），p.194-202.
・日本看護協会（2015）：助産師の必要人数算出に関する提案.〈https://www.nurse.or.jp/home/publication/pdf/report/2015/hitsuyoninzu.pdf〉
・厚生労働省：人口動態統計.
・厚生労働省（2017）：「新たな医療の在り方を踏まえた医師・看護師等の働き方ビジョン検討会」報告書.
・日本看護協会ホームページ.〈https://www.nurse.or.jp〉

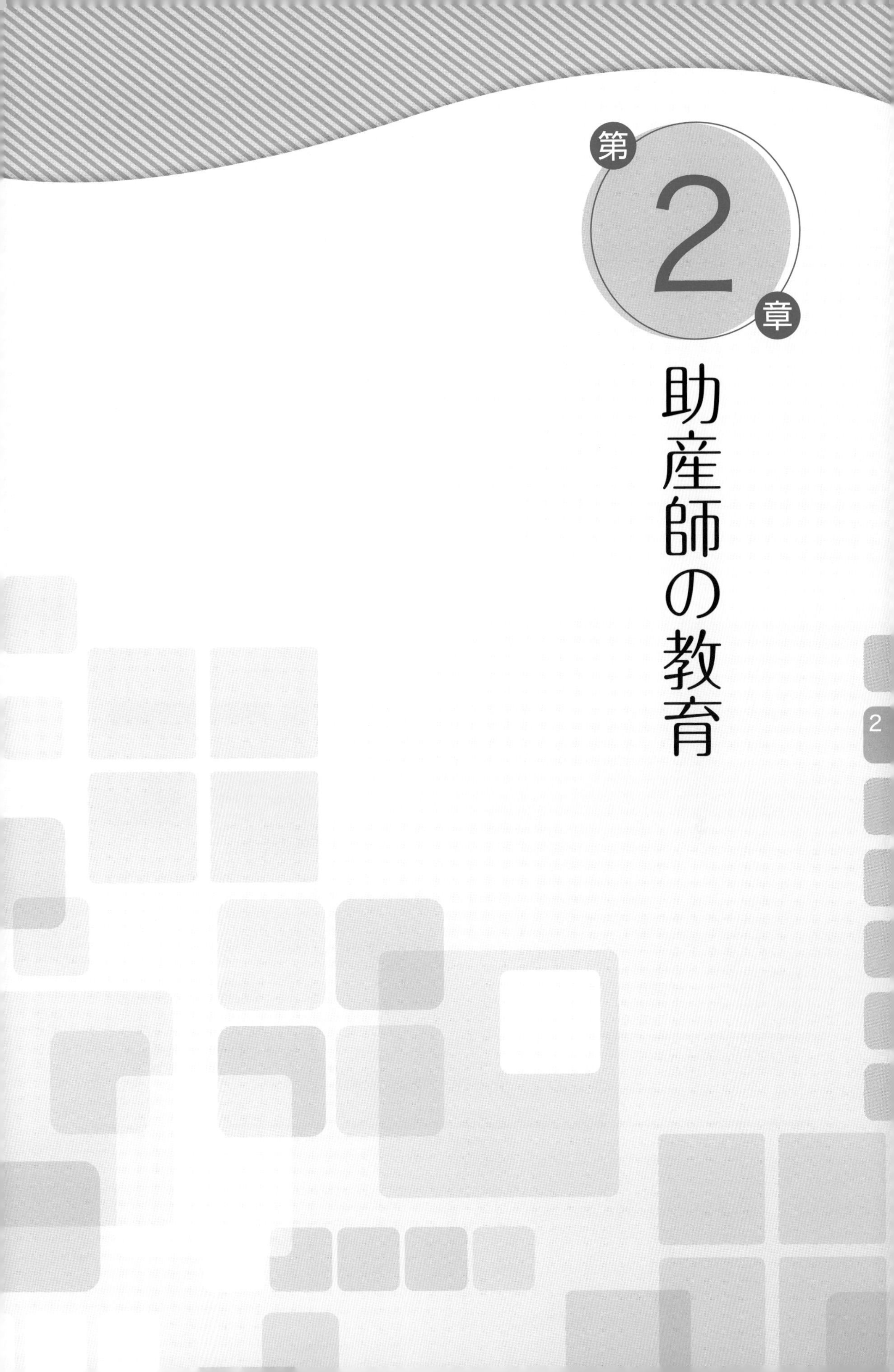

# 第2章 助産師の教育

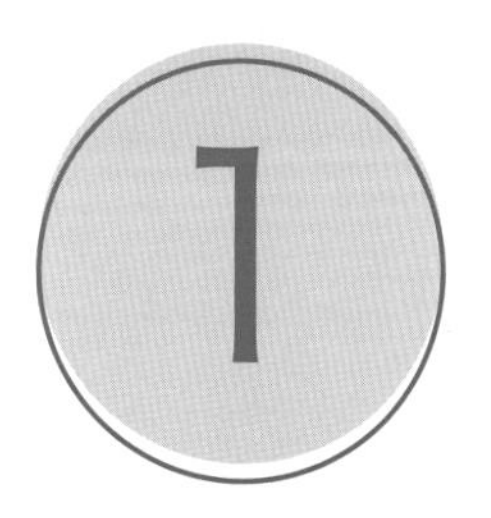

# 日本の看護基礎教育

## 1 看護基礎教育と看護教育制度の概要

看護基礎教育（basic nursing education）とは，保健師，助産師，看護師国家試験受験資格を得るまでの教育を指す。看護師の場合，高等学校卒業後の3年課程（含む4年制大学），5年一貫課程，准看護師免許取得後の2年課程の教育がある。保健師および助産師の場合，看護師教育課程修了後に1年以上の保健師／助産師教育課程を修了することが必要である。

このように日本には，多岐多様な看護基礎教育課程があり，図2-1に示すいずれかのルートで国家試験受験資格を得て，看護職となる。

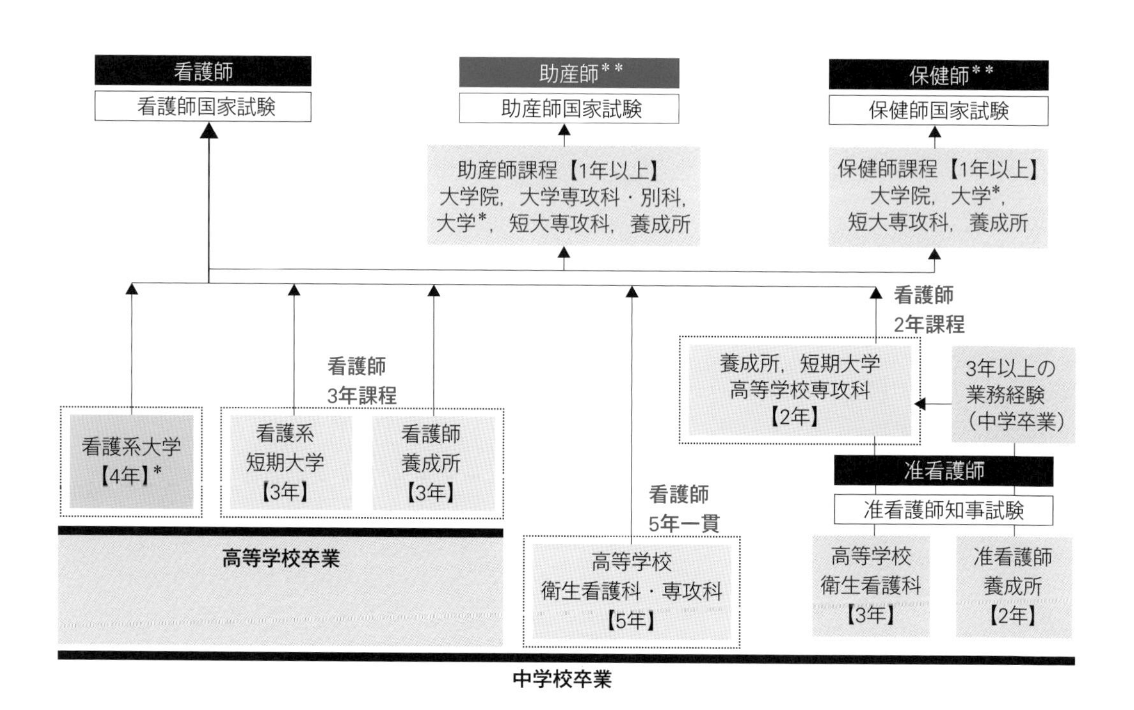


*：看護系大学では，4年間の教育の中で，保健師と助産師の教育プログラムがある場合は，看護師に加えて保健師と助産師の国家試験受験資格を得ることができる。

**：保健師ならびに助産師資格の取得には，看護師国家試験に合格していることが必要。

図2-1　日本の看護教育課程と看護職養成ルート（厚生労働省ホームページにより作成）

## 2 看護基礎教育の変遷[1-4]

### 1）看護系 3 職種の教育の歴史的経緯

看護系 3 職種といわれる保健師・助産師・看護師は，それぞれ独自な歴史的経緯により発展してきた。

そのうち，最も古い歴史を持つ助産師は，江戸末期には産婆教育が開始されている。1874（明治 7）年の醫制を経て，1899（明治 32）年に産婆規則が制定され，産婆の試験・免許・業務・養成教育などが全国で統一された。

看護師は，1885（明治 18）年に有志共立東京病院看護婦教育所（2 年制）にて教育が開始されて以来，各地に多数の養成所が設立された。1915（大正 4）年，看護婦規則制定により府県ごとに異なっていた教育や免許付与方法は全国統一された。

保健師は，大正後期から産婆や看護師が行っていた地域巡回事業・保健相談事業を土台として，悪化していた公衆衛生の改善を目指し，1937（昭和 12）年の保健所法制定に次いで，1941（昭和 16）年に保健婦規則，私立保健婦学校保健婦講習所指定規則が制定された。

その後，太平洋戦争（1941～1945 年）の局面悪化と著しい看護師不足により，即戦力・速成教育を目指し，3 職種とも入学年齢の引き下げと教育年限の短縮化が行われ，教育の質は著しく低下した。

### 2）戦後の看護基礎教育

第二次世界大戦後，連合国軍最高司令官総司令部（General Headquarters；GHQ）公衆衛生福祉局看護課と厚生省・文部省において，看護制度や看護教育制度の改革が推進されていった。

この改革を進めるに当たり，これからの日本の看護教育の模範を示すモデルスクールとして，聖路加女子専門学校と日本赤十字社看護婦養成所を統合した東京看護教育模範学院が 1946（昭和 21）年に設立された。

戦時下に悪化した看護基礎教育は，終戦直後から 1947（昭和 22）年にかけて以前の規則に戻され，看護系 3 職種の教育期間は，保健婦 1 年以上，助産婦 2 年以上，看護婦 2 年以上へと復帰した。当初，看護系 3 職種を一本化する法案も検討されたが，廃案となった。

1948（昭和 23）年には，看護職（看護系 3 職種）の身分と業務の拠りどころとなる保健婦助産婦看護婦法（以下，保助看法）が制定され，翌 1949（昭和 24）年には，保健婦助産婦看護婦学校養成所指定規則（以下，指定規則）が制定された。その後，看護婦不足対策として 1951（昭和 26）年には准看護婦制度が新設され，准看護婦が看護婦になるための看護婦 2 年課程が設置された。

一方で，看護教育大学化への動きも始まり，1950（昭和 25）年には天使女子短期大学，聖母女子短期大学において初の看護短期大学（3年制）教育，1952（昭和27）年には高知女子大学において初の4年制大学教育が開始された。その後，1963（昭和38）年に，医療制度調査会は，「医療制度全般についての改善の基本方策に関する答申◉1」の中で，看護教育を振興するために，教育機関を学校教育法第1条◉2による学校とする具体的方策を検討することや，准看護婦制度の根本的検討を提言したが，看護大学数は微増するにとどまっていた。

**◉1　医療制度全般についての改善の基本方策に関する答申**
看護教育を振興するために，教育機関を学校教育法上の学校（大学，短大（※），高専，高校）とする具体的方策を検討する必要がある。（※）短期大学は，学校教育法において，大学制度の枠内に位置づけられ，学校種としては大学の一類型とされている。4年制大学とは，目的・修業年限が異なっている（文部科学省ホームページより）。
https://www.mext.go.jp/a_menu/koutou/tandai/1318917.htm

**◉2　学校教育法第1条**
「この法律で，学校とは，幼稚園，小学校，中学校，義務教育学校，高等学校，中等教育学校，特別支援学校，大学及び高等専門学校とする。」

### 3）看護基礎教育の大学化への動き

日本の人口の高齢化と疾病構造の変化や医療の専門分化・高度化などが進み，社会的ニーズに対応できる質の高い看護職を育成するための制度改善が行われた。1987（昭和62）年には，その後の看護改革に大きな影響を及ぼす「看護制度検討会報告書」[5)]が出され，看護の大学および大学院の増設，専門看護婦の育成，訪問看護婦の育成などが提言された。

1992（平成4）年には，看護婦等の人材確保の促進に関する法律が制定され，国および地方自治体の財政拠出も得て，国立短期大学の大学昇格や府県の私立4年制大学設置が促進された。

1991（平成3）年に11課程だった看護系4年制大学は，1998（平成10）年には63課程，2003（平成15）年には104課程，2022（令和4）年には296課程となり，大学が看護師学校・養成所の1/4以上を占め，今なお増加し続けている。一方，2022（令和4）年現在の短期大学は12課程，文部科学省指定専修学校は9課程，厚生労働省指定養成所は648課程，5年一貫教育校は86課程となっている（文部科学省高等教育局医学教育課資料による）（図2-2）。

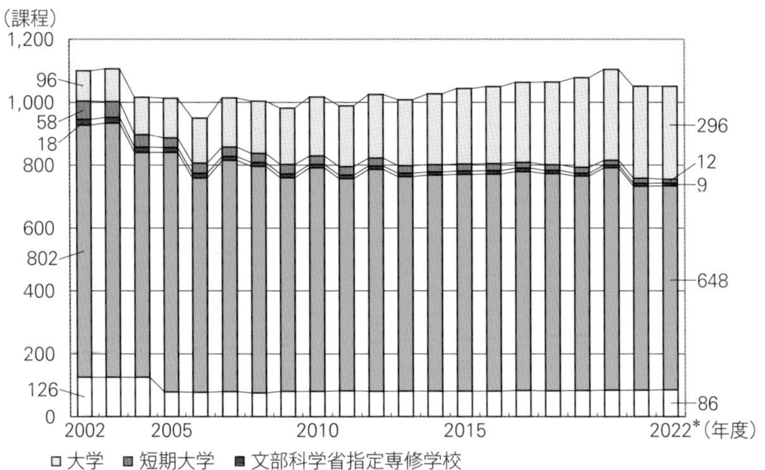


**図2-2　看護師学校・養成所の養成課程数の推移**
（文部科学省高等教育局医学教育課資料より）

### 4）看護基礎教育修了後の継続教育

看護基礎教育修了後の継続教育（continuing education）のうち，狭義の卒後教育（post-graduate education）としては，大学編入，大学院修士，博士課程などの学位取得可能な教育課程があり，1979（昭和 54）年に初の看護学修士課程が開設されてから，2023（令和 5）年には修士課程 205，博士課程 111 と増加傾向である（文部科学省高等教育局医学教育課調べによる）。

このほか，臨床看護師が専門性を深め，看護の質を向上させるために，1994（平成 6）年に専門看護師制度，1995（平成 7）年には認定看護師制度（日本看護協会）[7]が新設された。このうち，専門看護師教育課程は修士課程に位置づけられている。

## 3 保助看法制定以降の指定規則とカリキュラム改正の変遷[1-4,8]

### 1）指定規則とは

1949（昭和 24）年，保助看法の付属省令として，現在の保健師助産師看護師学校養成所指定規則が制定された。この指定規則は，文部科学省と厚生労働省の合同省令であり，大学・短期大学などの学校教育法第 1 条に該当する設置基準とそれ以外の学校を含めて，看護基礎教育への入学資格・修業年限・教育内容・教員数・施設設備などの諸条件を規定している。指定規則は看護教育の内容と質に大きく影響を及ぼす重要な規定であり，指定規則が改正された後にカリキュラム改正が実現する。

### 2）戦後の指定規則とカリキュラムの改正[8,9]

指定規則は，前述した戦後のモデルスクールであった東京看護教育模範学院のカリキュラムを基盤に作成され，この指定規則が戦後の看護教育制度の出発点となった。その後，変化する社会の医療・看護ニーズに対応して指定規則が改正され，現在に至っている。

1967（昭和 42）年の指定規則の改正では，病院内外や多職種間の継続性と連携，疾病中心ではなく人としての患者中心の看護に焦点が当てられ，健康回復から健康の保持・増進を目指すブラウン・レポート（1948年）の包括的看護（総合看護；comprehensive nursing）の概念も反映された[9]。この改正により，看護教育の体系化が明確に打ち出された。看護者の人間形成と深い対象理解のための教養科目の導入，人の成長・発達を軸にした専門科目群として，「看護学総論」「成人看護学」「小児看護学」「母性看護学」が設定された。

1989（平成元）年の指定規則改正に伴うカリキュラム改正では，「看護学総論」は「基礎看護学」となり，高齢化に対応するため，「老人看護学」

が加わった。判断能力や応用能力を伸ばし，詰め込み教育からゆとりのある教育へと弾力的な運用を可能にするため，学習時間数と実習時間数が激減したカリキュラム改正となった。

◉ **大学設置基準の大綱化**
1991（平成3）年，大学審議会答申において，高等教育の個性化・多様化を促進するために，大学設置基準等の諸基準を大綱化・簡素化するとともに，自己点検のための自己評価システムを導入することが示された[10]。

1996（平成8）年の指定規則改正では，大学設置基準の大綱化に基づき看護教育課程や内容の大綱化も行われ，従来の科目名指定から分野（基礎分野・専門基礎分野・専門分野）を設定した教育内容規定へ，時間規定から単位制へと変更された。加えて，基礎分野・専門基礎分野では，独自科目の設定が可能となった。専門分野には，従来の基礎・成人・老年（老人から変更），小児・母性看護学に加え，訪問看護の普及のために「在宅看護論」，ストレス増大社会での心の健康保持・増進を目指して「精神看護学」が新設された。徐々に増加傾向にあった大学教育を考慮したこの改正によって，看護基礎教育がより大学に近い枠組みとなり，大学編入時の既修得単位認定が容易になり，ほかの学問分野から看護大学への移行がスムーズになった[11]。また，看護師教育課程と保健師教育課程または助産師教育課程の内容を併せて教授することができる，養成所における「統合カリキュラム」制度ができた（後述）。

2007（平成19）年，厚生労働省の「看護基礎教育の充実に関する検討会」[12]では，看護基礎教育と現場で求められる臨床実践能力との乖離，リアリティショックによる離職率の上昇に対応するため，看護実践能力の強化を目指して保健師・助産師・看護師それぞれの教育課程で習得すべき技術項目を精選し，卒業時到達度を明示したほか，大幅な看護基礎教育カリキュラムの見直しを提言した。

2008（平成20）年の指定規則改正では，上記検討会の提言を受けた科目区分として，専門分野Ⅰ，専門分野Ⅱ，そして，新設された「統合分野」の中に「看護の統合と実践」が設けられた。これに伴うカリキュラム改正では，看護技術の卒業時到達目標と到達度4段階案も明示され，実践能力と統合能力の強化を目指した臨地実習では，複数患者の受け持ち，一勤務帯実習，部分的夜間実習など，臨床実践に近い形で知識・技術を統合することとなった（図2-3）[13]。

国家試験受験資格取得に必要な単位数については，看護師は93単位から97単位に増加し，保健師・助産師は22単位から23単位に増加した。

2009（平成21）年，保健師助産師看護師法及び看護師等の人材確保の促進に関する法律の一部を改正する法律（以下，改正法）が公布された。改正法では，保健師・助産師の国家試験受験資格に必要とされる修業年限が6か月以上から1年以上に延長され，国家試験受験資格を有する者として，「大学において看護師になるのに必要な学科を修めて卒業した者」が追加された。さらに，新人看護職員に対する臨床研修実施の努力義務が病院等に課せられた。2011（平成23）年には，上記改正法に基づき指定規則が改正され，保健師・助産師の教育年限は1年以上となり，必修単位数が

23単位から28単位に増加した。

2020（令和2）年の指定規則改正では，少子高齢化の進行による人口および疾病構造の変化を受けて，地域医療構想や地域包括ケアシステムなどの医療提供体制を担うことができ，情報通信技術（information and communication technology；ICT）を活用し，多職種と連携・協働して，多様で複雑な対象者に対応できるコミュニケーション能力と判断能力を備え，看護を創造できる人材の育成に向けて，保健師，助産師，看護師に加えて准看護師の教育が大きく見直された。

この改正から，柔軟なカリキュラム編成推進のため，保健師・助産師・看護師については，総時間数を示さず，単位数のみ明示することになった（准看護師教育においては，時間制が維持された）。

国家試験受験資格取得に必要な総単位数は，保健師・助産師では従来の28単位から31単位に，看護師では97単位から102単位[◉1]に増加された。

看護師教育においては，これまでの専門分野Ⅰ，Ⅱ，統合分野の3区分を1つにまとめて専門分野とし，これまで統合分野に位置づけられていた「在宅看護論」と「看護の統合と実践」は，専門分野内に置かれた。また，対象や療養の場の多様化に対応できるよう，従来の「在宅看護論」が「地域・在宅看護論」に名称変更された（図2-3参照）。

保健師，助産師教育では，社会の変化とニーズに対応するために，それぞれの専門職の能力を育成する改正が行われ（助産師教育については，次節を参照），本指定規則改正に基づく新カリキュラムが，2022（令和4）年度入学生から適用されている[15]。

◉1 「大学における看護系人材養成の在り方に関する検討会第一次報告」[14]によると，指定規則改正案では，「看護師学校養成所の総単位数として97単位から102（100）単位と，これまでになかった括弧が表された」。これは，「保健師学校と看護師学校の指定を併せて受けている学士課程において，括弧を適用できるという意味」である。ただし，この適用に際しては，「保健師課程を選択しない学生へは括弧の適用ができないことや，保健師課程を必修としている大学が十分な検討をせずに，看護師学校に係る単位を減ずることのないように，括弧の単位を適用することの妥当性を慎重に吟味」することが求められる。

## 4 看護実践能力

### 1）看護実践能力開発の経緯

看護婦等の人材確保の促進に関する法律（1992（平成4）年）を契機に，4年制大学が急増傾向にあった2002（平成14）年に，時代のニーズに対応できる質の高い看護職（保健師・看護師・助産師）を育成するため，「看護学教育の在り方に関する検討会」から「大学における看護実践能力の育成の充実に向けて」[16]と題した報告書が出され，学士課程における看護実践能力と卒業時到達度が検討され始めた。以来，文部科学省・厚生労働省の複数の検討会を経て，2008（平成20）年の指定規則改正とカリキュラム改正では，前述のように保健師・助産師・看護師の技術内容と卒業時到達度が明示された。

その後，2011（平成23）年の厚生労働省による「看護教育の内容と方法に関する検討会報告書」[17]においても，保健師・助産師・看護師の技術内容と卒業時到達度の見直しと改定が行われた。これらにより，「看護師等養成所の運営に関する手引き[◉2]」に，保健師・助産師・看護師に求められる

◉2 **「看護師等養成所の運営に関する手引き」**
現在の「看護師等養成所の運営に関する指導ガイドライン」（厚生労働省，2016）[18]。都道府県に養成所設置認可が移管されたため，名称変更された。

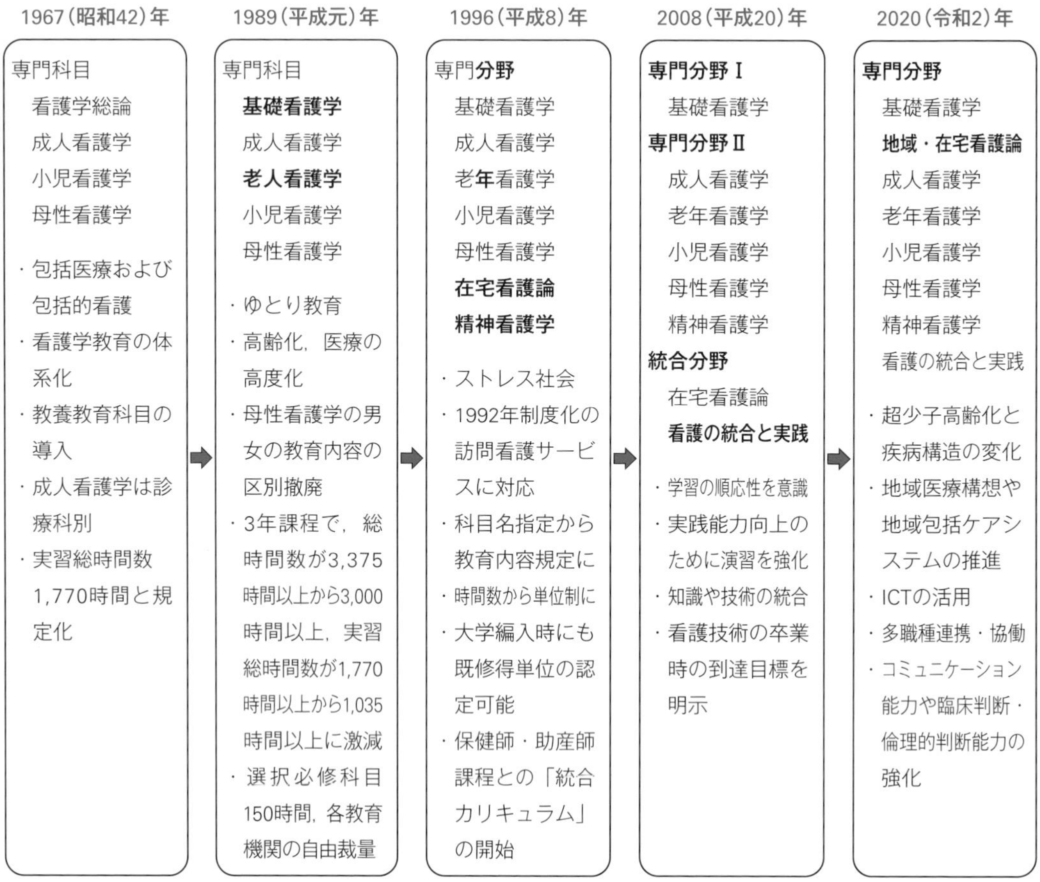

**1967（昭和42）年**

専門科目
- 看護学総論
- 成人看護学
- 小児看護学
- 母性看護学

・包括医療および包括的看護
・看護学教育の体系化
・教養教育科目の導入
・成人看護学は診療科別
・実習総時間数1,770時間と規定化

➡

**1989（平成元）年**

専門科目
- **基礎看護学**
- 成人看護学
- **老人看護学**
- 小児看護学
- 母性看護学

・ゆとり教育
・高齢化，医療の高度化
・母性看護学の男女の教育内容の区別撤廃
・3年課程で，総時間数が3,375時間以上から3,000時間以上，実習総時間数が1,770時間以上から1,035時間以上に激減
・選択必修科目150時間，各教育機関の自由裁量

➡

**1996（平成8）年**

専門**分野**
- 基礎看護学
- 成人看護学
- 老**年**看護学
- 小児看護学
- 母性看護学
- **在宅看護論**
- **精神看護学**

・ストレス社会
・1992年制度化の訪問看護サービスに対応
・科目名指定から教育内容規定に
・時間数から単位制に
・大学編入時にも既修得単位の認定可能
・保健師・助産師課程との「統合カリキュラム」の開始

➡

**2008（平成20）年**

**専門分野Ⅰ**
- 基礎看護学

**専門分野Ⅱ**
- 成人看護学
- 老年看護学
- 小児看護学
- 母性看護学
- 精神看護学

**統合分野**
- 在宅看護論
- **看護の統合と実践**

・学習の順応性を意識
・実践能力向上のために演習を強化
・知識や技術の統合
・看護技術の卒業時の到達目標を明示

➡

**2020（令和2）年**

**専門分野**
- 基礎看護学
- **地域・在宅看護論**
- 成人看護学
- 老年看護学
- 小児看護学
- 母性看護学
- 精神看護学
- 看護の統合と実践

・超少子高齢化と疾病構造の変化
・地域医療構想や地域包括ケアシステムの推進
・ICTの活用
・多職種連携・協働
・コミュニケーション能力や臨床判断・倫理的判断能力の強化

図 2-3　指定規則改正による看護専門科目／分野の変遷とその特色（文献[13]，p.72 より許諾を得て改変し，転載）

実践能力と卒業時到達目標・到達度（レベルⅠ～Ⅳ），看護師教育の技術項目（13 項目）と卒業時到達度（レベルⅠ～Ⅳ）が明記された。

### 2）学士課程における看護実践能力

同年の 2011（平成 23）年，「大学における看護系人材養成の在り方に関する検討会最終報告」[19]では，看護系 3 職種に共通する学士課程での「看護学基礎カリキュラム」に基づき，学士課程におけるコアとなる 5 つの能力群と 20 の看護実践能力および卒業時到達目標が提案された。

その後，2017（平成 29）年には，「大学における看護系人材養成の在り方に関する検討会」から，「看護学教育モデル・コア・カリキュラム～『学士課程においてコアとなる看護実践能力』の修得を目指した学修目標～」[20]が示された。続いて，2018（平成 30）年には，日本看護系大学協議会から，5 つの能力群と 20 の看護実践能力に，Ⅰ群：対象となる人を全人的に捉える基本能力が加わった，6 群 25 項目からなる看護実践能力が提示された[21]。

6つの能力群と25の看護実践能力

**Ⅰ群　対象となる人を全人的に捉える基本能力**

1）看護の対象となる人と健康を包括的に理解する基本能力
2）人間を生物学的に理解しアセスメントに活かす基本能力
3）人間を生活者として理解しアセスメントに活かす基本能力
4）人間を取り巻く環境について理解しアセスメントに活かす基本能力

**Ⅱ群　ヒューマンケアの基本に関する実践能力**

5）看護の対象となる人々の尊厳と権利を擁護する能力
6）実施する看護を説明し意思決定を支援する能力
7）援助的関係を形成する能力

**Ⅲ群　根拠に基づき看護を計画的に実践する能力**

8）根拠に基づいた看護を提供する能力
9）計画的に看護を実践する能力
10）健康レベルを成長発達に応じてアセスメントする能力
11）個人と家族の生活をアセスメントする能力
12）地域の特性と健康課題をアセスメントする能力
13）看護援助技術を適切に実施する能力

**Ⅳ群　特定の健康課題に対応する実践能力**

14）健康の保持増進と疾病を予防する能力
15）急激な健康破綻と回復過程にある人を援助する能力
16）慢性・不可逆的健康課題を有する人を援助する能力
17）エンドオブライフにある人と家族を援助する能力

**Ⅴ群　多様なケア環境とチーム体制に関する実践能力**

18）地域で生活しながら療養する人と家族を支援する能力
19）保健医療福祉における看護の質を改善する能力
20）地域ケア体制の構築と看護機能の充実を図る能力
21）安全なケア環境を提供する能力
22）保健医療福祉チームの一員として協働し連携する能力
23）社会の動向と科学技術の発展を踏まえて看護を創造するための基礎となる能力

**Ⅵ群　専門職として研鑽し続ける基本能力**

24）生涯にわたり継続して専門的能力を向上させる能力
25）看護専門職としての価値と専門性を発展させる能力

各大学には，これらを踏まえて独自の特色ある教育課程を編成して看護実践能力を高める教育を行うことが期待されている。

## 5 臨床実践能力

看護基礎教育において時代の変化に対応できる看護職育成を目指した教育改善努力がなされる一方で，実際には病院に就職した新卒看護師の9.3％が就職後1年以内に離職し，その背景には，看護の基本的技術が行えないことや医療事故への不安などの離職理由があることが明らかにされた[22,23]。また，看護基礎教育機関による卒業時到達度には差異があり，新人が入職後に受ける卒後教育もそれぞれの医療機関に委ねられており，一律ではなかった。

これらの背景を踏まえ，高度化し，複雑化する医療の現場で医療の安全を確保し，看護の質を確保し向上させる必要性から，新人看護職員研修へ

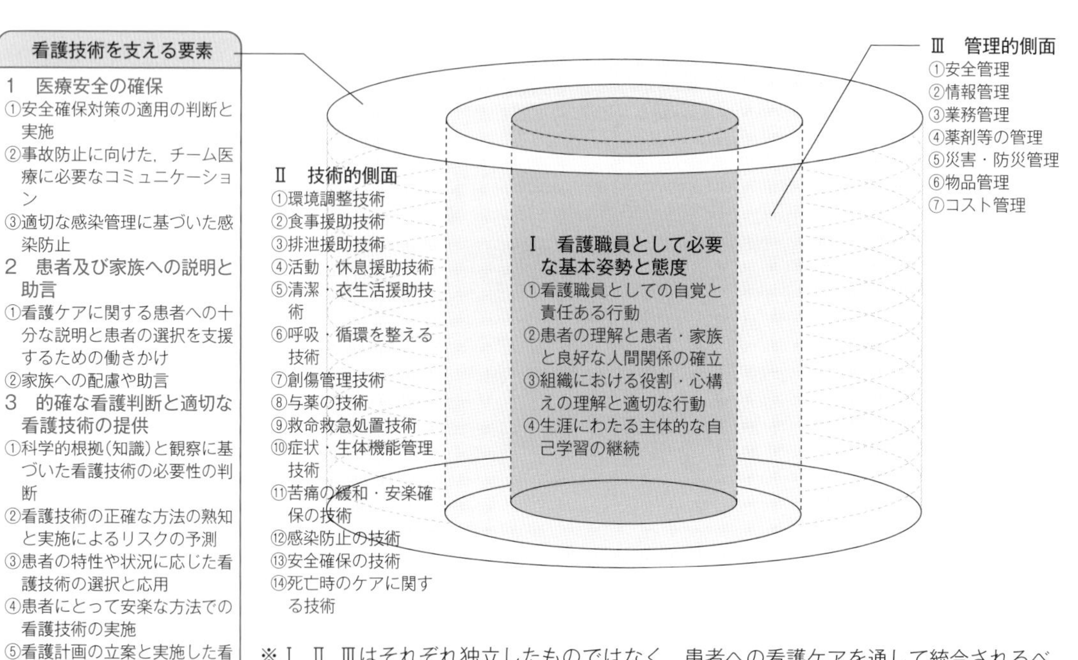


図 2-4　臨床実践能力の構造（文献[24]，p.7 より）

の財政的支援などが提言された。これを受けて，前述のように，2009（平成 21）年に保健師助産師看護師法及び看護師等の人材確保の促進に関する法律の一部を改正する法律が成立し，卒後臨床研修（新人看護職員研修）の努力義務化が法制度に規定された。その後，2011（平成 23）年に厚生労働省から「新人看護職員研修ガイドライン」が提示され，その後も見直しが行われている。

◉　この改正時に，保健師・助産師の国家試験受験資格修業年限が，従来の 6 か月以上から 1 年以上に延長された（保助看法第 19 条，第 20 条）。

最新の「新人看護職員研修ガイドライン【改訂版】」（2014）[24]では，臨床実践能力の構造（Ⅰ　看護職員として必要な基本姿勢と態度，Ⅱ　技術的側面，Ⅲ　管理的側面）と看護技術を支える要素（1　医療安全の確保，2　患者及び家族への説明と助言，3　的確な看護判断と適切な看護技術の提供），到達目標が示されている（図 2-4）。

このように，看護基礎教育における実践能力とそれに続く新人看護職員の実践能力を連続的に向上，発展させていくことが求められている。

## 6　大学における看護教育

### 1）養成所における「統合カリキュラム」制度

1996（平成 8）年の指定規則改正において，看護師教育課程と保健師教育課程または助産師教育課程との「統合カリキュラム」[25]制度ができた。これは，養成所のみに適用される制度であり，保健師養成所と看護師養成所の指定を併せて受け，それらの教育を併せて教授する教育課程を指す。修業年限は3年間の看護師養成の後，それに積み上げる形で保健師・助産師をそれぞれ1年間で養成し，合計4年以上[26)]の教育課程とするが，教育内容の単位数が少なく設定されている。2022（令和4）年10月現在，全国に看護師と保健師の統合カリキュラムを実施している養成所は10校あり[27)]，看護師と助産師の統合カリキュラムを実施している養成所は0校である[28)]。

### 2）大学における「看護学基礎カリキュラム」

大学4年間の学士課程教育では，従来，看護師と保健師，助産師の養成も行われてきた[19)]。上記1996（平成8）年の指定規則改正において養成所における「統合カリキュラム」が制度化される一方で，大学における教育は保健師・助産師・看護師に共通した看護学の基礎を教授し，看護生涯学習の出発点となる基礎能力を培う課程としての「看護学基礎カリキュラム」が提示された。この考え方の上に，「学士課程版看護実践能力と到達目標」（2010～2011年）が示された。

続く「大学における看護系人材養成の在り方に関する検討会最終報告」（2011年）[19)]においても，「学士教育課程では，看護を取り巻く幅広い知識体系を学び，社会や環境との関係において自己を理解するための素養や，創造的思考力を育成するための教養教育を前提に，健康の保持増進・疾病予防を含めた看護師等の基礎となる教育，医療の高度化や看護ニーズの多様化に対応できる教育，専門職としての自発的な能力開発を継続するための能力や看護の向上と研究能力の基礎を育成する教育」として「看護学基礎カリキュラム」が位置づけられた。

### 3）大学における「看護学教育モデル・コア・カリキュラム」

現在，超少子高齢社会がさらに進行する中，地域医療構想に基づく医療提供体制の構築と同時に地域包括ケアシステムの構築が国家的課題となっている。さまざまな場面で状況に対応できる看護実践能力，人の尊厳と主体性を尊重する倫理性，チーム医療における多職種協働能力を身につけた人材を育成するため，前述のように学士課程における「看護学教育モデル・コア・カリキュラム」（以下，コア・カリ）が示されている[20)]。コア・カリには，看護系人材として求められる基本的な資質・能力が明示されている。また，医学・歯学・薬学・看護学の各モデル・コア・カリキュラムとの間で，卒前教育の段階でより整合性のとれた教育内容にする水平的な協調が進められている。

コア・カリは，A　看護系人材（看護職）として求められる基本的な資質・能力，B　社会と看護学，C　看護の対象理解に必要な基本的知識，D　看護実践の基本となる専門基礎知識，E　多様な場における看護実践に必要な基本的知識，F　臨地実習，G　看護学研究，という7領域から構成されている。各大学は，自校の3つの方針（ディプロマ，カリキュラム，アドミッションの各ポリシー：後述）をもとに，学修時間の2/3程度を目安にコア・カリを参考とし，効果的な科目設定，教育手法を用いて，成果のある教育を編成することが必要となる。

### 4）大学における看護基礎教育の要点

「看護基礎教育検討会」（厚生労働省，2018～2019年）において指定規則改正案が確定された後に，「大学における看護系人材養成の在り方に関する検討会」（文部科学省，2019年）にて指定規則改正案の大学における適用について検討された。検討会の議論においては，以下のことが確認された。

指定規則は国家試験受験資格の取得にかかる必要最低限の基準である。一方，各大学は自大学の理念や目的，独自性などを踏まえて「卒業認定・学位授与の方針」（ディプロマポリシー），「教育課程編成・実施の方針」（カリキュラムポリシー），「入学者受け入れの方針」（アドミッションポリシー）を策定し，これらに沿って大学自らが独自に体系化された教育課程を編成して，自大学の教育を自主的・自律的に展開することが求められている。

学士課程における看護教育は，保健師・助産師・看護師に共通した看護学の基礎を教授し，看護の生涯教育の出発点となる基礎能力を培う課程である。大学は，卒業時に修得できた能力にのみ着目するのではなく，学生が卒業後に自分自身で物事を考え，組み立て，学修した知識と技術を統合していく力を獲得できるよう，学生を支援することが重要となる。

最低基準である指定規則を踏まえつつ，前述の，文部科学省から発出されたコア・カリや，日本看護系大学協議会が示す6群25項目の看護実践能力等の外部基準を参照して，新たな教育課程を編成し，効果的な教育展開方法により新カリキュラムを運用していくことが各大学に求められている[14]。

また，この検討会では，コア・カリに紐づけられ，2020年の指定規則改正も踏まえた新たな教育課程の効果的展開の一助とする「看護学実習ガイドライン」も策定された[29]。

両検討会の結果に基づき，指定規則改正は厚生労働省と文部科学省の合同省令として発出され，2022（令和4）年度から新カリキュラムが適用されている。

引用・参考文献

1）亀山美智子（2004）：新版看護学全書別巻7．看護史，メヂカルフレンド社．
2）日本看護歴史学会編（2014）：日本の看護のあゆみ―歴史をつくるあなたへ，第2版改題版，日本看護協会出版会．
3）金子光編集（1992）：初期の看護行政看護のともし火をたかくかかげて，日本看護協会出版会．
4）日本看護協会保助看法60年史編纂委員会編（2009）：保健師助産師看護師法60年史―

看護行政のあゆみと看護の発展，日本看護協会出版会.
5) 厚生省（1987）：看護制度検討会報告書―21世紀へむけての看護制度のあり方，第一法規.
6) 日本看護協会出版会編集（2021）：令和2年看護関係統計資料集，日本看護協会出版会.
7) 日本看護協会：資格認定を目指す方へ（資格について）.
〈https://www.nurse.or.jp/nursing/qualification/vision〉
8) 看護行政研究会編集（2018）：看護六法平成30年版，新日本法規出版.
9) グレッグ美鈴，池西悦子編集（2009）：看護学テキストNiCE，看護教育学，南江堂，p.69-73.
10) 文部科学省（1991）：大学設置基準の一部を改正する省令の施行等について.
11) 前掲書9），p.54.
12) 厚生労働省（2007）：看護基礎教育の充実に関する検討会報告書.
13) 近田敬子：前掲書9），p.72.
14) 文部科学省（2019）：大学における看護系人材養成の在り方に関する検討会第一次報告.
〈https://www.mext.go.jp/content/20200616-mxt_igaku-000003663_1.pdf〉
15) 厚生労働省（2019）：看護基礎教育検討会報告書.
〈https://www.mhlw.go.jp/content/10805000/000557411.pdf〉
16) 文部科学省（2002）：大学における看護実践能力の育成の充実に向けて.
17) 厚生労働省（2011）：看護教育の内容と方法に関する検討会報告書.
18) 厚生労働省（2016）：看護師等養成所の運営に関する指導ガイドライン.
19) 文部科学省（2011）：大学における看護系人材養成の在り方に関する検討会最終報告.
20) 文部科学省（2017）：看護学教育モデル・コア・カリキュラム～「学士課程においてコアとなる看護実践能力」の修得を目指した学修目標～の策定について.
〈https://www.mext.go.jp/b_menu/shingi/chousa/koutou/078/gaiyou/_icsFiles/afieldfile/2017/10/31/1397885_1.pdf〉
21) 日本看護系大学協議会（2018）：「看護学士課程教育におけるコアコンピテンシーと卒業時到達目標」報告書.
〈https://www.janpu.or.jp/file/corecompetency.pdf〉
22) 日本看護協会中央ナースセンター編（2005）：新卒看護職員の早期離職等実態調査報告書2004，日本看護協会.
23) 日本看護協会（2006）：2005年病院における看護職員需給状況調査．日本看護協会調査研究報告，No. 76.
24) 厚生労働省（2014）：新人看護職員研修ガイドライン【改訂版】.
25) 前掲書8），p.1652.
26) 前掲書18），p.12.
27) 厚生労働省：医療関係職種養成所情報，医療関係職種養成施設，統合カリキュラム（看護師・保健師）.
〈https://youseijo.mhlw.go.jp/kangoschool/wamkngK0011Action.do?menuCd=01&shikakuCd=03&dispKateiCd=04〉
28) 厚生労働省：医療関係職種養成所情報，医療関係職種養成施設，統合カリキュラム（看護師・助産師）.
〈https://youseijo.mhlw.go.jp/kangoschool/wamkngK0011Action.do?menuCd=01&shikakuCd=03&dispKateiCd=05〉
29) 文部科学省（2020）：大学における看護系人材養成の在り方に関する検討会第二次報告：看護学実習ガイドライン.
〈https://www.mext.go.jp/content/20200330-mxt_igaku-000006272_1.pdf〉

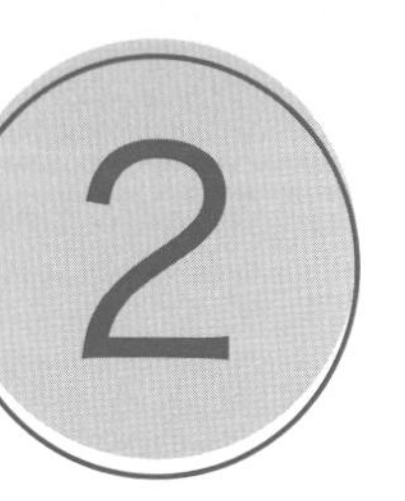

# 日本の助産師教育

## 1 日本の助産師教育課程

助産師教育とは，看護師国家試験受験資格を得る教育とは別に，助産師国家試験受験資格を得るまでの教育を指す。学士課程においては，看護学を基盤とした「看護学基礎カリキュラム」に加えて，「助産師養成」に特化した教育を「助産師教育」という[1]。

保健師助産師看護師法（保助看法）第20条には，文部科学大臣の指定した学校において1年以上，助産に関する学科を修めた者，都道府県知事の指定した助産師養成所を卒業した者等が国家試験受験資格を有すると規定されている。助産師教育課程としては，各種学校，専修学校，短大専攻科，大学，大学専攻科，大学別科，大学院，専門職大学院の8種類があり，教育年限は大学院と専門職大学院は2年間，4年制大学では4年間の中に助産師教育課程として組み込まれ，他はいずれも1年以上である。2004（平成16）年に専門職大学院，2005（平成17）年に大学院，大学専攻科が開設され，徐々に増加傾向にある。2022（令和4）年5月現在，大学院・専門職大学院50校（23.0%），大学専攻科・別科43校（19.8%），大学79校（36.4%），短期大学専攻科3校（1.4%），各種学校・専修学校42校（19.4%）となっている（文部科学省高等教育局医学教育課資料による）（図2-5）。

## 2 助産師教育の変遷[2-5]

「1　日本の看護基礎教育」でも述べたように，助産師は看護職の中で最も古くから職業として成立し，江戸末期には産婆教育が開始されていた。1874（明治7）年には醫制が制定されて入学資格は40歳以上とされ，産婆資格に必要な教育内容，正常産10事例，難産2事例を取り扱うこと，免許付与などが規定された。1899（明治32）年に制定された，全国統一的法規としての産婆規則では，入学資格は20歳以上の女子，修業年限1年以上となり，正規および異常妊娠・分娩・産褥・新生児取り扱い法，妊産褥婦・新生児の疾病，消毒法，産婆心得などの教育が行われた。1912（明治45）年の私立産婆学校産婆講習所指定規則では，修業年限が2年以上となり，1939（昭和14）年には，入学資格は高等女学校卒業者，看護婦養

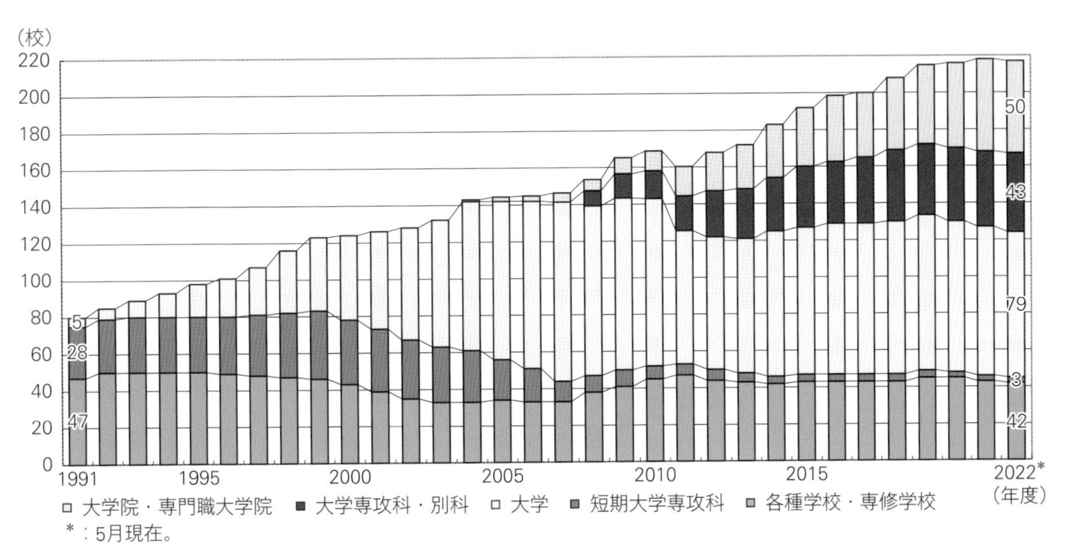


図 2-5 助産師学校・養成所数の推移（文部科学省高等教育局医学教育課資料より）

成所卒業者，16 歳以上 30 歳以下，修業年限は修身をはじめとする普通学科，解剖学や産婆学（正規および異常分娩・妊娠・分娩・産褥・新生児取り扱い法），婦人科，栄養，模型実習，一般看護，救急処置，医事法規などが教育された。

## 3 保助看法制定以降の指定規則とカリキュラム改正の変遷[2-6]

第二次世界大戦後の 1947（昭和 22）年に，明治以来の「産婆」は「助産婦」に名称変更された。1948（昭和 23）年に保健婦助産婦看護婦法（以下，保助看法）が制定され，1949（昭和 24）年制定の保健婦助産婦看護婦学校養成所指定規則（以下，指定規則）では修業年限は 1 年以上，学科 680 時間，実地訓練 42 週，学生 1 人につき 10 回以上の分娩介助をするとされていたが，1951（昭和 26）年の指定規則改正では，助産師教育は看護師教育の中に浸透されるという考え方のもと[7]，修業年限が6か月以上，学科 370 時間以上，臨床実習 21～22 週以上と半減された。その後，総教育時間数や単位数は増加されたが，2010（平成 22）年の保助看法一部改正により教育年限 1 年以上となるまで，戦後約 60 年の長きにわたり，6 か月間教育が助産師教育の標準となった。

1971（昭和 46）年の指定規則の大幅改正（第 1 次改正）では，これまでの産科学や新生児学などの医学体系から離れ，助産師教育の独自性が追及された。カリキュラムは，リプロダクション（性と生殖）の理念に基づき，妊産褥婦ならびに新生児の保健管理や安全分娩を図るとともに，広く母性の健康と福祉や家族の幸福を促進するための「母子保健学」をもとに構造化された。助産論も，母子保健学に包含する試みであった[8]。

その後，全国助産師教育協議会（以下，全助協）教育制度委員会は，1977（昭和52）年から「助産師教育到達目標」を検討し，1986（昭和61）年に看護教育界や助産関連団体に対して公表した。検討目的は「助産学」を構築することで，専門職としての助産師の理念，助産師の定義，助産業務の目的と機能を規定した上で，助産師教育の理念を掲げ，助産学の構造と教科内容を示した。この助産学の教科内容が1989（平成元）年改正（第2次改正）の指定規則に全面的に組み込まれ，今日の助産師教育の基盤をなしている[8]。

1996（平成8）年の指定規則改正（第3次改正）では，大学設置基準の大綱化に基づいて看護教育課程が大綱化され（「1　日本の看護基礎教育」を参照），助産師教育においても時間規定から単位制に変更され，各校独自の科目設定が可能となった。カリキュラムは「助産学」の確立を目指し，「助産診断学」「助産技術学」「助産管理」などからなる。分娩取り扱いは「分娩取扱件数の実態を踏まえ少子化社会の中で可能であり，かつ，助産婦としての基礎的知識技術を身につける最低の線」[9,10]として，学生1人につき「10回以上」から「10回程度」（10回または9回）に変更された。

この改正において，養成所における看護師教育課程と助産師教育課程とを併せた教育を教授する「統合カリキュラム」制度ができたが，2022（令和4）年10月現在，看護師・助産師統合カリキュラムを実施している養成所はない（「1　日本の看護基礎教育」を参照）[11]。

2008（平成20）年の指定規則改正（第4次改正）では，カリキュラムの基本構造は変えずに，助産学実習単位が1単位増えて9単位となった。2009（平成21）年には，保助看法の一部改正が行われ，修業年限6か月以上が1年以上になり，日本の助産師教育にとっては画期的な改正となった。さらに，2011（平成23）年の指定規則改正（第5次改正）では，助産診断・技術学が6単位から8単位に，助産管理が1単位から2単位に，助産学実習が9単位から11単位に増加され，助産師教育課程において履修すべき総単位数は28単位以上となった（表2-1）[12-14]。

◉ 助産師の国際組織である国際助産師連盟（International Confederation of Midwives；ICM）による「助産師教育の世界基準」（Global Standards for Midwifery Education revised 2021）では，「助産実践に必須のコンピテンシー」（Essential Competencies for Midwifery Practice 2019）に到達するための最低基準の教育として，看護の基礎教育修了者／医療従事者に関する教育課程の最短期間は18か月間と規定され，教育カリキュラム構成として，最低40％の理論と最低50％の実習の比率が提案されている。これらは，助産実践能力の強化が課題とされる日本の助産師教育カリキュラムを改善する際の参考になる。

2020（令和2）年の指定規則改正（第6次改正）では，助産師教育課程の総単位数は従来の28単位から31単位に増加した[15]。増加した3単位の内訳は，以下のとおりである[16]。

①「助産診断・技術学」では，周産期のメンタルヘルスやハイリスク妊産婦への対応，正常な妊娠経過を診断する能力，正常からの逸脱の判断や異常を予測する臨床判断能力，緊急時に対応できる実践能力を養うために，8単位から10単位となった。

②「地域母子保健」では，産後うつなどの周産期におけるメンタルヘルスや虐待予防などへの支援として，多職種と連携・協働し，地域における子育て世代を包括的に支援する能力が求められていることから，産後4か月程度までの母子のアセスメントを行う能力を強化するこ

表 2-1　戦後の保健師助産師看護師学校養成所指定規則の変遷

| 年 | 1949（昭和 24）年 | 1951（昭和 26）年 | 1971（昭和 46）年<br>第 1 次改正 | 1989（平成元）年<br>第 2 次改正 | 1996（平成 8）年<br>第 3 次改正 | 2008（平成 20）年<br>第 4 次改正 | 2011（平成 23）年<br>第 5 次改正 | 2020（令和 2）年<br>第 6 次改正 |
|---|---|---|---|---|---|---|---|---|
| 修業年限 | 1 年以上 | 6 か月以上 | 6 か月以上 | 6 か月以上 | 6 か月以上 | 6 か月以上 | 1 年以上 | 1 年以上 |
| 学科目<br>（時間数） | 産科学（75）<br>助産学（60）<br>臨床教授（400）<br>統計および法規（15）<br>社会学（15）<br>産科公衆衛生看護（20）<br>新生児学（50）<br>栄養（30）<br>助産婦倫理および助産史（15） | 産科学（90）<br>新生児学（40）<br>助産原理および実際（計 130）<br>助産倫理および助産史（15）<br>助産法（80）<br>母性保健指導（20）<br>乳児保健指導（15）<br>母子衛生行政（20）<br>衛生教育（10）<br>社会学（15）<br>栄養（15）<br>医療社会事業（15）<br>研究（35） | 母子保健概論（15）<br>母子保健医学（60）<br>助産論（105）・実習【135】<br>助産業務管理（15）・実習【45】<br>母子保健管理（105）・実習【120】<br>地域母子保健（45）・実習【60】<br>家族社会学（15） | 助産学概論（15）<br>生殖の形態・機能（45）<br>母性の心理・社会学（45）<br>乳幼児の成長発達（15）<br>助産診断学（105）<br>助産技術学（105）<br>実習【270】<br>地域母子保健（15）・実習【45】<br>助産業務管理（15）・実習【45】 | 基礎助産学（6 or 5*）<br>助産診断・技術学（6）<br>地域母子保健（1）<br>助産管理（1）<br>臨地実習<br>助産学実習（8） | 基礎助産学（6 or 5*）<br>助産診断・技術学（6）<br>地域母子保健（1）<br>助産管理（1）<br>臨地実習<br>助産学実習（9） | 基礎助産学（6 or 5*）<br>助産診断・技術学（8）<br>地域母子保健（1）<br>助産管理（2）<br>臨地実習<br>助産学実習（11） | 基礎助産学（6）<br>助産診断・技術学（10）<br>地域母子保健（2）<br>助産管理（2）<br>臨地実習<br>助産学実習（11） |
| 計 | 680 時間 | 370 時間以上 | 720 時間【実習含む】 | 720 時間【実習含む】 | 22（21*）単位【実習含む】 | 23（22*）単位【実習含む】 | 28（27*）単位【実習含む】 | 31（30）単位【実習含む】 |
| 実習 | 42 週（分娩取り扱いは学生 1 人につき 10 回以上） | 21～22 週以上（分娩取り扱いは学生 1 人につき 10 回以上） | 360 時間（分娩取り扱いは学生 1 人につき 10 回以上） | 360 時間（分娩取り扱いは学生 1 人につき 10 回以上） | 360 時間（分娩取り扱いは学生 1 人につき 10 回程度）[1 単位 45 時間で算出] | 405 時間（分娩取り扱いは学生 1 人につき 10 回程度）[1 単位 45 時間で算出] | 495 時間（分娩取り扱いは学生 1 人につき 10 回程度）[1 単位 45 時間で算出] | 時間数は削除された（分娩取り扱い 10 回程度） |

*：統合カリキュラム。

（文献[5, 14]および保健師助産師看護師学校養成所指定規則別表二，厚生労働省医政局看護課資料により作成）

とが重要であるため，1単位から2単位となった。

上記の能力を習得するための実習単位は増加されず，実習単位はこれまで同様の11単位にとどまった。各教育機関には，これらの実践能力の修得を促すための教育上の創意工夫がさらに求められている。

## 2020年の改正における助産師教育の内容と方法の見直しポイント

2020年の改正に際して，厚生労働省の「看護基礎教育検討会」の議論に基づいて変更，追加された教育内容のいくつかを以下に示す。

### ① 助産師に求められる能力

・後述する，「助産師に求められる実践能力と卒業時の到達目標と到達度」に示される4つの能力項目のうち，助産師のケアの対象は女性の生涯にわたる健康課題として広くとらえることが必要であるため，これまでの「Ⅲ．性と生殖のケア能力」は，「ウィメンズヘルスケア能力」に変更。

・さまざまなハイリスク要因を抱える対象者に対応する能力強化のため，大項目「妊娠期の診断とケア」に，中項目として新たに「ハイリスク妊婦への支援」，小項目として新たに「ハイリスク妊婦の状態をアセスメントし，重症化予防の観点からの支援を行う」を追加。

・正常からの逸脱を判断し，異常を予測する臨床判断能力強化のため，新たに小項目として，「破水を診断する」を追加。

このほか，対象者を多面的，統合的にアセスメントする能力，対象者と多職種間で連携できるための高いコミュニケーション能力，継続支援能力，新生児・母子・家族支援能力の強化や，助産管理における災害に対する体制・管理として，平時における災害への備えと，被災時の対応の両者の観点からの支援が必要である旨も追記されている。

### ② 助産師教育の技術項目と到達度

・「助産師に求められる実践能力と卒業時の到達目標」のうち，卒業時に求められる助産師特有のテクニカルスキル（手技）を「助産師教育の技術項目と卒業時の到達度」として新設。助産実践に必要とされる基本的な技術として「妊婦健康診査に係る手技」「分べん進行の診断に係る手技」「分べん介助に係る手技」，緊急時や異常時に早期対応できる実践能力強化のため，「異常発生時の母子への介入に係る手技」も新設。

・学内演習と臨地実習での到達度は異なるため，区別した到達度を新たに設定。

**卒業時の到達度**（文献[17]を一部改変）
〈演習〉
Ⅰ：モデル人形もしくは学生間で単独で実施できる
Ⅱ：モデル人形もしくは学生間で指導の下で実施できる
〈実習〉
Ⅰ：単独で実施できる
Ⅱ：指導の下で実施できる
Ⅲ：実施が困難な場合は見学する

表 2-2　助産師教育の基本的考え方，留意点等[18)]

| 教育の基本的考え方 |
|---|
| 1　妊産じょく婦及び胎児・新生児の健康状態を診断し，妊娠・分べん・産じょくがより健康で安全に経過し，育児を主体的に行えるよう，根拠に基づき支援できる能力を養う。 |
| 2　性と生殖をめぐる健康に関する課題に対して，継続的に支援する能力を養う。 |
| 3　安心して子どもを産み育てるために，多職種と連携・協働しながら，個人及び社会にとって必要な地域の社会資源の活用や調整を行う能力を養う。 |
| 4　助産師の役割・責務を自覚し，女性と子ども並びに家族の尊厳と権利を尊重する倫理観及び専門職として自律する能力を養う。 |

| 教育内容 | 単位数 | 留意点 |
|---|---|---|
| 基礎助産学 | 6 | 生涯を通じて，性と生殖に焦点を当てて支援する活動である助産の基礎について学ぶ内容とする。<br>母子の命を同時に尊重することに責任を持つ役割を理解し，生命倫理を深く学ぶ内容とする。<br>母性・父性を育むことを支援する能力を養う内容とし，また対象の身体的・心理的・社会的・文化的側面を統合的にアセスメントする能力を強化する内容とする。<br>チーム医療や関係機関との調整・連携について学ぶ内容とする。<br>助産師の専門性，助産師に求められる姿勢，態度について学ぶ内容とする。 |
| 助産診断・技術学 | 10 | 助産の実践に必要な基本的技術及び分べん等において対象や他職種の専門性を尊重し，適切な役割分担と連携の下で支援を行うための高いコミュニケーション能力を確実に修得する内容とする。<br>女性及び家族への生涯にわたる健康の継続的支援を行う内容とする。<br>助産過程の展開に必要な助産技術を確実に修得するために，演習を充実・強化する内容とする。<br>妊婦・じょく婦・新生児の健康状態に関するアセスメント及びそれに基づく支援を強化する内容とする。<br>妊娠経過を診断するための能力，正常からの逸脱を判断し，異常を予測する臨床判断能力を養い，診断に伴う最新の技術を修得する内容とする。<br>分べん期における緊急事態（会陰の切開及び裂傷に伴う縫合，新生児蘇生，止血処置，児の異常に対する産婦・家族への支援等）に対応する能力を強化する内容とする。<br>妊産婦の主体性を尊重した出産を支援し，妊娠・分べん・産じょく期にわたる継続的な支援を強化する能力を養う内容とする。 |
| 地域母子保健 | 2 | 住民の多様なニーズに対応した母子保健サービスを提供できるための能力を養うとともに，保健・医療・福祉関係者と連携・協働しながら地域における子育て世代を包括的に支援する能力を養う内容とする。産後 4 カ月程度までの母子のアセスメントを行う能力を強化する内容とする。 |
| 助産管理 | 2 | 助産業務の管理，助産所の運営の基本及び周産期医療システムについて学ぶ内容とする。<br>周産期における医療安全の確保と医療事故への対応，平時の災害への備えと被災時の対応について学ぶ内容とする。 |
| 臨地実習<br>　助産学実習 | 11<br>11 | 助産診断・技術学，地域母子保健及び助産管理の実習を含むものとする。<br>実習期間中に妊娠中期から産後 1 カ月まで継続して受け持つ実習を 1 例以上行う。<br>妊婦健康診査を通して妊娠経過の診断を行う能力を強化する実習とする。<br>産じょく期の授乳支援や 1 カ月健康診査までの母子のアセスメント及び母子と家族を支援する能力を強化する実習とする。<br>産後4カ月程度の母子のアセスメントを行う能力を強化する実習を行うことが望ましい。<br>分べんの取扱いの実習については，分べんの自然な経過を理解するため，助産師又は医師の監督の下に，学生 1 人につき正常産を 10 回程度直接取り扱うことを目安とする。取り扱う分べんは，原則として正期産・経腟分べん・頭位単胎とし，分べん第 1 期から第 3 期終了より 2 時間までとする。 |
| 総計 | 31 | |

「看護師等養成所の運営に関する指導ガイドライン」には，現行の指定規則を運用する際の「助産師教育の基本的考え方，留意点等」として，表 2-2[18)]に示す内容が記載されている。表の下線部分が，今回の改正で加筆・

修正された箇所となる。

## 4 助産師教育課程における卒業時到達度

医療の高度化と妊産褥婦のニーズの多様化を背景に，高い助産診断能力を備えて医師と協働することや，院内助産や助産師外来での支援，虐待予防を含む子育て支援，思春期から更年期に至る女性と家族への支援を行うことが，今まで以上に助産師に求められるようになった。

2011（平成 23）年の「看護教育の内容と方法に関する検討会報告書」[19]では，2009（平成 21）年の「助産師の卒業時の到達目標と到達度」をもとに，日本助産師会が同年に公表した「助産師のコア・コンピテンシー◉」，すなわち，〈倫理的感応力〉〈マタニティケア能力〉〈ウィメンズヘルスケア能力〉〈専門的自律能力〉を参照し，「助産師に求められる実践能力と卒業時の到達目標と到達度」を提示した。これらは 4 つの能力項目，すなわち，Ⅰ．助産における倫理的課題に対応する能力，Ⅱ．マタニティケア能力，Ⅲ．性と生殖のケア能力，Ⅳ．専門的自律能力，そして，76 の技術項目から構成され，それぞれ 4 段階の達成度が提示された[20]。

◉ 2021 年に改訂されたが，4 つの能力の内訳は，従前どおり。

一方で，全助協が実施した助産学生の「助産教育修了時の到達レベル—自己評価に関する実態調査」（2015 年）[21]によると，達成レベル「1．知識としてわかる」「2．学内演習でできる」実践能力項目以外の，「3．指導のもとでできる」「4．少しの助言で自立してできることが求められている」実践能力項目のうち，到達したと回答していたのは，いずれの教育課程においても，「産婦の分べん想起と出産体験理解への支援」のみであった。

また，「助産学学生の分娩期ケア能力到達度に関する調査」（2016 年）[22]では，助産実習の前半期（1～5 例目）では【分娩野の作成・操作】など比較的単純な作業が，9～10 例目では【分娩進行に伴う産婦と家族のケア】【出生直後の母子接触・早期授乳支援】などのさらに複合的な判断を要するケア能力が獲得されていた。

また，分娩介助のうち特に児の娩出に関わる技術，すなわち，【肩甲娩出】【児の最小周囲径での娩出】などや，分娩進行の時間軸に沿った総合的判断・予測・修正能力が必要となる【分娩進行および予測評価】【分娩進行状態に伴う評価・修正】，児の母胎外適応を促進する【出生直後の新生児のケア】などは，10 例内ではほぼ自立して行うことが難しく，特に【分娩進行に伴う異常の発生の予測と予防的行動】は，学生・指導者ともに 10 例以上においても到達できないと評価されていた。このように，現行の教育においては，助産学生が獲得すべき実践能力の到達度には課題が多い実態が明らかになっていた。

この実態を踏まえ，2020（令和 2）年の指定規則改正では，63 項目の卒業時到達目標に加えて，助産師特有のテクニカルスキル（手技）として「助産師教育の技術項目と卒業時の到達度」30項目を新設し，手技に関しては演習または実習において教員や指導者の指導なしに「単独で実施できる」という明確な到達レベルから，見学レベルまでの到達度が設定され（p. 36参照），より明確な評価を目指すこととなった。

この改正を受けて，全助協から「助産師教育のコア内容におけるミニマム・リクワイアメンツの項目と例示 Vol. 2（2012-）」（minimum requirements）が提示された◉1。全助協は，多種の助産師教育課程が存在する中で「教育機関の年限や教育形態にかかわらず，助産師の資格を取得するのに必要最小限の教育内容」，すなわち「ミニマム・リクワイアメンツ」を継続的に検討し，改訂を重ねている。当初の「ミニマム・リクワイアメンツ」では教育内容のみが示されていたが，2010年からは認知・情意・運動の3領域を含み，実践において重要な情報収集から思考・判断・行動に至る一連の能力を修得するために具体的対象や状況を含んだ「例示」が記載された[23]。これにより，獲得すべき能力や学修到達度をより明確かつ具体的に共有することができる◉2。

◉1　2021年6月に「Vol. 3（2021-）」が示された（巻末資料2）[23]。

◉2　全助協では，2010年度からweb上で資料を公開している。

また，全助協では，看護基礎教育に積み上げた修業年限2年以上の助産師教育を推進しており，2020年には「望ましい助産師教育におけるコア・カリキュラム2020年版」，2023年にはその実装としてカリキュラムモデルを提示している。

新型コロナウイルス感染症（COVID-19）感染拡大の影響は避けられないが，2022年度から開始された新カリキュラムによる教育の継続的な卒業時到達度評価，教育の検証と改善が望まれる。

## 5　助産師教育課程における課題と実践能力強化

助産師教育においては，激動する時代の変化と当事者のニーズに対応できる倫理性の高い実践能力と，実践を支える思考力・判断力を備えた助産師の育成に向けて，教育年限および教育内容や方法等を含め，さらに教育改善することが喫緊の課題である。

少子化に歯止めがかからない昨今，助産実習や母性看護実習・小児看護実習のための施設を確保することが困難な状況が続いている中，助産学実習に係る学生1人あたりの分娩取り扱い件数を，現行の「10回程度」から「8回程度」に緩和する要望が内閣府に提出されたが[24]，助産学実習において分娩介助10例程度は最低基準として必須であることが再確認された[22,25]。

また，実習を効果的に行う補助的方法として，看護師等養成所における実習の一部を学内における演習に置き換えるなどの具体的な提案◉3が発出されたが，助産師教育の基礎となる母性看護学演習や実習については，学内演習で補える技能と，臨地の複合的状況の中でこそ獲得できる実践能力を

◉3　厚生労働省医政局看護課長通知「母性看護学実習及び小児看護学実習における臨地実習について」，平成27年9月1日　医政看発0910第4号。

峻別し，最大限の教育効果が得られるよう実習環境を整備して教育展開することが必要である[26]。

現在の助産師教育課程においては，分娩を基点として妊娠期から産褥期・新生児期まで連続的に経過診断できるように多様な教育方法を組み合わせて教育展開されている一方で，妊娠初期・中期のケア，産科救急，地域母子保健，周産期以外のライフステージにおける女性と家族への教育機会が乏しいことが明らかとなった。

これらの現状を踏まえ，現在推進されているアクティブラーニングの点からも，認知・論理能力やチーム力，課題探求／解決能力などを向上させるプロブレム・ベースド・ラーニング（problem-based learning；PBL），チーム・ベースド・ラーニング（team-based learning；TBL），プロジェクト・ベースド・ラーニング（project-based learning；PBL）をはじめ，e-ラーニングなどオンデマンド型教材配信，シナリオ・ロールプレイ・模擬妊産褥婦・シミュレーターなどを活用したシミュレーション教育，実習開始前の知識・技能・態度を総合的に評価する客観的臨床能力試験（objective structured clinical examination；OSCE）などを組み合わせて活用するなど，教育方法をさらに改善することが求められる[27]。

同時に，臨地において学修が促される能力を獲得するための多様な実習施設や十分な実習時間を確保できるよう，戦略的に多方面に働きかけることも重要である。助産師教育機関は，それぞれ自校の教育理念に基づき，ディプロマポリシー，カリキュラムポリシー，アドミッションポリシー，そして評価ポリシーをもとに，教育課程修了時に修得すべき能力を助産学生が確実に獲得できるよう，カリキュラムと教育方法を改善することが望まれる。加えて，助産学生の能力向上を支える臨床指導者や助産教員自身も，さまざまな現任教育により研鑽を積み，「助産実践能力習熟段階（クリニカルラダー；CLoCMiP®）」[28-30]や「助産師教員キャリアラダー」[31]を参照して実践能力・教育能力を向上させ，助産師教育課程において確かな実践能力を獲得した学生を社会に送り出していく責務がある。

助産師教育課程を修了した助産師は，新人として現場での助産実践活動を積むとともに，卒後継続教育として，「新人看護職員研修ガイドライン【改訂版】」[32]，「新卒助産師研修ガイド」[28]に基づいて研鑽を積み，CLoCMiP® を指標に臨床能力を向上させることが求められている。

引用文献

1）文部科学省（2011）：大学における看護系人材養成の在り方に関する検討会最終報告，p.3.
2）亀山美智子（2004）：新版看護学全書別巻7．看護史，メヂカルフレンド社.
3）日本看護歴史学会編（2014）：日本の看護のあゆみ―歴史をつくるあなたへ，第2版改題版，日本看護協会出版会.
4）金子光編集（1992）：初期の看護行政―看護の灯をたかくかかげて，日本看護協会出版会.

5) 日本看護協会保助看法60年史編纂委員会編（2009）：保健師助産師看護師法60年史―看護行政のあゆみと看護の発展，日本看護協会出版会.
6) 看護行政研究会編集（2021）：看護六法令和3年版，新日本法規出版.
7) 前掲書5），p.174.
8) 平澤美恵子（2010）：助産師教育の今．教育課程の変遷と現状を見つめて．助産雑誌，64（12）：1050-1051.
9) 厚生労働省（1996）：看護職員の養成に関するカリキュラム等改善検討会中間報告書.
10) 内閣総理大臣小泉純一郎（2005）：参議院議員円より子君提出助産師に関する質問に対する答弁書，内閣参質一六二第一号，第162回国会（常会）.
〈https://www.sangiin.go.jp/japanese/joho1/kousei/syuisyo/162/touh/t162001.htm〉
11) 厚生労働省：医療機関養成所情報，医療機関職種養成施設，統合カリキュラム（看護師・助産師）.
〈https://youseijo.mhlw.go.jp/kangoschool/wamkngK0011Action.do?menuCd=01&shikakuCd=03&dispKateiCd=05〉
12) 前掲書6），p.80-93.
13) 島田陽子（2011）：「保助看法・指定規則」の改正における，助産師教育に関する改正点について．助産師，26（2）：24-27.
14) 安達久美子（2015）：第7章A　わが国における助産師教育．我部山キヨ子，武谷雄二編，助産学講座1　基礎助産学［1］助産学概論，第5版，医学書院，p.164.
15) 厚生労働省（2019）看護基礎教育検討会報告書，表6.
〈https://www.mhlw.go.jp/content/10805000/000557411.pdf〉
16) 前掲書15），p.7-8.
17) 前掲書15），p.7.
18) 前掲書15），表7.
19) 厚生労働省（2011）：看護教育の内容と方法に関する検討会報告書.
20) 加藤尚美監修（2010）：第1章　専門職としての助産師を支える「助産師の声明」．助産業務指針第1版，日本助産師会，p.2-19.
21) 全国助産師教育協議会（2015）：助産教育修了時の到達レベル―自己評価に関する実態調査.
〈https://www.zenjomid.org/wp-content/uploads/2021/02/2015_2katei.pdf〉
22) 全国助産師教育協議会（2016）：平成27年度助産学学生の分娩期ケア能力到達度に関する調査.
〈https://www.zenjomid.org/wp-content/uploads/2021/20160927.pdf〉
23) 全国助産師教育協議会：助産師教育のコア内容におけるミニマム・リクワイアメンツの項目と例示 Vol. 3（2021-）.
〈https://www.zenjomid.org/wp-content/uploads/2022/01/Minimum-requirements2021.pdf〉
24) 厚生労働省（2015）：平成27年地方分権改革に関する提案募集　提案事項―厚生労働省（内閣府と関係府省との間で調整を行う提案），管理番号312（助産実習に係る分娩取り扱い数基準の規制緩和）提案募集.
25) 厚生労働省：平成27年地方分権改革に関する提案募集　提案事項―厚生労働省（内閣府と関係府省との間で調整を行う提案），管理番号312（助産実習に係る分娩取り扱い数基準の規制緩和）提案募集，厚生労働省からの第2次回答.
26) 全国助産師教育協議会，日本助産師会，日本助産学会，日本助産評価機構（2016）：母性看護実習における臨地実習に関する要望.
〈https://www.zenjomid.org/wp-content/uploads/2021/02/20160130_kosei4dantai.pdf〉
27) 全国助産師教育協議会（2017）：助産実践能力を育成する教育方法に関する調査.
〈https://www.zenjomid.org/wp-content/uploads/2021/02/20170915_report.pdf〉
28) 日本看護協会（2012）：新卒助産師研修ガイド.
29) 日本看護協会（2022）：助産実践能力習熟度段階（クリニカルラダー）活用ガイド2022.
30) 日本助産実践能力推進協議会（2015）：助産実践能力習熟度段階（クリニカルラダー）にもとづいた助産実践能力育成のための教育プログラム.
31) 全国助産師教育協議会（2015）：助産師教員キャリアラダー．全国助産師教育協議会総会平成26年度事業活動報告.
32) 厚生労働省（2016）：新人看護職員研修ガイドライン【改訂版】.

参 考 文 献

・近藤潤子，他（1986）：助産師教育到達目標，全国助産婦学校協議会助産婦教育制度委員会・小委員会報告．看護教育，27（13）：791-820.
・全国助産師教育協議会（1998）：平成9年度（1997年度）助産婦教育制度委員会報告.
・島田啓子，亀田幸枝，北川眞理子，他（2004）：助産師教育におけるコア内容の検討―デルファイ法に準じた認識調査から―，全国助産師教育協議会総会資料，平成15年度（2003年度）教育制度委員会報告，p.1-10.
・島田啓子，亀田幸枝，北川眞理子，他（2005）：助産師教育におけるコア内容と卒業時の自立レベルに対するデルファイ調査，全国助産師教育協議会総会資料，平成16年度（2004年度）教育制度委員会報告，p.1-12.
・亀田幸枝，島田啓子，北川眞理子，他（2007）：全国助産師教育協議会教育制度委員会：助産師教育におけるコア内容の検討―デルファイ法に準じた認識調査から―．看護教育，48（5）：442-447.
・北川眞理子，島田啓子，平澤美恵子，他（2008）：助産師教育におけるコア内容の検討―ミニマム・リクワイアメンツの設定．看護教育，49（4）：332-337.
・文部科学省，石橋みゆき（2013）：第4回公益社団法人全国助産師教育協議会定時社員総会講演「高等教育における医療者教育の動向と助産師教育」.

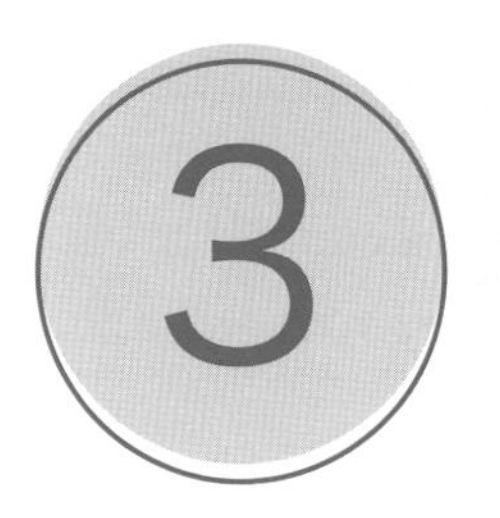

# 世界の助産師教育

## 1 国際助産師連盟（ICM）と助産師教育

国際助産師連盟（International Confederation of Midwives；ICM）は，2023年現在，119か国・地域，140の助産師関連団体から構成されている[1)]。これらの国・地域の母子を取り巻く事情や周産期・母子保健の状況は，さまざまである。妊産婦死亡率や乳児死亡率が高く，安全な出産をするために必要な環境・医療・福祉そのものが十分に整っていない，帝王切開術や硬膜外麻酔(無痛)分娩といった医療処置を伴う出産の割合が高い，少子化が進んでいるなど，それぞれ多様な問題や課題を抱えている。

Renfrewら[2)]のシステマティックレビュー（系統的レビュー）では，良質な助産師のケアによって，妊産婦死亡率，新生児死亡率，周産期死亡率などが低下し，母親のマラリアやHIVなどの感染症，貧血，子癇（しかん），分娩後出血，会陰裂傷，産後のうつの発症，器械分娩，帝王切開術，局所麻酔や硬膜外麻酔の実施が減少し，早産，低出生体重児，神経管閉鎖障害などが減少したとされている。また，出産の満足度，自然分娩，母乳育児率や期間，予防接種などは上昇ないし増加したとされている。

これらの助産ケアのエビデンスから，国や地域の状況や抱える問題・課題が異なっていても，助産師が適切なケアを女性とその家族に提供することによって，それらの解決につなぐことができるとわかる。特に，ICMは，女性が助産師主導の継続的なケアを受けることは母子にとって有益であることを強調している。

さらに，女性と子どもが世界基準の教育を受けた助産師によるケアを受けることは，その健康の保持・増進に大きく影響すること，ユニバーサル・ヘルス・カバレッジ（UHC；p.17参照）の達成にとっても不可欠である[3)]としている。

## 2 助産師教育の質の強化

ICMは，国際連合人口基金（United Nations Population Fund；UNFPA），国際連合児童基金(United Nations Children's Emergency Fund；UNICEF，ユニセフ)，世界保健機関（World Health Organization；WHO）とともに，"Strengthening Quality Midwifery Education for Universal Health

Coverage 2030：Framework for Action"[3]を発行し，質の高い助産師教育を強化することを目的とした７つのステップの行動計画を提示した。

７つのステップの行動計画とその概要[3]

・**ステップ１　リーダーシップと政策の強化**：
助産師教育のための助産師のリーダーシップを強化し，全国的なタスクフォースを設立し，助産師教育についての国策の見直しと更新を図る。

・**ステップ２　データとエビデンスの収集**：
根拠となるベースラインのデータとエビデンスを収集し，既存の指標やデータシステムと連携し，ステップ３〜６において活用する。

・**ステップ３　市民の参画とアドボカシー**：
助産師教育の強化の計画において，女性の意見や経験を取り入れ，参画を促し，国民の合意を形成する。

・**ステップ４　教育機関，臨床，臨床指導者の準備**：
妊産婦と新生児へのケアの質の枠組みに基づいた教育機関，臨床，臨床指導者のアセスメントの促進と強化を図る。

・**ステップ５　教員，基準，カリキュラムの強化**：
教員の能力評価を促進し，助産師教育を担う教員の能力を構築し，「助産師教育の世界基準」に基づいたカリキュラムの見直し，更新を図る。

・**ステップ６　学生教育**：
助産ケア提供者の能力のアセスメントを促進し，技術，知識，態度を含む教育を強化し，教育に革新的な技術（e-ラーニングやアプリケーションなど）を使用する。

・**ステップ７　監視，評価，レビュー，調整**：
助産師教育のための７つのステップすべての計画の進捗状況を評価，レビューし，進捗状況を監視，評価，レビュー，調整する。

この７つのステップに基づき，ICM 加盟国が助産師教育を強化していくには，教育機関のみが教授方法や内容を検討，改善していくだけでは不十分である。教育実践の前提として，助産師によるリーダーシップを強化し，協働する多職種，行政，政府，国民などに対して，助産師教育の重要性を，助産ケアのエビデンスと合わせて示すことが必要である。

そして，社会の助産師教育への理解を促し，政策として位置づけることが求められる。また，このステップは，絶えず循環，継続することが必要であり，ステップごとに評価をし，次に何をなすべきかを考え，行動することが重要である。

## 3　ICM が示す「助産師教育の世界基準」

ICM は 2010 年に，活動の重要な柱として，質の高い根拠に基づく医療サービスを女性，新生児，家族に提供するために資格のある助産師を育成することが必要であるとし，そのための方策として，「助産師教育の世界基準」[4]を示した。2021 年には見直しを行い，改定版を発行している[5]。また，UNFPA，UNICEF，WHO，ICM により前述の文書[3]が発行された。

ここでは，これら助産師教育に関する基本文書を参考に，ICM が示す「助産師教育の世界基準」について概観する。

### 1）教育課程の管理

助産師教育課程については，その教育機関が位置する法域の要件や倫理綱領などに準拠していることや，政府機関などが助産師教育課程を支援していることが求められている[5)]。

また，教育課程の管理者は，管理や運営の経験を持つ助産師教員であり，教育に関する責任を負い，政府や関連専門職団体などと連携し，助産師教育を支持していくものとされている[5)]。さらに，教育課程の管理者には，所属する教育機関の運営，管理を行うだけでなく，女性と子どもに良質な助産ケアを提供するために，助産師教育の発展に寄与することが求められている。

### 2）教　　員

教員は，主に助産師教員と必要に応じて他の分野の専門家で構成される[5)]。たとえば，オランダの3つの大学では，年間220人の助産師学生を受け入れており，教員は7割が助産師で，その他の3割は，医学，健康科学，心理学，コミュニケーション学，法学，倫理学，社会学の分野の者で，教員の約半数が研究にも携わっている[6)]。

教育を担う教員や臨床指導者については，助産師としての資格を有し，すべての助産業務範囲を網羅した最低2年間の実務経験を持ち，実践能力が示される者とされている[5)]。

教員に関しては，臨床指導者とともに継続教育を行っていくことにも言及されている[5,7)]。そのためには，教員と臨床指導者が，良好な協力関係を築くことが重要であり，両者が学生に一貫性のある対応をとることや，合意した基準や評価ツールを用いることも欠かせない。そして，教員や臨床指導者が定期的に学生と共同評価を行うことや，学生個々の学習ニーズに応じた対応も求められる[7)]。

また，たとえば，オーストラリアのニューサウスウェールズ州の助産師教育機関では，臨床での学生支援において，メンタリング制度をとっている[8)]。学生の指導に当たる臨床のメンターは，サポート，カウンセリング，アドバイスを「専門職業上の友情」を通じて実践できる熟練した助産師とされている[8)]。学生とメンターとの関係の構築には時間を要するものの，良好な両者の関係は学生の自信と学習能力を高めている[8)]。

### 3）学　　生

学生の受け入れに当たっては，明確な入学ポリシーを設定すること（入学要件，公平性のある合格基準や選考プロセスなど）や教育課程の学生ポリシーが明示されることが必要である[5)]。助産師教育課程の受験に当たっては，偏見や差別がないことが求められている[5)]。現在，世界的に教育の現場では，多様性，公平性，透明性が求められており，助産師教育においても重要な視点となっている。

学生の教育に当たっては，個々のニーズに即し，個人的な状況が考慮され，学習機会が提供されることとされている[5]。学生は，ICMの示す「助産実践に必須のコンピテンシー」[9]を達成するために，家庭，施設，地域コミュニティケアなどの場での十分な臨床経験を積み，妊娠，分娩，産褥を通した助産師主導のケアに参加することが求められている[5,7]。

また，学生の健康，安全，ウェルビーイングを守ることが求められている[5]。学生が新しいことを学ぶには集中力と時間が必要であり，それは学生にとってストレスフルな経験である[7]。長時間の継続した実習は避け，感染症や危険物質からの曝露を予防し，言葉による虐待や身体的虐待からも守られること，学生が休んだり食事をしたりする環境の整備なども求められている[7]。教育機関や教員は，学生の心身の健康に注意を向け，それらを脅かす可能性のあることを事前に察知し，対応することが必要なのである。

### 4）助産教育課程とカリキュラム

助産師教育課程とカリキュラムの内容については，ICMが示す助産師や助産業務に関する考え方が反映されている。特に，「助産実践に必須のコンピテンシー」[9]と関連しており，必須の能力を有するためには，どのようなことを具体的に教授すべきか，カリキュラムに組み入れるのか，不断の検討が重要である。

Renfrewら[2]は，助産師教育には，正常な生理学的プロセスを最適化し，女性自身が持つ能力を最大限引き出すという哲学が組み込まれなければならないとしており，「助産実践に必須のコンピテンシー」[9]においても重要視されている。

修業年限については，ダイレクトエントリーの場合には36か月以上（約4,600時間），看護師教育後の場合には18か月以上（約3,600時間）とされている[5]。ICMに加盟している80か国からのデータによると，助産師教育課程はダイレクトエントリーのみが33か国（41%），看護師教育課程後の教育のみが17か国（21%），看護と助産の組み合わせが5か国（6%），ダイレクトエントリーと他の教育課程の両方を提供しているのが25か国（31%）となってる[10]。

ダイレクトエントリーまたは，看護と助産の組み合わせの教育課程であるとしている63か国の中で，53か国の就業年限は少なくとも3年で，そのうち23か国は3年以上となっている[10]。就業年限をWHOの地域区分別に見ると，アフリカ，アメリカ，ヨーロッパ，環太平洋地域は3年が最も多く，東地中海，東南アジアは4年が最も多い[10]。また，与えられる最高レベルの学位については，学位未満が9%，学士が38%，修士が26%，博士が27%となっている[10]。

カリキュラムには，最低40％の理論と最低50％の実践の理論と実習の要素が組み込まれるとして[5)]，理論と実践の統合が求められている。特に，臨床実践での学びは，学生が理論を適用し，スキルと態度を習得し，女性，家族，および多職種と関係性を築くことを育むとしている[7)]。そして，臨床実践の場は助産実践が行われる多様な場所（家庭，地域コミュニティ，病院，診療所，保健所，外来など）が求められている[7)]。

さらに，指導や学習のプロセスについては，エビデンスに基づき行われること[5)]とされており，教員のファカルティ・ディベロップメント（◉）も求められる。学生のパフォーマンスや学習の進捗に関する評価は，形成的，総括的な評価方法を用い，知識，行動，実践技術を評価する[5)]。形成的評価は，指定された期間までに目標に到達できるよう改善を促すことを目的とし，学習途中で行われる[7)]。総括的な評価は，コースやモジュールの最後に行われ，最終的な学生の成績評価となる[7)]。

◉ **ファカルティ・ディベロップメント（faculty development；FD）**
教員が授業内容・方法を改善し，向上させるための組織的な取り組みの総称。その意味するところはきわめて広範にわたるが，具体的な例としては，教員相互の授業参観の実施，授業方法についての研究会の開催，新任教員のための研修会の開催などがあげられる（文部科学省ホームページより）。
https://www.mext.go.jp/b_menu/shingi/chukyo/chukyo4/003/gijiroku/06102415/004.htm

### 5）資　　源

学習環境には，解剖学的なモデル，シミュレーションモデル，文献などの教材だけでなく，サポートする人材，設備，学生が学ぶスペースなどを準備する必要性がある[5)]。また，学生のメンタルヘルスや財政的なサポートを整えることも必要であるとしている[5)]。学生にとって自身を取り巻く学習環境は，学習成果に影響を与える重要なことである。

今日の情報通信技術（information and communication technology；ICT）の発達などを考慮すると，パソコン，インターネットに関連した物品や設備を整えていくことも必要となる。近年ではインターネットを活用した視聴覚教材やe-ラーニング教材が増加してきており，必須のアイテムとなりつつある。

「助産師教育の世界基準」[7)]の中では，e-ラーニングの一つのリソースとして，カナダのオンラインのモジュールトレーニングが紹介されている。これは，医療従事者と学生のためのプリセプター教育プログラムで，8つの学習モジュールから構成されており，各モジュールの所要時間は30～45分で，無料で誰もが受講可能である[11)]。音声やテキストによる学習ができ，さらなる学習のためのリンク先も提示されており，自己学習教材として有益なリソースである。

2018年のアメリカにおける助産師教育課程の調査では，学習方法として，21％が全面的な遠隔プログラム，45％が遠隔と通学のハイブリッドプログラム，34％が通学のプログラムであり[12)]，ICTが活用されている。このように多様な学びの場の提供手段は，今後さらに求められるであろう。

助産師学生の学習環境を整えるには，各教育機関のみの努力では限界がある。助産師教育は国において検討され，助産師が合法的に実践を行える制度や基準の見直し，予算の確保など，助産師教育が発展していくための

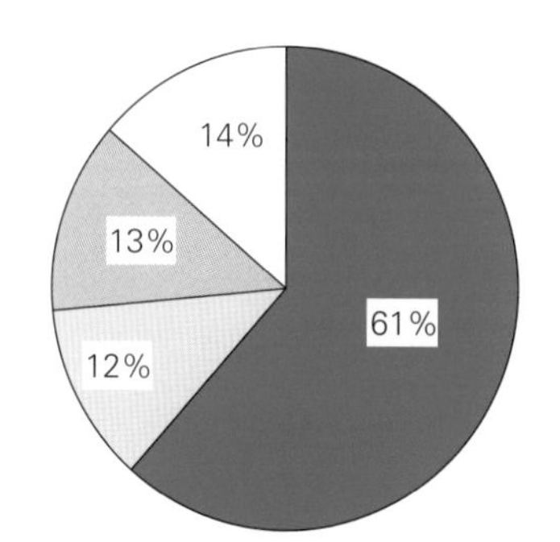


図 2-6 ICM に加盟している 117 か国における全国的な助産師教育カリキュラム実施状況
（文献[10] の Education Data for the State of the World's Midwifery Report により作成）

政策への関与も必要とされる[3]。

### 6）質の向上

助産師教員は，質の向上のため，カリキュラム，アドミッションポリシー，学生の学習の進捗，登録試験合格率など，多様な面から定期的なレビューを行う[5]。さらに，教育過程の評価においては，第三者（外部）からの評価が定期的に行われることで，継続的な質の改善に役立つとされている[5]。そして，これらの評価結果を公表することが求められる。

2020年には，ヨーロッパ全土における助産師教育を評価するためのThe Midwifery Assessment Tool for Education（MATE）が示されている[13]。作成に当たっては，ICM の「助産実践に必須のコンピテンシー」[9]が基盤とされ，助産師，指導者，政策立案者など，さまざまな人々が活用できるとされている[13]。

助産師教育の質を担保していくためには，各国が国として統一した助産師教育の基準やカリキュラムを持つことが求められる。ICM に加盟している 117 か国からの回答結果では，約 7 割が全国的な助産師教育カリキュラムがあり，それに沿った教育が行われている（図 2-6）[10]。

今後も，継続的に「助産師教育の世界基準」は見直され，各国では，その基準をどのように自国の助産師教育に反映していくかを検討することが求められる。

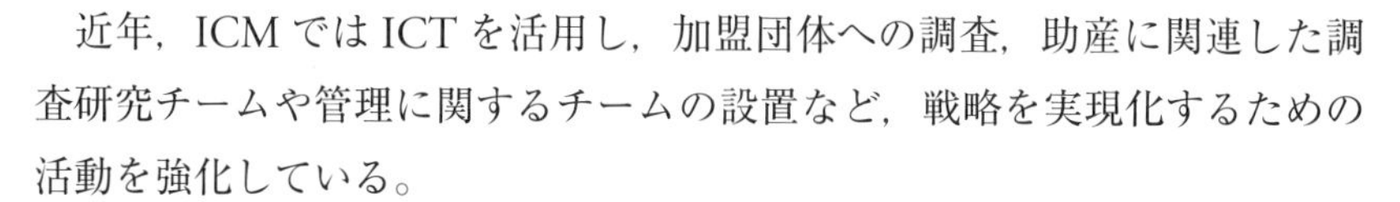

## 4 ICM の取り組み

近年，ICM では ICT を活用し，加盟団体への調査，助産に関連した調査研究チームや管理に関するチームの設置など，戦略を実現化するための活動を強化している。

ここでは，ICM の教育に関連した取り組みについて述べる。

表 2-3　助産教育認定プログラム（MEAP）パイロットフェーズのプロセス

| 段階 | 概要 |
|---|---|
| 1. 関心の表明 | 認定を希望する教育機関（申請機関）は，ICM に関心の表明フォームを提出し，申請する。<br>ICM は，基準に照らして申請書を評価し，必要に応じてさらなる情報，回答を申請機関に求める。 |
| 2. アプリケーション | 申請機関は，内部自己評価を実施し，レポートを ICM に提出する。<br>ICM は，提出された資料をもとに，国内評価訪問を実施するかを決める。 |
| 3. 国別評価 | ICM 認定の専門家は，教育機関から提出された資料，文書を確認し，国内評価を実施する。 |
| 4. 認定 | ICM 認定の専門家は，国内訪問に基づく評価レポート，報告書を作成する。<br>ICM 理事会は，評価レポート，報告書を検討し，認定，条件付き認定，不認定のいずれかを決める。 |

（文献[14]により作成）

### 1）関連団体との連携

ICM は，質の高い助産師教育の将来について，UNFPA，UNICEF，NGO，民間財団，学者などと協議をしている。その中で示された知見として，質の高い助産師教育の強化のための戦略的優先事項，助産師教育強化のためのイノベーション，各国への影響と測定方法，質の高い助産師教育強化の方策，紛争や人道的状況との関連[3]をあげている。特に，質の高い助産師教育の強化の方策では，全国的な助産師のタスクフォースの設立，現在の教育，訓練の制度の見直し，社会文化的，経済的，専門的な障壁への対処があげられている[3]。

このように，助産師活動に関連する団体や多職種とともに助産師教育の質について検討し，戦略を共有していくことは重要である。

### 2）助産師教育認定プログラム[14]

ICM では，助産師教育認定プログラム（Midwifery Education Accreditation Programme；MEAP）をパイロットフェーズとして（試験的に）提供している（表 2-3）。MEAP は，助産師教育の世界基準を満たすことを目的とした助産教育プログラムのベンチマークとして機能するとしている。この取り組みは，既存の助産教育プログラムを強化し，ベストプラクティスおよびそれとのギャップを明らかにするのに役立ち，質の高い助産教育について，効果的で持続可能なサポートを提供できるとしている。

2019 年に，パイロットフェーズとして，ルワンダのキボゴラ工科大学が MEAP に申請し，評価を受け，「助産教育の世界基準」を満たしていることが認定された[15]。ICM においては，世界初の MEAP の認定であり，認定されたキボゴラ工科大学では，MEAP を受審したことは，助産師教育の質の向上と学びの経験となったとしている[15]。

ICM では，パイロットフェーズが終了した後は，この結果をもとに MEAP を改善し，対象を拡大していく予定であるという。

### 3）助産師教育開発パスウェイ[16]

助産師の資格を得るための教育課程については，前述のように，ダイレクトエントリー，看護師教育修了後のコース，看護師教育と助産師教育の組み合わせなど，複数の経路が存在する。たとえば，カンボジアではダイレクトエントリーが主体であり，マラウィでは看護師と助産師の２つの資格に重点が置かれている[17]。そして，両国ともに助産師教育に関する歴史的な起源があり，助産師教育の発展は，複雑でやや断片化されている[17]。

世界には，カンボジアやマラウィと同じような状況にある国々も少なくない。ICMでは，「助産師教育の世界基準」[5,7]を示しているが，実際の助産師教育課程の構築に当たっては，教育計画に活用できるさらなる具体的で実践的なリソースが求められる。

このような状況に対応するため，ICMは，ICMの助産師の専門職としての枠組みにおいて，助産師教育開発パスウェイを開発中であるとしている[18]。これには，カリキュラムの設計，能力評価のガイドラインやツール，臨床現場のガイドライン，助産師教育者の基準の開発などが含まれるとしており，完成した際には広く周知されることとなる[18]。

### 4）今後の展望

新型コロナウイルス感染症（COVID-19）の世界的な流行により，ICMの会議も，これまでのような対面形式ではなく，インターネットを活用したオンライン方式で開催されるようになった。それにより，これまで複数年に1回程度であったICMの地域会議が，年に数回実施されるようになって，これまで以上にICMの活動や方針についての意見交換や，実際の状況についての情報共有が容易となった。

ICMでは，2021年の「助産師の専門職としての枠組み」[18]において，助産師教育の強化を重点項目の一つとしており，新しい取り組みも始まっている。加盟各国が，ICMの示す「助産師教育の世界基準」に則った助産師を育成していくことで，女性と子ども，その家族にとってよりよい環境の提供，健康の保持・増進がなされることが期待される。

引用文献

1）International Confederation of Midwives：About us. 〈https://www.internationalmidwives.org/about-us〉
2）Renfrew, M. J., McFadden, A., Bastos, M. H., Campbell, J., Channon, A. A., Cheung, N. F., Silva, Deborah Rachel Audebert Delage, Downe, S., Kennedy, H. P., Malata, A., McCormick, F., Wick, L., Declercq, E.(2014)：Midwifery and quality care：findings from a new evidence-informed framework for maternal and newborn care. *Lancet*, 384：1129-1145.
3）United Nations Population Fund, United Nations Children's Fund, World Health Organization, International Confederation of Midwives(2019)：Strengthening Quality Midwifery Education for Universal Health Coverage 2030：Framework for Action.
4）International Confederation of Midwives（2010）：Global Standards for Midwifery Educa-

tion 2010.
5) International Confederation of Midwives（2021）：ICM Global Standards for Midwifery Education.
6) Gottfreðsdóttir, H., Nieuwenhuijze, M. J.(2018)：Midwifery education：Challenges for the future in a dynamic environment. *Midwifery*, 59：78–80.
7) International Confederation of Midwives（2022）：Guidance for meeting the ICM Global Standards for Midwifery Education Practical/Clinical Experience.
8) Sheehan, A., Elmir, R., Hammond, A., Schmied, V., Coulton, S., Sorensen, K., Arundell, F., Keedle, H., Dahlen, H., Burns, E.(2021)：The midwife–student mentor relationship：Creating the virtuous circle. *Women and Birth*, 35：e512–e520.
〈https://doi.org/10.1016/j.wombi.2021.10.007〉
9) 国際助産師連盟（2019）：助産実践に必須のコンピテンシー 2019 年改訂.
10) United Nations Population Fund, International Confederation of Midwives, World Health Organization（2021）：The State of the World's Midwifery 2021.
11) Kinsella, E. A., Bossers, A., Ferguson, K., Jenkins, K., Bezzina, M. B., MacPhail, A., Moosa, T., Schurr, S., Whitehead J., & Hobson, S（n.d.）：Preceptor Education Program.
〈https://www.preceptor.ca〉
12) Accreditation Commission for Midwifery Education (2019)：Midwifery Education Trends Report—2019.
13) WHO Regional Office for Europe technical programme Human Resources for Health, Division of Health Systems and Public Health.(2020)：Midwifery Assessment Tool for Education.
14) International Confederation of Midwives：Midewifery Education Accreditation Programme（MEAP）.
〈https://www.internationalmidwives.org/our-services/meap.html〉
15) International Confederation of Midwives（2021）：ICM's MEAP provides its first–ever international accreditation to Rwandan school.
〈https://www.internationalmidwives.org/assets/files/general-files/2021/01/meap-article_feb-2021-2.pdf〉
16) International Confederation of Midwives (2021)：ICM's Professional Framework for Midwifery.
〈https://www.internationalmidwives.org/our-work/policy-and-practice/icms-professional-framework-for-midwifery.html〉
17) Neal, S., Bokosi, M., Lazaro, D., Vong, S., Nove, A., Bar–Zeev, S., Pairman, S., Ryan, E., ten Hoope–Bender, Petra, Homer, Caroline S. E.（2023）：Diverse pre–service midwifery education pathways in Cambodia and Malawi A qualitative study utilizing a midwifery education pathway conceptual framework. *Midwifery*, 116：1–8.
18) International Confederation of Midwives（2021）：ICM's Revised Framework for Midwifery.
〈https://www.internationalmidwives.org/assets/files/general-files/2022/05/professional-framework-2022.pdf〉

2

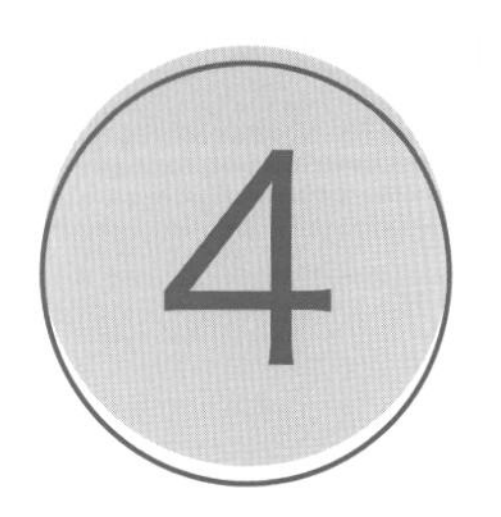

# 助産師の能力

## 1 助産師のコンピテンシー

「コンピテンシー」とは，特定の職務を遂行するに当たり，安定的に優れた成果を上げている人材が共通して発揮している行動特性をいい(『新語時事用語辞典』による)，基本的には「行為能力」「実践能力」を意味する。

国際助産師連盟（ICM）は，2002年に初めて「基本的助産実践に必須な能力」を作成し，2010年と2013年に改訂を行った。その後，2014年から2017年にかけて再検証を行い，「助産実践に必須のコンピテンシー2019年改訂」(巻末資料5)[1)]を提示した。

日本助産学会は，1994年に将来の助産婦（現「助産師」）のあり方を検討するための委員会を発足して検討を進め，1998年には「日本の助産婦が持つべき実践能力と責任範囲」(巻末資料3)[2)]を示した。これは，専門職としての日本の助産師のあり方，すなわち，「助産師は何をする専門職なのか」に初めて明確に言及したものである。

日本助産師会は，2006年に「助産師の声明」を公表した。そこには助産師の定義，助産師の3つの理念（生命・自然性・智の尊重），助産師の倫理綱領について記されている。2009年にはこれをもとに，日本の助産師に求められる必須の実践能力について「助産師のコア・コンピテンシー」を提示した。また，上記のICM「助産実践に必須のコンピテンシー2019年改訂」を受け，2021年に「助産師のコア・コンピテンシー2021」(巻末資料4)[3)]として改訂版を公表した。

このように，助産師の実践能力を広く公表する必要があるのは，助産師が専門職として公的に認められた職業だからである。助産師は，妊産褥婦や新生児・乳児，女性，そしてその家族を対象に，性と生殖に関連した健康管理の知識や技術について，それぞれの国で正規に認められる教育課程を修了し，かつ，国の制度に基づいて公的に資格を所得する専門職である。

時代の流れとともに，助産の対象である妊産褥婦や新生児・乳児，女性，その家族を取り巻く社会情勢や環境は変化し，医療も進歩する。さまざまな診療やケアの科学的根拠（エビデンス）が示されることに伴い，関連するガイドラインも更新される。公的に認められた専門職であるからこそ，助産師は常に質の高い助産ケアを提供する実践能力を維持するために，既得の知識や技術をタイムリーに更新することが求められる。それは，対象である妊産褥婦や新生児・乳児，女性，その家族の安全を守り，快適さを提供し，より健康な状態へと促す助産師の責務といえる。

助産師が助産実践能力を更新していることを客観的に示す方法として，能力評価が必要になる。多くの国で助産師のコンピテンシーを公表しており，基本的にはICMによって提案されたものに依拠しているが，それぞれの国の特性に応じて調整が行われ，併せてその評価ツールも標準化が進められている[4)]。

助産師が時流に応じて助産実践能力を更新していることを示すには，自己評価も他者評価も重要であるが，最も望ましいのは第三者を含めた多面的な評価である。

日本においても，日本看護協会より助産実践能力習熟段階（クリニカルラダー；CLoCMiP®（クロックミップ））が示され，そこにはレベル新人からレベルⅣまでの5段階が設定されている。そして，当該ラダーのレベルⅢに到達している者が2015年より第三者（日本助産評価機構）により認証されるようになった。認証された者は「アドバンス助産師」と称される。

さらに，全国助産師教育協議会（全助協）は，2020年に「望ましい助産師教育におけるコア・カリキュラム2020年版」[5)]を公表した。これは，今後の社会情勢や周産期医療・女性医療のあり方などから導き出した「将来に向けて育成したい助産師像」に基づき，助産師に今後さらに期待される能力を明らかにした上で提示されたものである。

## 2 国際助産師連盟(ICM)が示す「助産実践に必須のコンピテンシー」

### 1）コンピテンシーの枠組み

ICMによるこの「助産実践に必須のコンピテンシー」（Essential Competencies for Midwifery Practice）は，ICMが定義する「助産師」の称号を使用して助産実践を行う個人に求められる，最低限の知識・技能・専門職としての行動を表したものである。

2019年改訂では，助産師の実践すべての側面に応用される一般的なコンピテンシー（カテゴリー1）と，妊娠前・妊娠中，分娩・出生直後，産後の各時期のケアに特有のコンピテンシー（カテゴリー2〜4）の相互に関係し合う4つのカテゴリーの枠組みで構成されている（図2-7）。

カテゴリー2〜4のコンピテンシーは，それぞれ生殖過程の各部分に関する能力で，カテゴリー1の一般的なコンピテンシーのサブセットであり，独立したものととらえるべきではない。教育や研修を提供する者は，あらゆるカリキュラムにカテゴリー1の一般的なコンピテンシーを組み入れなければならない。カテゴリー2〜4のコンピテンシーを評価する際には，一般的なコンピテンシーの評価が含まれる。

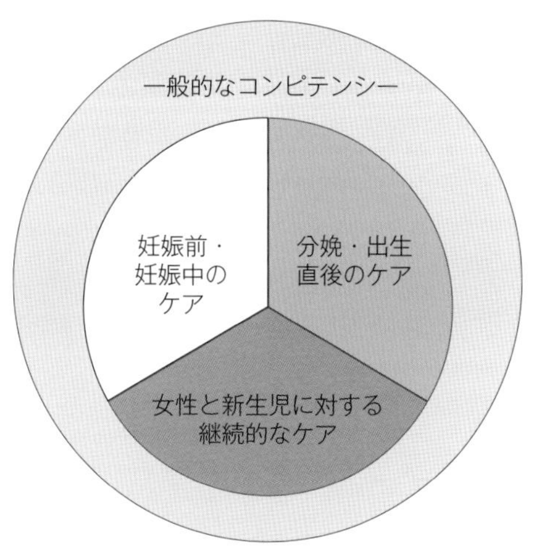


図 2-7 ICM「助産実践に必須のコンピテンシー」の枠組み[1]

### 2) カテゴリー 1：一般的なコンピテンシー

カテゴリー 1 のコンピテンシーは，医療従事者としての助産師の自律性と説明責任，女性や他のケア提供者との関係，助産実践のあらゆる側面に応用されるケア活動に関する能力であり，すべて，助産ケアのあらゆる側面において活用されることを意図している。

具体的には，「自律的な実践者として自身の決定と行為について責任を負う」「助産師としてのセルフケアと自己研鑽に関する責任を負う」「ケアの様々な側面を適切に委任し，監督する」「研究を実践の参考として活用する」「助産ケアの提供においては個々の基本的人権を擁護する」「助産実践を管轄する法律と規制要件，行動規範を遵守する」「女性がケアに関する個人的な選択を行うことを促進する」「女性・家族，医療チーム，地域社会のグループとの効果的な対人コミュニケーションを行う」「施設および地域社会（女性の自宅を含む）において正常な分娩経過を促進する」「健康状態のアセスメント，健康リスクのスクリーニング，母子の一般的な健康と福祉の推進を行う」「生殖と新生児に関する一般的な健康問題の予防と治療を行う」「異常や合併症を認識し，適切な治療や紹介を行う」「身体的・性的な暴力・虐待を経験した女性のためのケア」という 13 項目の内容で構成されている。

### 3) カテゴリー 2：妊娠前・妊娠中のケアに特有のコンピテンシー

カテゴリー 2 のコンピテンシーは，女性と胎児のヘルスアセスメント，健康と福祉の推進，妊娠中の合併症の発見，予期しない妊娠をした女性のケアに関する能力である。

具体的には，「妊娠前ケアを提供する」「女性の健康状態を判断する」「胎児の健康を評価する」「妊娠の経過を観察する」「健康を改善する健康行動を推進・支援する」「妊娠・出産・授乳・育児・家族の変化に関して予期的な指導を行う」「妊娠合併症の発見・安定化・管理・紹介を行う」「適切な出産場所の計画について女性と家族を支援する」「予期しない妊娠または望まない時期の妊娠をした女性をケアする」という9項目の内容で構成されている。

### 4）カテゴリー3：分娩・出生直後のケアに特有のコンピテンシー

カテゴリー3のコンピテンシーは，分娩中の女性に対して生理的なプロセスと安全な出産を促すアセスメントとケア，新生児への出生直後のケア，母子の合併症の発見と管理に関する能力である。

具体的には，「生理的な分娩と出生を推進する」「安全で自然な経腟分娩の管理と合併症の予防を行う」「出生直後の新生児へのケアを提供する」という3項目の内容で構成されている。

### 5）カテゴリー4：女性と新生児に対する継続的なケアに特有のコンピテンシー

カテゴリー4のコンピテンシーは，母親と児の継続的なヘルスアセスメント，健康教育，母乳育児の支援，合併症の発見，家族計画についての情報提供や支援に関する能力である。

具体的には，「健康な女性に出産後のケアを提供する」「健康な新生児に対するケアを提供する」「母乳育児を推進し支援する」「女性の産後の合併症を発見・治療・安定化させ，必要に応じて紹介する」「新生児の健康問題を発見・安定化・管理し，必要に応じて紹介する」「家族計画についての情報提供や支援をする」という6項目の内容で構成されている。

## 3 日本助産師会が示す「助産師のコア・コンピテンシー」

### 1）構　成

日本助産師会の「助産師のコア・コンピテンシー」は，日本の助産師に求められる必須の実践能力で，〈倫理的感応力〉〈マタニティケア能力〉〈ウィメンズヘルスケア能力〉〈専門的自律能力〉という4つの要素から構成される（図2-8）。

助産師の実践能力にこれらの構成要素が必要なのは，日本助産師会による「助産師の声明」に示された「助産師の理念」，すなわち〈生命の尊重〉〈自然性の尊重〉〈智の尊重〉に根拠がある。また，4つの要素の具体的な内容は，「助産師の声明」の「助産師の倫理綱領」および「助産師の役割・責務」に示された実践内容を反映するものである。

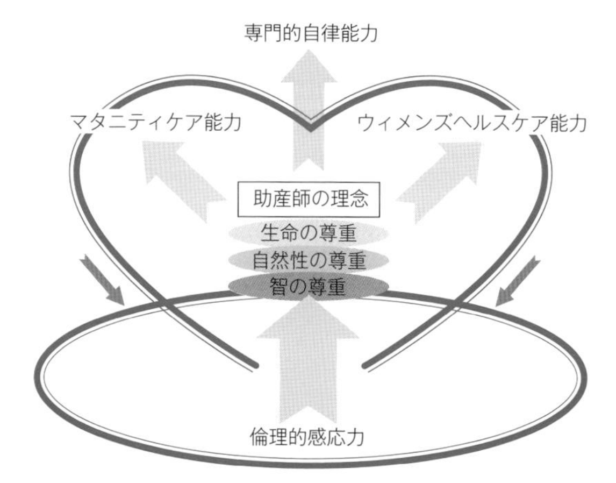


図 2-8　日本助産師会「助産師のコア・コンピテンシー」のイメージ[3)]

### 2）コンピテンシー 1：〈倫理的感応力〉

〈倫理的感応力〉は，「対象一人ひとりを尊重し，そのニーズに対して倫理的に応答する」能力とされている。

助産師は，対象となる一人一人の女性と子どもおよび家族を尊重し，敬愛と信頼に基づく相互関係を基盤として活動することによって，〈生命の尊重〉〈自然性の尊重〉〈智の尊重〉という助産師の基本理念を，行動として具体化する専門職である。

助産師には，対象となる女性と子どもおよび家族の生命や人間としての尊厳と権利を最大限に尊重するために相手のニーズを的確に汲み取り反応する能力，女性と子どもおよび家族との間に信頼関係を築きつつ平等で最善のケアを提供する能力，女性と子どもおよび家族に関する情報の保護を徹底しケア対象者のプライバシーを守る能力が求められる。

### 3）コンピテンシー 2：〈マタニティケア能力〉

〈マタニティケア能力〉は，「分娩を核とするマタニティサイクルにおいて，安全で有効な助産ケアを提供する」能力とされている。

助産師は，妊娠期，分娩期，産褥期，乳幼児期における，母子および家族のケアの専門家である。したがって，持てる知識や技能を統合し，全期を通じて母子および家族に必要なケアを提供する。自己の責任のもとに正常な分娩を介助し，新生児および乳幼児のケアを行う。支援に当たっては，女性の意思や要望を反映できるように，支援計画・実施・評価を行い，ケアの向上に努める。母子にとって安全で，満足な分娩が行えるように支援する能力が求められる。

さらに，高度医療の発達に伴い生じるハイリスク児について，誕生から乳幼児期に至るまで，継続的に児の発達水準に対応した育児ができるように，他の専門職種との協働において母親および家族を支援する能力や，出生前診断などの先端医療に関して，医師や他の専門職種との連携を通して支援する能力が求められる。

### 4）コンピテンシー3：〈ウィメンズヘルスケア能力〉

〈ウィメンズヘルスケア能力〉は，「女性の生涯を通じた支援者であるとともに，相互にパートナーシップを築く」能力とされている。

助産師は，女性の健康の保持・増進を促し，女性が自己の健康管理を行えるよう日常生活上のケアを通して支援する。具体的には，リプロダクティブ・ヘルス／ライツの視点から，女性のライフステージや遺伝などの家族全体に関わる課題において，健康教育，知識の普及・啓発，健康相談，保健指導を行い，健康をめぐるさまざまな問題に女性が対処できるよう支援する能力が求められる。

### 5）コンピテンシー4：〈専門的自律能力〉

〈専門的自律能力〉は，「専門職としてのパワーを組織化し，社会に発信する」能力とされている。

助産師は，自律した専門職者として施設を自ら経営，または施設の経営管理に参画して，緊急時の適切な対応や医療事故防止に努め，保健・医療・福祉に貢献する。助産師には，自律性のある専門活動を維持し向上させるために，専門職能団体を組織して社会的な活動を行い，情報を発信するとともに，助産領域の研究に参画し，助産師間やケア対象者，医師，他の専門職との相互交流を通じて，助産ケアの改革や質の向上を目指す能力が求められる。加えて，後輩助産師を育成する能力や継続的に自己研鑽する能力も，自律性のある専門活動を維持・発展させるために重要である。

## 4 CLoCMiP® レベルⅢ（アドバンス助産師）認証制度

### 1）「アドバンス助産師」とは

「アドバンス助産師」は，日本看護協会が示したCLoCMiP® のレベルⅢの能力に達していることを日本助産評価機構によって認証された助産師を指す。認証は，2015年に開始した。「アドバンス助産師」は，「自律して助産ケアを提供できる助産師」として公表することができる。

この認証制度では，助産師が日々の業務に従事する中で，社会の要請に応じた能力に対応する経験を積み，必要な研修を受講しているか，助産に関する知識や技術を身につけているかなどを確認する。

認証制度の目的としては，下記3点があげられる。

① 妊産褥婦や新生児に対して良質で安全な助産とケアを提供できること

② 継続的に自己啓発を行って専門的能力を高める機会になり，自身の実

践能力を自覚してより明確な目標を持てること

③ 社会や組織が助産師の実践能力を客観視できること

「アドバンス助産師」は，妊産褥婦やその家族をはじめとする社会の人々に，専門職としての説明責任を果たし，助産実践の質の向上に貢献することができる。また，この認証制度は5年ごとの更新制であるため，助産師は継続的・計画的に自己の知識や技術をブラッシュアップし，助産実践能力の維持・向上に努め，専門性を高めることが求められる。

### 2）CLoCMiP® レベルⅢ認証の新規申請

以下に，新規申請の対象者と申請要件を示す。詳細は，日本助産評価機構ホームページ[6]を参照されたい。

#### (1) 申請対象者

・満5年以上の実践経験を有する日本国助産師資格保持者であること

・CLoCMiP® レベルⅢ認証新規申請要件をすべて満たしていること

・過去にCLoCMiP® レベルⅢ認証取得経験がないこと

#### (2) 申請要件

以下 ①〜④ のすべての要件を満たし，施設内承認を受けること。

① 総合評価：B以上

② 必修研修：21項目×90分

③ 実施例数：分娩介助，健康診査等を指定の例数以上実施

④ 学術集会：指定学術集会に1回参加

## 5 開業助産師ラダーⅠ承認制度

開業助産師ラダーⅠ承認制度（以下，開業助産師ラダーⅠ）[7]とは，日本助産評価機構による助産実践能力習熟段階（CLoCMiP®）レベルⅢの認証を受けた開業助産師が，開業に必要な助産実践能力を高め，個人の目標設定を明確にすることを目的に，日本助産師会が創設した制度である。

地域で自律して活動し，自己の責任において業務を行う開業助産師は，その実践の基盤として，CLoCMiP® レベルⅢの実践能力を備えていることが必要であるため，本制度は，日本助産評価機構のCLoCMiP® レベルⅢ認証制度と連動している（文献[7]のp.1を参照）。

CLoCMiP® レベルⅢの認証を得た助産師が5年後の更新申請時に，開業助産師ラダーⅠの申請を行い，要件を満たすと，開業助産師ラダーⅠの承認を得ることができる。その後の更新は原則5年ごとに，CLoCMiP® レベルⅢの更新に合わせて開業助産師ラダーⅠも更新を継続することになる（図2-9）。

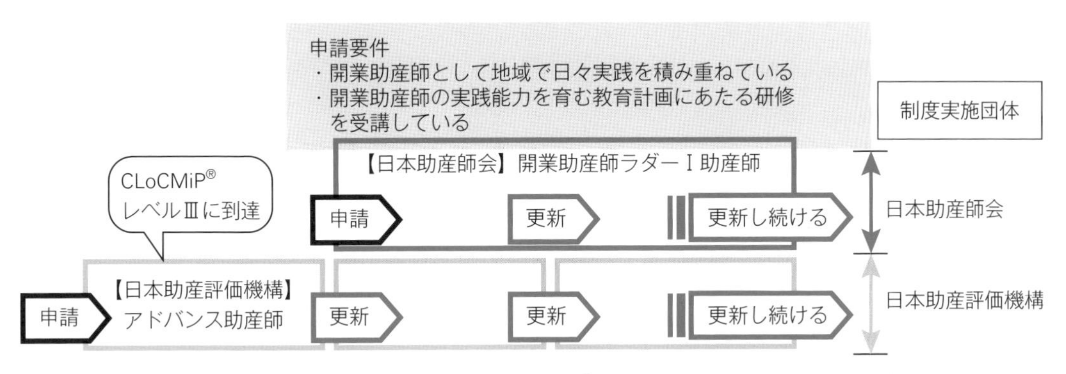


図 2-9　開業助産師ラダーⅠと CLoCMiP® レベルⅢの申請・更新の流れ[7)]

当該制度の承認を得ることで,「自律して助産ケアを提供する」(CLoCMiP® レベルⅢ)とともに,「開業助産師として地域で日々実践を積み重ねている」「開業助産師の実践能力を育む教育計画にあたる研修を受講している」助産師として, 地域で活動することができる。

開業助産師のためのクリニカルラダーは, 開業年数によりそれぞれ 2 段階(レベル 1：開業 1〜5 年目, レベル 2：開業 5 年以上)で示され, 開業助産師ラダーⅠは, 地域で活動しているすべての開業助産師に必要な能力を示している。日本助産師会が助産師職能団体として, 開業助産師ラダーⅠの能力の獲得と能力向上に努力している助産師を承認して社会に示すのが, この「開業助産師ラダーⅠ承認制度」である。

## 6　助産師基礎教育において修得すべき能力

### 全国助産師教育協議会が示す「望ましい助産師教育におけるコア・カリキュラム」

#### (1) 枠　組　み

前述のように, 全助協は, 2020 年に「望ましい助産師教育におけるコア・カリキュラム 2020 年版」[5)]を公表した。

助産師に今後さらに期待される能力として, 下記 6 点を示している。

① 切れ目ないケアのために, あらゆる場におけるケアの拡大
② プレコンセプションにある女性へのケアの強化
③ 更年期から老年期女性のケアの強化
④ 助産の基盤となる医学・薬学の専門的知識の強化
⑤ 多様な文化的背景を持つ女性・母子やその家族の理解とケアの強化
⑥ マネジメントと政策に関わる能力の強化

医療の向上や対象者の多様なニーズ, 文化的背景や社会の変化に対応した助産を実践できるコンピテンシーの獲得に向けて必須となる教育内容を含むものであり, 下記 7 つの大項目から構成される(図 2-10)。

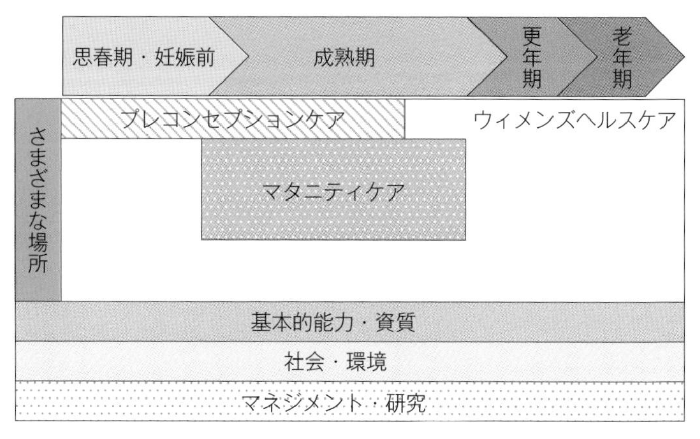


図 2-10　全助協「望ましい助産師教育におけるコア・カリキュラム」の構造[5)]

A. 助産師として求められる基本的な資質・能力
B. 社会・環境と助産学
C. マタニティケア
D. プレコンセプションケア
E. ウィメンズヘルスケア（プレコンセプションケアを除く）
F. マネジメント・助産政策
G. 助産学研究

この構成は，本コア・カリキュラムの理念と連動した，下記 6 点の特徴を有する。

① 助産師は，従来，正常経過（ローリスク）の妊産婦を対象としていたが，ローリスクからハイリスクまではグラデーションの変化であり，線引きができないこと，また，すべての妊産婦のケアが助産師の役割であることから，マタニティケアの中には，ローリスクからハイリスクまでが含まれている。そのため，表現は，線引きをイメージさせる「正常」ではなく,「ローリスク」とした。ハイリスクケアも行うことにより，解剖生理，薬理，リプロサイエンスとしての臨床推論の能力を強化している。
② 切れ目ないケアのために，医療機関内だけでなく，地域（自治体を含む），学校などの場でのケア，妊娠期から育児期（3 歳児育児）までの継続ケアを含めている。
③ プレコンセプションケアを独立させた。
④ 更年期から老年期の女性のケアの強化としてウィメンズヘルスケアを独立させた。
⑤ 社会的な側面として，多様な文化的背景を持つ母子やその家族の理解とケアを含めている。
⑥ マネジメント・助産政策を 1 つの柱とし，社会変化に参画していく視点を持つための教育の必要性を強調している。

### (2) 本コア・カリキュラムで求める教育修了時の能力

前述したA～Gの7つの大項目ごとに，教育修了時に求められる能力が下記のように示されている。

#### A. 助産師として求められる基本的な資質・能力

助産師としての役割・責務を遂行していくために，基本となる資質や能力が求められる。プロフェッショナリズム，助産にまつわる知識と問題解決能力，助産師としての技能と助産ケア，多職種との協働と女性等との共同，コミュニケーション能力，助産師が行う医療安全と危機管理能力，科学的探究，生涯にわたって自律的に学ぶ姿勢とキャリア開発の8項目からなる。

#### B. 社会・環境と助産学

社会・環境と助産学との関連を，出産の歴史や文化，地域社会や社会システムから説明する能力が求められる。さらに，助産師の法的役割と責任・義務について理解し，遂行する能力が求められる。

助産・出産の歴史，母子とその家族を支える地域や文化，社会システムと健康，社会における助産師の法的役割と責任の4項目からなる。

#### C. マタニティケア

ローリスクの妊娠・分娩・産褥期における身体的，心理・社会的状態の診断とケア，ローリスクの胎児・新生児・乳幼児の正常な成長・発達の診断とケアを実施できる能力が求められる。

ハイリスクの妊娠・分娩・産褥期および新生児の診断とケアにおいて，リスクの状況に応じて説明もしくは理解できる能力が求められる。

また，実践においては，ローリスクの妊娠・分娩・産褥・新生児・乳児期にある母子とその家族を受け持ち，ウェルネスの視点で助産診断過程を展開しケアを実施する能力，および正常からの逸脱予防のための助産ケアや緊急時の対応について理解する能力が求められる。

さらに，自律・自立してローリスクの分娩介助ができる能力を修得し，母子やその家族への切れ目ない支援のために，妊娠期から産後4か月まで継続して助産ケアを実施することが求められるとともに，地域における母子保健活動や多職種連携・協働の必要性を理解する能力が求められる。

#### D. プレコンセプションケア

現在妊娠を計画している女性だけでなく，妊娠可能年齢にあるすべての女性やカップルを対象に，性と生殖の自己決定を支援し，女性や将来の家族が妊娠を考えたときにすぐに実現できるように健康的な生活を送ることを支援する能力が求められる。

#### E. ウィメンズヘルスケア

女性のライフサイクル各期の身体的，心理・社会的な特徴や変化の理解と性と生殖に関連した健康を支援する能力が求められる。さらに，女性が置かれている社会状況やジェンダーにまつわる健康など，多様性（ダイバーシティ）の実現を目指した社会において，健康を支える必要性を理解する能力が求められる。

### F．マネジメント・助産政策

周産期における助産管理の実際，およびリスクマネジメント，災害時などの助産師の役割について理解できる能力が求められる。また，助産ケアが医療政策に反映されるプロセスとその意義を理解できる能力が求められる。

### G．助産学研究

助産学では，助産実践の改善・向上のために必要とされる研究的な思考と知識・技術を学修し，助産学の発展に貢献する態度が求められる。

引用文献


1) International Confederation of Midwives（2019）：Essential Competencies for Midwifery Practice 2019 Update；日本看護協会，日本助産師会，日本助産学会共訳（2019）：助産実践に必須のコンピテンシー 2019 年改訂.
2) 日本助産学会（1998）：日本の助産婦が持つべき実践能力と責任範囲．日本助産学会誌，12（2）：74-84.
3) 日本助産師会（2021）：助産師のコア・コンピテンシー 2021，日本助産師会出版.
4) Li, S., Dai, Y., Chen, Y., Gao, Y.（2021）：Midwifery Core Competency Assessment Tool：A Systematic Review Protocol. *American Journal of Clinical and Experimental Medicine*, 9（1）：13-16.
doi：10.11648/j.ajcem.20210901.13
5) 全国助産師教育協議会：望ましい助産師教育におけるコア・カリキュラム 2020 年版.
〈https://www.zenjomid.org/wp-content/uploads/2021/02/202006_corecurri_thinking.pdf〉
〈https://www.zenjomid.org/wp-content/uploads/2021/02/202006_corecurri.pdf〉
6) 日本助産評価機構：アドバンス助産師の申請.
〈https://www.josan-hyoka.org/personalidentification/application-2〉
7) 日本助産師会：開業助産師ラダーⅠ承認制度申請の手引書［2022 年版］.
〈https://www.midwife.or.jp/user/media/midwife/page/workshop/kaigyou/2022/202302_kaigyou_tebiki.pdf〉

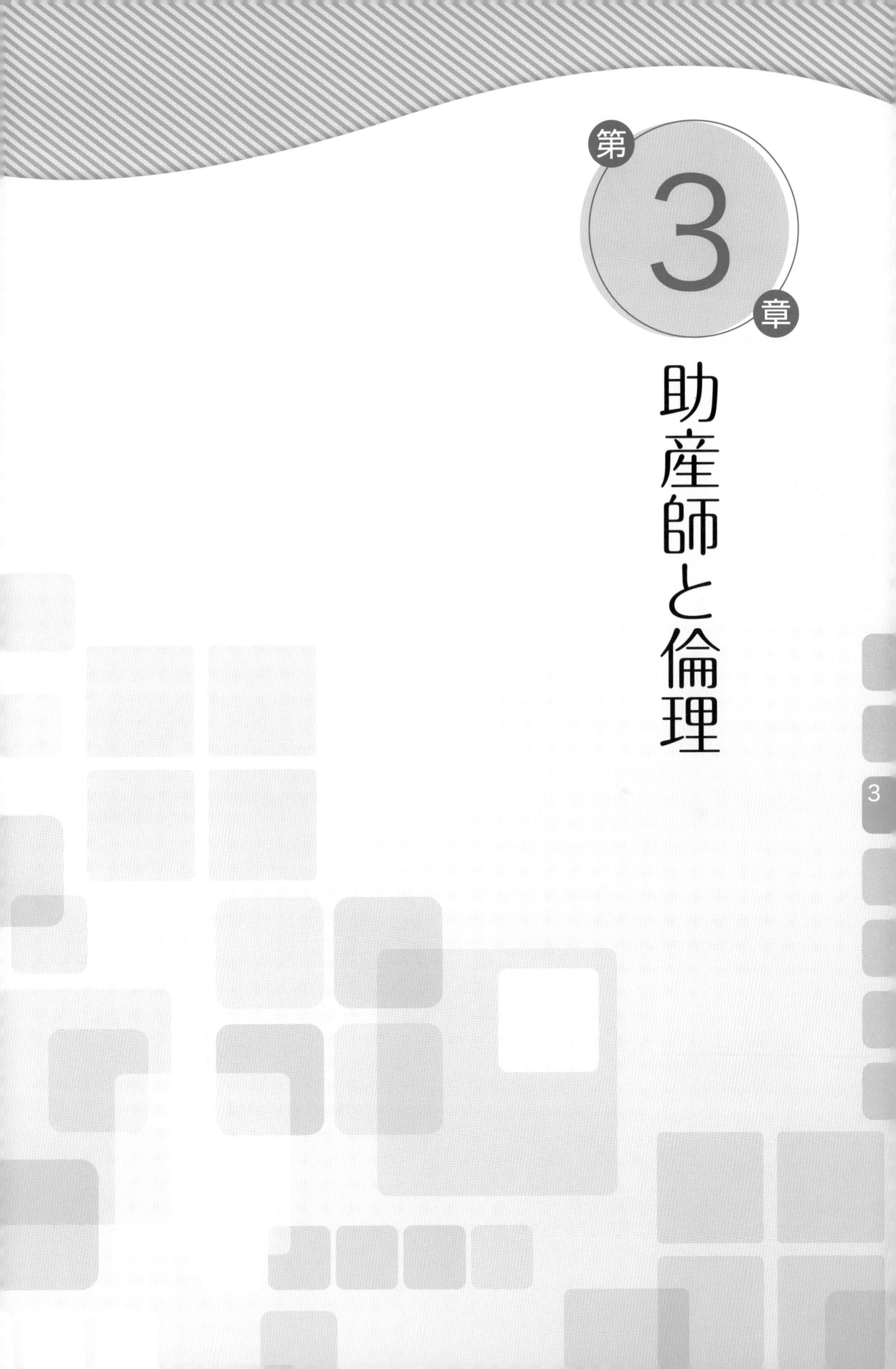

# 第3章 助産師と倫理

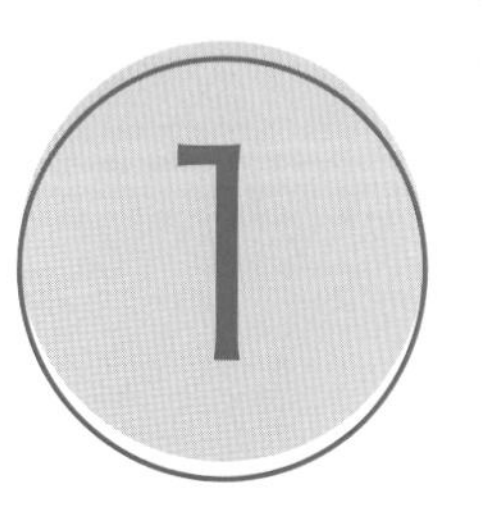

# 医療従事者と倫理綱領・ガイドラインなど

専門職と定義されるには，その専門職能団体が作成した倫理規範を持ち，職務上，それに従うことが求められる。

「規範」は，物事の善し悪しのように，判断・評価・行為などの規準となるべき原則であり，社会的にある程度共有された考え方である。

倫理規範を明文化したものが「倫理綱領」である。倫理綱領は，法律のような強い拘束力はないが，専門家集団が自治的に掲げる規定であるため，その集団に所属するメンバーにとってはある程度の拘束力を持つ。

各職能団体や学会などがより個別，具体的な規定を示しているものが「ガイドライン」である。ガイドラインも倫理綱領と同様に緩やかな拘束力を持つ倫理規定であり，ソフトロー（soft law）とも呼ばれる。

医療に関する問題については，法律で規定されていない場合や，議論がなされ続けている段階にあるものも少なくない。また，特に周産期医療においては，生殖補助医療，出生前診断，胎児治療などの医療技術が開発され，実用化が進んでいる。一方で，それに伴い倫理的課題が生じている。医療専門職の倫理綱領やガイドラインは，提供するケアや医療およびケアを考える上での判断基準となるものであり，その行動の指標として活用される。また一方で，専門職である医療者の道徳的行動として定めた責任の範囲を一般社会に明示しているともいえる。

なお，倫理綱領やガイドラインの拘束力は，職能団体や学会の加入義務によって大きく左右される。日本では，医療従事者の専門職能団体への加入は概して，任意である。これらの規定を守らない場合には，その専門職能団体から除名されるというような罰則が与えられることがある。しかし，除名されたとしても，医療従事者としての活動は行うことができる。これは，各地の弁護士会に所属しなければ弁護士活動ができない法曹界の仕組みとは対照的である[1)]。

引用文献

1) 宮坂道夫（2016）：医療倫理学の方法―原則・ナラティヴ・手順，第3版，医学書院，p.37.

参考文献

・福井トシ子編（2023）：新版助産師業務要覧，第3版2023年版，Ⅰ巻（基礎編），日本看護協会出版会，p.60.

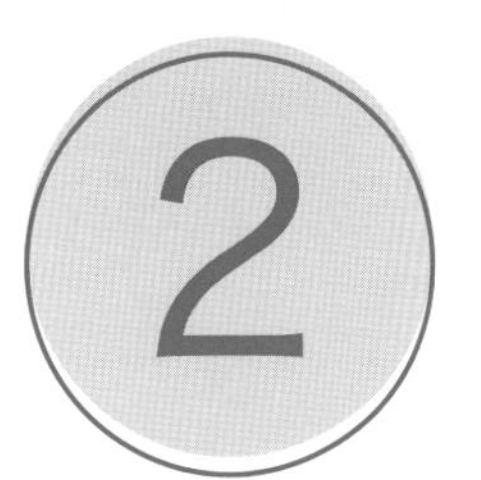

# 助産師に関する倫理綱領

世界のあらゆる国や地域において，妊娠・出産・子育ては，普遍的な出来事である。一方，それに携わる助産師の身分や資格は，その国や地域で規定されており，多様である。そのため，助産師に関わる倫理規定として，① 国際的な団体が定める倫理綱領と，② 自分が所属する地域（国）が定める倫理綱領の２つを知っておく必要がある。

それに加え，日本の助産師は，保健師助産師看護師法（保助看法）に定められているように，看護師資格を有する（nurse-midwife）必要があるため，助産師団体とは別に，看護師団体のものと合わせて２つの倫理綱領に規定されることになる。

以下に，看護師（職）と助産師に関する国際的な倫理規定と日本の倫理規定を記す。

## 1 国際的職能団体による倫理規定

### 1）国際看護師協会（ICN）が示す倫理綱領

国際看護師協会（International Council of Nurses；ICN）は，各国の看護師協会（national nurses' association；NNAs）からなる組織で，130 以上の国・地域が加盟している。国際的な保健・医療専門職団体として，1899 年に世界で初めて設立された最大の組織である（2023 年現在，135 協会加盟）[1)]。

ICN が示す「看護師の倫理綱領」は，1953 年に初めて採択された後，何回かの改訂を経ており，最新版は 2021 年版である（2022 年 1 月に日本看護協会が日本語版「ICN 看護師の倫理綱領（2021 年版）」[2,3)]を公表）。

原文における “nurses” には，日本看護協会訳では「看護師」という訳語を当てているが，免許を有する看護職すべてを指している。つまり，本綱領は，社会の価値観とニーズに基づいた nurses の行動指針なのである。

「前文」と「倫理綱領」からなり，後者は「1. 看護師と患者またはケアやサービスを必要とする人々」「2. 看護師と実践」「3. 専門職としての看護師」「4. 看護師とグローバルヘルス」の 4 つの基本領域における倫理的行為の基準について示している。また，前文の末尾には，「『ICN 看護師の倫理綱領』の普及」と題し，本綱領を効果的に活用するために，看護職のみでなく，看護職以外の保健・医療専門職や一般市民などの社会の人々や団体にも普及することへの期待にも言及している。

以下，本綱領の内容について，助産活動に照らした解釈を述べる。なお，日本看護協会の訳に準じ，本解説でも「看護師」という表記を用いている。

### (1) 前　　文

助産は，基本的には疾病とは異なる出産という現象を取り扱う。前文でいう看護の４つの基本的責任，すなわち，「健康の増進」「疾病の予防」「健康の回復」「苦痛の緩和と尊厳ある死の推奨」のうち，「健康の増進」が該当するものであり，「ウェルネス」（wellness）という概念が用いられたりする。

また，出産はさまざまな地域における歴史的・文化的要素に影響されるため，その背景を尊重することは重要である。しかし，その地域の風習などが女性の尊厳を脅かすものである場合は，看護師は，人権の擁護をしなければならない。出産は，その地域における女性の地位とも深く関係するため，ヘルスサービスは，個人にとどまらずに地域社会制度への政策提言をも範疇に含める必要がある。

### (2) 倫理綱領の４つの基本領域

本綱領は，倫理的行動の枠組みとして，下記４つの基本領域を設定し，それぞれの領域において，7～12の具体的行動指針を示している。すなわち，誰のために看護はあるのか，そのためにはどのような実践をし，実践を支えるための環境をどう整えるのか，自助努力はどうあるべきか，さらには国際的，世界全体の課題に対し，保健・医療チームのメンバーとしての役割遂行（メンバーシップ，リーダーシップ）はどうあるべきかが説明されている。

**ICN「看護師の倫理綱領」４つの基本領域**

1. 看護師と患者またはケアやサービスを必要とする人々
2. 看護師と実践
3. 専門職としての看護師
4. 看護師とグローバルヘルス

助産は，性と生殖という生命倫理と密接に関わる。生殖補助医療や周産期医療に関する科学技術の医療への導入に関しては，医療のみにとどまらず，倫理的・法的・社会的課題（ethical, legal, and social issues；ELSI（エルシー））として他領域の専門職とも検討を合わせて行う必要がある。

また，助産は，産む女性とその家族にとってのベネフィットとリスクをその時代の科学技術に照らし合わせて検討していく必要がある。その際には，保健・医療チームのメンバーとの話し合いに女性やその家族の意見が反映されるようなシステム作りが必要だろう。

特に「出産」は，正常な現象でありながら，常に異常を予測して対応しなければならない。そのため，治療を行う医師や他職種との連携，産科，小児科といった科を超えた関わりが求められる。

### 2）国際助産師連盟（ICM）が示す倫理綱領

助産師の国際的職能団体であるICM[4)]は，1919年，ベルギーでの国際助産師学会開催時に，国際的な助産師連合の結成が提唱され，1922年に国際助産師連合（International Midwives Union）が設立された。1954年に名称を国際助産師連盟（International Confederation of Midwives；ICM）に変更し，2023年現在，119か国・地域，140団体が加盟している。本部は2000年からオランダのハーグにあり，世界保健機関（World Health Organization；WHO）や国連人口基金（United Nations Population Fund；UNFPA），国際産婦人科連合（International Federation of Gynecology and Obstetrics；FIGO）などの国際的な関連団体との協働により，母子にとって出産を安全にするための医療技術の普及に努め，女性と新生児の健康とよりよい状態（well-being）にするための活動を行っている。日本からは日本看護協会，日本助産師会，日本助産学会の3つの会員協会が加盟している。

ICMの最高決議機関は，3年ごとの世界大会時に開催される国際評議会であり，定期的にさまざまな文書の見直しや戦略的な指針が示されている。現行の「助産師の倫理綱領」は2008年のグラスゴーでの国際評議会において採択され，その後2014年のプラハでの国際評議会において見直し，採択され，改訂に至っている[5)]。次回見直しは2020年の予定であったが，2023年7月現在，公表されていないため，ここでは，2016年に日本看護協会，日本助産師会，日本助産学会が翻訳したものをもとに解説する[6,7)]。

本綱領は，「前文」と「綱領」からなり，綱領は，「Ⅰ．助産における関係性」「Ⅱ．助産の実践」「Ⅲ．専門職としての助産師の責任」「Ⅳ．助産の知識と実践の発展」から構成されている（全文は，巻末資料6を参照）。

前文ではICMの目的を掲載し，この目的に沿って，助産師の教育，実践，研究を行う上での指針を示している。さらに，本綱領は家族や地域社会内の女性と新生児の健康や福祉を増進するため，ICM世界基準に沿った助産師の倫理的義務を示すものであると明言している。

#### (1) 前　　文

前文では，社会と助産師に対し，職能団体であるICMの目的と活動を示し，助産師がなすべき倫理的義務について説明している。

ICMの目的は，専門職としての助産師の育成や教育，適切な活用を通じ，世界中の女性や乳児および家族に提供されるケアの水準を向上させることであり，本綱領は，この目的に沿い，助産師の教育，実践，研究を行う上での指針であるとしている。

### (2) 綱　　領

本綱領は，下記４つの枠組みを設定し，それぞれにおいて，3～7 の具体的指針を示している。

**ICM「助産師の倫理綱領」４つの枠組み**
Ⅰ．助産における関係性
Ⅱ．助産の実践
Ⅲ．専門職としての助産師の責任
Ⅳ．助産の知識と実践の発展

「Ⅰ．助産における関係性」では，女性が意思決定できるようパートナーシップを築き，その権利を守ること，それを可能にするために他の専門職，政策機関，資金提供者と協働すること，そして専門職としての態度（自尊心を育む，他者に敬意を払う，道徳的価値観を持つ）について説明されている。

「Ⅱ．助産の実践」では，文化的多様性の尊重，安全性の維持，不当差別の禁止，健康増進，自己研鑽の視点から実践の指標が説明されている。

「Ⅲ．専門職としての助産師の責任」では，守秘義務，説明責任，助産師の信条を守ることへの配慮，倫理・人権の擁護，医療政策への参加について助産師が果たすべき責任が示されている。

最後に，「Ⅳ．助産の知識と実践の発展」では，助産の知識は実践を裏づけるためのものであり，相互評価や研究により発展，共有されること，さらに後進の育成に貢献すべきであることが説明されている。

## 2　日本の職能団体による倫理規定

### 1）日本看護協会が示す倫理綱領

日本における看護職の職能団体としては，公益社団法人日本看護協会が最大である。日本看護協会[8]は，1988 年に日本初の看護職の行動指針として「看護婦の倫理規定」を作成し，その後，2003 年には，それまでの時代の変化に応じた内容に改訂し，「看護者の倫理綱領」として公表した。そして，看護を取り巻く環境や社会情勢が大きく変化していることからさらに見直しを行い，2021 年 3 月に「看護職の倫理綱領」を公表している。

本綱領は，「前文」と「本文」から構成されている。前文では，日本では，看護を実践する権限は，国家資格の免許取得によるものであることを明言している。看護の実践に当たっては，人権を尊重すること，専門職としての誇りと自覚を持つことが示されている。本文は，16 項目からなり，項目ごとに解説がある。概要は，下記のとおりである。なお，16 項は，2021 年の改訂の際に追加された（全文は，巻末資料７を参照）。

看護職は，人間の生命，尊厳，権利を尊重し（1 項），平等に看護を提供する（2 項）。それが阻害されたり，看護の対象となる人々が危険にさらされたりするときは，保護し安全を確保する（6 項）。また，さまざまな災害支援の担い手と協働し，災害によって影響を受けた人々の生命と健康，生活を守ることに最善を尽くす(16 項)。その際，人々の意向や価値観に沿った選択ができるように支援し（4 項），対象となる人々の守秘義務を遵守し，個人情報の保護に努め（5 項），実施した看護について責任を持つ（7 項）。

これらの活動は，人々との信頼関係に基づくものであり（3 項），その信頼を得るために誇りを持ち，品位高く維持する(13 項)。また，看護職は，継続学習による能力の開発・維持・向上に努め（8 項），自身のウェルビーイングの向上に努め（12 項），研究や実践を通して看護学の発展に寄与する（11 項)。さらに，より質の高い看護を行うために，職務に関する行動基準を設定する（10 項)。多職種で協働してよりよい保健・医療・福祉を実現する（9 項）とともに，専門職組織に所属し，看護の質を高める活動に参加し，よりよい社会作りに貢献する（15 項)。そのために，多職種と協働し，生命と健康に係る問題について社会と責任を共有する（14 項)。

本文の内容は，基本的には ICN の定める倫理綱領に準じているが，さらに広くは「ヒポクラテスの誓い」にも共通するものである。ICN の倫理綱領は国際基準であるが，アメリカでは処方権を持つ看護職も存在するなど，看護職の責任範囲は国や地域の事情により異なっている。

日本の看護職は国家資格であり，その業は保助看法に定められている。看護師は，同法の示す「療養上の世話」と「診療の補助」がその責任の範囲であり，その範囲の中で「看護職の倫理綱領」に基づいて業を行うことになる。

### 2）日本助産師会が示す倫理綱領

日本の助産師は，保助看法第 3 条において「助産又は妊婦，じよく婦，若しくは新生児の保健指導を行うことを業とする女子」と規定されている。さらに，第 37 条において，異常への対応や医薬品の指示・授与を禁止することで，助産師は正常な出産における「助産」を行うと解釈される。

日本における「助産師の倫理綱領」は，2006 年に公表された日本助産師会[9)]の「助産師の声明」の一部に含まれ，下記 11 項目からなり，それぞれ，具体的な行動指針が示されている。

本綱領の冒頭には，これが「助産師が遵守しなければならない道徳的な義務を示すもの」であり，本綱領をもって，助産師の活動を「一般社会の人びとに向けて宣誓する」とある。

基本的には ICM の倫理綱領の内容と同等であるが，ユニークな点は，エンパワーメント（自らの可能性を自覚し，発揮していく過程を支援すること）という助産の特徴的な概念を用いて，助産師は女性が選択する権利を支援する（5 項）と説明していることである。

**日本助産師会「助産師の倫理綱領」の 11 項目**

1. 生命，人間としての尊厳と権利の尊重
2. 平等なケアの提供
3. 最善のケアの提供
4. 信頼関係に基づいたケアの提供
5. 権利の尊重と支援
6. 秘密の保持
7. 自己の決定と行動に対する責任
8. 専門的知識や技術の発展
9. 専門職能団体による職能的水準の維持
10. 保健政策の実施
11. 自己の健康の保持・増進

引 用 文 献


1) International Council of Nurses：Membership.
〈https://www.icn.ch/who-we-are/membership〉
2) International Council of Nurses：The ICN Code of Ethics for Nurses revised 2021.
〈https://www.icn.ch/system/files/2021-10/ICN_Code-of-Ethics_EN_Web_0.pdf〉
3) 国際看護師協会（日本看護協会訳）：ICN 看護師の倫理綱領（2021 年版）.
〈https://www.nurse.or.jp/nursing/assets/statistics_publication/rinri/code_of_ethics.pdf〉
4) International Confederation of Midwives：About us.
〈https://www.internationalmidwives.org/about-us〉
5) 日本看護協会：ICM とは.
〈https://www.nurse.or.jp/nursing/international/icm/icm_about/index.html〉
6) International Confederation of Midwives：International Code of Ethics for Midwives.
〈https://www.internationalmidwives.org/assets/files/general-files/2019/10/eng-international-code-of-ethics-for-midwives.pdf〉
7) 国際助産師連盟（日本看護協会，日本助産師会，日本助産学会訳）：助産師の倫理綱領.
〈https://www.midwife.or.jp/user/media/midwife/page/kokusai-katsudo/icm_ethics.pdf〉
8) 日本看護協会：看護職の倫理綱領.
〈https://www.nurse.or.jp/nursing/rinri/rinri_yoko/index.html〉
9) 日本助産師会：助産師の声明・綱領.
〈https://www.midwife.or.jp/midwife/statement.html〉


参 考 文 献


・福井トシ子編（2023）：新版助産師業務要覧，第 3 版 2023 年版，Ⅰ巻（基礎編），日本看護協会出版会，p.67–70.

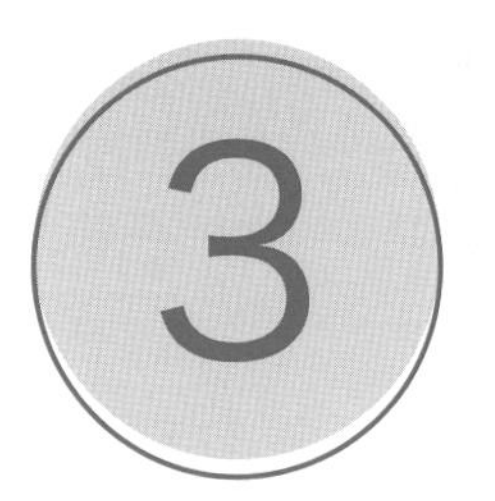

# 研究の倫理

## 1 研究とは

研究（research）は，現象から原理・原則を導き出したり，理論などをもとに立てた仮説を検証し，事象の説明をしたり，問題の解決法を見出したりするために行う調査や実験，介入などの一連の行為を示す。

世界医師会（World Medical Association；WMA）は，1964 年 6 月に人間を対象とする医学研究（特定できる人間由来の試料およびデータの研究を含む）の倫理的原則として「ヘルシンキ宣言」を採択して以来，数年ごとに改訂している（日本語訳は，日本医師会のホームページに掲載されている）[1)]。ここでは，「人間を対象とする医学研究の第一の目的は，疾病の原因，発症および影響を理解し，予防，診断ならびに治療（手法，手順，処置）を改善することである。最善と証明された治療であっても，安全性，有効性，効率性，利用可能性および質に関する研究を通じて継続的に評価されなければならない」としている。

## 2 助産師と研究

助産師が行う業務に科学的根拠（エビデンス）を持たせるためには，さまざまな事象に関して，観察や経験したことから帰納（きのう）的に理論や法則を導き出し，理論を構築していく必要がある。さらに，構築した理論は演繹（えんえき）的に検証されなければならない。科学研究は，物事の真理をとらえて解明していく知的好奇心や探求心に基づく活動であり，成果を発信することで，助産実践の発展に寄与するものである。

科学研究の成果は，誠実で責任ある方法で導き出されたものであるという前提で社会に受け入れられている。しかしながら，データの捏造（ねつぞう）や盗用といった研究の不正行為の事案が後を絶たないことから，研究不正を事前に防止し，公正な研究活動が推進されるように行動規範やガイドラインが作成されている。2013 年 1 月に，日本学術会議は声明として「科学者の行動規範—改訂版—」[2)]を出し，さらに同年 12 月に「研究活動における不正の防止策と事後措置—科学の健全性向上のために—」[3)]を公表している。文部科学省においても 2014 年 8 月に「研究活動における不正行為への対応等に関するガイドライン」[4)]を改訂して適用している。「人を対象とする医学系研究に関する倫理指針」と「ヒトゲノム・遺伝子解析研究に関する倫理指針」は，「人を対象とする生命科学・医学系研究に関する倫理指針」[5]として2021年に統合され，2022年4月に一部改正されている。

## 3 研究における倫理上の問題と必要不可欠な配慮

科学研究における「基本的な倫理原則」は，研究を実施する上で守るべき「規範」ともいえる。私たちの文化・社会的に広く受け入れられてきた原則の中でも，人格の尊重（respect for persons），善行（beneficence），正義（justice）の3つの基本原則が，ヒトを対象とする研究における倫理原則の柱となる。

研究における倫理的配慮の要点として，「研究参加者への危険性が最小限であること」「研究参加者の選定が公正に行われること」「予測されるリスクに比べ利益が十分に上回ると考えられること」「インフォームド・コンセントが行われること」「守秘義務が守られること」があげられる。

ここでは，研究者・Aさんの実践プロセスを辿りながら，具体的に解説していこう。

### 1）研究を計画する

Aさんは，臨床での助産師の経験を経て，大学院の修士課程に入学した。臨床に役立つ研究をしたいと思い，研究計画を立てることにした。

#### (1) 何のための研究か？

研究を計画する際に最初に考えるべきことは，「何のための研究か？」，すなわち，研究することの意義である。これから行う研究から生み出されるであろう知識や技術が人々の健康や社会，環境に貢献しうるものであるか，また，どのように貢献しうるかについて，よく考えてみる必要がある。すでに先行研究で明らかになっていることであれば，これから取りかかる価値はなく，新たな独創的な研究が求められる。そのため，研究を計画する際には，先行研究を十分に収集・精査し，検討しなければならない。

#### (2) 研究の妥当性は？

どんな研究であっても，科学的に妥当でなければならない。科学的に妥当であるということは，研究目的に対して，方法が正しく，整合性があるということである。方法を決める際には，研究目的に合った研究デザイン，研究対象，研究期間，測定方法，データ解析方法について設定しなければならない。特に信頼性・妥当性が検証された測定方法を用いる必要がある。

### (3) ヒトを対象とする研究において守るべきものは？

すべての対象者への配慮を保証し，その健康と権利を擁護するための倫理基準に従わなければならない。その中でも特に，① 人権の保護，② インフォームド・コンセント，③ 個人情報の保護，④ 法令およびルールの遵守，⑤ 安全管理，安全への配慮，⑥ 倫理審査委員会における承認，⑦ デュアルユース（両義性）[6]，すなわち，平和目的にも軍事目的にも利用される可能性などについて認識しておく必要がある。

## 2）研究を実施する

Ａさんは研究費の助成を受け，分娩第１期の産痛緩和についての研究を進めることになり，倫理審査委員会に研究計画を申請することになった。

### (1) 倫理審査委員会とは？

倫理審査委員会とは，研究の実施や継続の適否を審議し，さらに研究に関する必要事項について倫理的および科学的な観点から審議するために設置された組織をいう。医学系においては，特にヒトを対象とした研究や臨床応用について，世界医師会による「ヘルシンキ宣言」や行政指針の趣旨に基づいて審議することを目的としている。具体的には，① ヒトを対象とした研究の実施計画の内容の適否ならびに研究成果の公表に関する審議およびモニタリング，② その機関における医の倫理のあり方についての調査検討や審議などが行われる。

### (2) 倫理審査委員会に申請する計画書の主な記載事項は？

各倫理審査委員会で指定された事項があるが，主に以下のような事項を記載する。

① 研究題目
② 研究の実施体制（研究機関の名称，研究者の氏名・役割・連絡先など）
③ 研究目的・意義（研究の科学的合理性の根拠など）
④ 研究方法・期間
⑤ 研究対象者・資料（試料）の選定方針など
⑥ 研究参加者（被験者・研究対象者）の実体験
⑦ インフォームド・コンセント，インフォームド・アセントに関わる手続きなど（研究説明および同意，同意撤回に関する事項）
⑧ 個人情報などの取り扱い（加工する場合にはその方法，仮名加工情報または匿名加工情報を作成する場合にはその旨を含む）
⑨ 研究参加者・対象者に生じる負担や予測されるリスク（危険や不快など）と利益，負担やリスクへの対応策
⑩ 試料・情報の保管および廃棄の方法
⑪ 研究機関長への報告内容・方法

⑫ 研究の資金源，研究機関や研究者の研究に係る利益相反，個人の収益など
⑬ 研究に関する情報公開の方法
⑭ 研究により得られた結果などの取り扱い
⑮ 研究参加者・対象者などおよびその関係者からの相談などへの対応
⑯ 代諾者などからインフォームド・コンセントを受ける場合は，代諾者などの選定方針や説明・同意に関する事項
⑰ 研究参加者・対象者などに経済的負担あるいは謝礼がある場合には，その内容
⑱ 侵襲を伴う研究の場合には，有害事象が発生した際の対応，当該研究によって生じた健康被害に対する補償の有無とその内容
⑲ 研究に関する業務を外部に委託する場合には，当該業務内容および委託先の監督方法
⑳ 研究対象者から得た試料・情報について，将来の研究のために用いられる可能性がある場合，あるいは他の研究機関に提供する可能性がある場合には，その旨と同意を受ける時点で想定される内容
㉑ 侵襲（軽微な侵襲を除く）を伴う研究であって，介入を行うものの場合には，研究対象者の秘密が保全されることを前提として，モニタリングに従事する者および監査に従事する者ならびに倫理審査委員会が，必要な範囲内において当該研究対象者に関する試料・情報を閲覧する旨を含む内容

### (3) インフォームド・コンセントの必要性は？

「人を対象とする生命科学・医学系研究に関する倫理指針」（文部科学省・厚生労働省・経済産業省，2022）[5]では，「インフォームド・コンセント」とは，研究対象者またはその代諾者などが，実施または継続されようとする研究に関して，当該研究の目的および意義ならびに方法，研究対象者に生じる負担，予測される結果（リスクおよび利益を含む）などについて十分な説明を受け，それらを理解した上で自由意思に基づいて研究者等または既存試料・情報の提供を行う者に対し与える，当該研究（試料・情報の取り扱いを含む）を実施または継続されることに関する同意をいうとされている。

「インフォームド・アセント」は，法的に義務づけられてはいないが，小児のように理解力・判断力が十分でないと判断される研究対象者が，その理解力に応じたわかりやすい言葉で説明を受け，当該研究を実施または継続されることを理解し，賛意を表することをいう。小児を対象として治療を実施する際に，両親もしくは保護者から同意を得る（インフォームド・コンセントを得る）ことは，法的に義務づけられている。法令の規定による既存試料・情報の提供については，インフォームド・コンセントの必要

性はない。

### (4) インフォームド・コンセントをする上での配慮とは？

「人格の尊重の原則」において，研究参加者は自らの身に起こるべきことと起こるべきでないこととを選択する機会を与えられなければならない。そのためには，「十分な説明の上での自発的な同意」が前提となる。「ベルモント・レポート―研究における被験者保護のための倫理原則とガイドライン」（The Belmont Report—Ethical Principles and Guidelines for the Protection of Human Subjects of Research）[7]によると，同意のプロセスには，情報（information），理解（comprehension），自発性（voluntariness）が含まれるとしている。

開示すべき情報には，研究の目的・方法，リスク・利益，他の治療・ケアの選択肢，研究参加や中断がいつでもできるということ，研究参加者の選択方法，研究の責任者などがある。また，研究者は，研究参加者が与えられた情報を理解したかどうかを確認する必要がある。研究に参加することの同意は，不当な圧力や強制によるものでなく，自発的な意思に基づくものでなければならない。研究への参加・不参加によって，本来受ける権利のあるヘルスサービスが受けられないなどの不利益をこうむることがないようにする。

### (5) 個人情報とは？

2020年改正の個人情報の保護に関する法律（以下，個人情報保護法）（2022年4月施行）に，個人情報の保護に関する責務や施策について定められている[8]。

2016年の改正[9]で「個人情報」の定義が変更され，それまでよく使われていた「連結可能匿名化」や「連結不可能匿名化」の用語は廃止となり，個人の識別性および対応表の有無が重要となった。主な用語の説明を表3-1に示す。

研究を進める上での個人情報に関する責務としては，下記の項目があげられる。

① 研究の結果を公表する際に，研究参加者・対象者を特定できないようにすること
② インフォームド・コンセントで説明した際の目的以外で個人情報を扱わないこと
③ 不正な方法で個人情報を入手しないこと
④ 目的範囲内で，個人情報を正確かつ最新の内容に保つこと
⑤ 個人情報が漏洩，滅失，毀損しないように保管・安全管理に努めること

表 3-1　個人に関する情報の種類と内容

<table>
<tr><th>種類</th><th colspan="2">内容</th></tr>
<tr><td rowspan="2">個人情報</td><td colspan="2">特定の個人を識別することができるもの<br>**【具体例】**<br>氏名，住所，性別，生年月日，顔画像など，個人を識別する情報など</td></tr>
<tr><td colspan="2">個人識別符号が含まれるもの<br>**【具体例】**<br>ゲノムデータ，旅券番号，国民健康保険被保険者証の保険者番号および被保険者記号・番号など</td></tr>
<tr><td>個人情報である仮名加工情報</td><td rowspan="2">個人情報保護法が規定する方法で，他の情報と照合しない限り特定の個人を識別することができないように個人情報を加工して得られる個人に関する情報</td><td>他の情報と容易に照合することができ，それにより特定の個人を識別することができる状態にある</td></tr>
<tr><td>個人情報でない仮名加工情報</td><td>他の情報と容易に照合することができ，それにより特定の個人を識別することができる状態にない</td></tr>
<tr><td>匿名加工情報</td><td colspan="2">個人情報保護法が規定する方法で，特定の個人を識別することができないように個人情報を加工して得られる個人に関する情報であって，当該個人情報を復元することができないようにしたもの</td></tr>
<tr><td>個人関連情報</td><td colspan="2">個人情報，仮名加工情報および匿名加工情報のいずれにも該当しないもの<br>**【具体例】**<br>Cookie などの端末識別子を通じて収集された，個人のウェブサイトの閲覧履歴，メールアドレスに結びついた，個人の年齢・性別・家族構成など</td></tr>
</table>

### (6) 研究不正行為とは？

研究の不正行為（特定不正行為）として主なものは，捏造（fabrication），改ざん（falsification），盗用（plagiarism）であり，これらの頭文字をとって，FFP ともいわれる。また，これ以外にも，不適切な行為として，後述の二重投稿，不適切なオーサーシップなどがあげられる。

### (7) 利益相反とは？

広義の「利益相反」（conflict of interest；COI）は，「個人としての利益相反」「組織としての利益相反」「責務相反」を含む。「厚生労働科学研究における利益相反（Conflict of Interest：COI）の管理に関する指針」（2018 年 6 月 26 日一部改正）では，この中でも「個人としての利益相反」を中心に取り扱っている。企業や組織，団体等との産学連携活動などに伴って，研究者個人が金銭，地位，利権などの利益を得る場合がある。「個人としての利益相反」は，こうした外部との経済的な利益関係などによって，公的研究で必要とされる公正かつ適正な判断が損なわれる，または損なわれるのではないかと第三者から懸念が表明されかねない事態をいう。

研究の計画・実施・発表といった学術活動をする上で，利益相反の管理（COI マネジメント）が必要であり，学術団体や学術雑誌などではそれぞれ，利益相反に関する指針を定めている。一定の基準を設定し，それを超える「経済的な利益関係」の申告を求めて管理する。演題発表時および学術雑誌へ発表する場合には，利益相反自己申告書の開示が義務づけられている。企業や組織，団体との関係における申告すべき事項の例としては，役員，顧問職，社員などへの就任，株の保有，特許権などの使用料，日当（講演料など），原稿料，研究費（受託研究，共同研究，寄付金など），寄付講座，旅費（学会参加など）や贈答品などの受領などがある。

COIマネジメントが適正に実施されておらず，改善指導が行われたにもかかわらず正当な理由なく改善が認められない場合には，公的資金提供の打ち切りや研究費などの返還，研究費全額の返還，競争的資金などの交付制限などの措置が講じられることがある。各組織では，透明性を確保し，研究の客観性や公平性に関して，説明責任を果たせるよう，適切なCOIマネジメントを行う必要がある。

## 3）研究成果を公表する

Aさんは，修士課程を修了し，臨床の助産師に戻った。大学院で実施した研究内容を学会で発表したいと考えている。

実施した研究の成果を適切な方法で発表し，社会へ発信・還元していくことも研究者の責務といえる。

### (1) オーサーシップと不適切なオーサーシップとは？

医学雑誌編集者国際委員会（International Committee of Medical Journal Editors；ICMJE）のガイドライン（日本語版は，日本医学会，日本医学雑誌編集者会議（JAMJE）により作成されている）[10]によると，オーサーシップ（論文の著者となること）の条件として，下記の4つの基準があげられている。

① 研究の構想やデザイン，あるいは研究データの収集，分析，解釈に対し，相当な貢献をしていること
② 論文の執筆，あるいは重要な知的内容についての批判的吟味による校閲をしていること
③ 出版原稿の最終版を承認していること
④ 論文の正確性や整合性についての疑問が指摘された際に，適切に調査・解決することを保証するため，研究のすべての側面について説明できることへの同意をしていること

一方，上記のような条件を満たしておらず，著者としての資格がないのに著者に加えられる「ギフト・オーサーシップ」や，実質的に著者の条件を満たすにもかかわらず著者としない「ゴースト・オーサーシップ」のいずれも，研究倫理に反する不当な行為となる。

氏名は書かれていても所属を偽る行為も後者に当たり，一例として，製薬会社の社員が社員としての身分を明示せずに大学非常勤講師の肩書きで臨床研究全般に関わった「ディオバン事件」（2012年）が知られている。

### (2) 二重投稿・二重出版とは？

「二重投稿」や「二重出版」とは，著者自身によってすでに出版していることを開示することなく，同じ内容のものを投稿したり，出版したりすることである。2013 年に学位規則が改正され，博士論文が紙媒体でなく，インターネット上で公表されることになったため，博士論文の内容を投稿する際には，その旨を学術誌に申告する必要がある。

### (3) サラミ出版とは？

「サラミ出版」とは，二重投稿・二重出版ではないものの，1 つの研究をいくつかに分けて複数の論文として出版することをいう。研究業績を増やすために行われることがあるが，1 つの論文が複数に分割されることで，研究全体の意義が把握しにくくなるデメリットがある。

### (4) 著作権とは？

著作権は，知的財産権（知的所有権）の一つで，著作物を創作した時点で自動的に権利が発生し，著作権法で保護されている。

### (5) 著作物の二次利用をするには？

既存の著作物をコピーしたり，改変したりして用いる際には，その著者に了解を得ることが原則となる。

ジャーナルなどの出版物に掲載された論文などで，著作権が出版元にある場合には，自分が著者であっても，使用する際には，出版元の許諾を得る必要がある。雑誌に掲載された研究論文の要旨などを自分たちのウェブサイトに掲載する際にも，許諾が必要なこともある。

一方，学校その他の教育機関（営利を目的として設置されている塾などは除く）での授業などで必要と認められる範囲で，出典を明示すれば，公表された著作物を複製して利用することができる。

### (6) 文献の引用の仕方は？

著作権法では，「公表された著作物は，引用して利用することができる。この場合において，その引用は，公正な慣行に合致するものであり，かつ，報道，批評，研究その他の引用の目的上正当な範囲内で行なわれるものでなければならない」とされている。

文献を引用する際は，下記のルールに留意する。

・すでに公表された著作物を引用すること
・引用する必然性があること
・自分の著作物が質・量ともに主体で，引用部分は主体を補う部分であること
・引用された部分が明示されていること（引用部分を括弧や引用符で示

すなど）

・引用する著作物の出典を明記すること

引用文献

1）世界医師会（日本医師会訳）：ヘルシンキ宣言．
〈https://www.med.or.jp/doctor/international/wma/helsinki.html〉
2）日本学術会議（2013）：科学者の行動規範―改訂版―．
〈https://www.scj.go.jp/ja/info/kohyo/pdf/kohyo-22-s168-1.pdf〉
3）日本学術会議（2013）：研究活動における不正の防止策と事後措置―科学の健全性向上のために―．
〈https://www.scj.go.jp/ja/info/kohyo/pdf/kohyo-22-t131226.pdf〉
4）文部科学省（2014）：研究活動における不正行為への対応等に関するガイドライン．
〈https://www.mext.go.jp/b_menu/houdou/26/08/__icsFiles/afieldfile/2014/08/26/1351568_02_1.pdf〉
5）文部科学省，厚生労働省，経済産業省（2014；2021；2022 一部改正）：人を対象とする生命科学・医学系研究に関する倫理指針．
〈https://www.lifescience.mext.go.jp/files/pdf/n2262_01.pdf〉
6）日本学術会議（2012）：科学・技術のデュアルユース問題に関する検討報告．
〈https://www.scj.go.jp/ja/info/kohyo/pdf/kohyo-22-h166-1.pdf〉
7）津谷喜一郎，光石忠敬，栗原千絵子訳（2001）：ベルモント・レポート―研究における被験者保護のための倫理原則とガイドライン．臨床評価，28（3）：559-568．
8）個人情報保護委員会（2022）：個人情報の保護に関する法律．
〈https://www.ppc.go.jp/files/pdf/201212_personal_law.pdf〉
9）厚生労働省（2016）：個人情報保護法等の改正に伴う指針の見直しについて（最終とりまとめ）．
〈https://www.mhlw.go.jp/file/05-Shingikai-10601000-Daijinkanboukouseikagakuka-Kouseikagakuka/0000134709.pdf〉
10）日本医学会，日本医学雑誌編集者会議（JAMJE）（2015）：日本医学会医学雑誌編集ガイドライン．
〈https:/jams.med.or.jp/guideline/jamje_201503.pdf〉

参考文献

・日本学術振興会「科学の健全な発展のために」編集委員会編（2015）：科学の健全な発展のために―誠実な科学者の心得―，丸善出版．

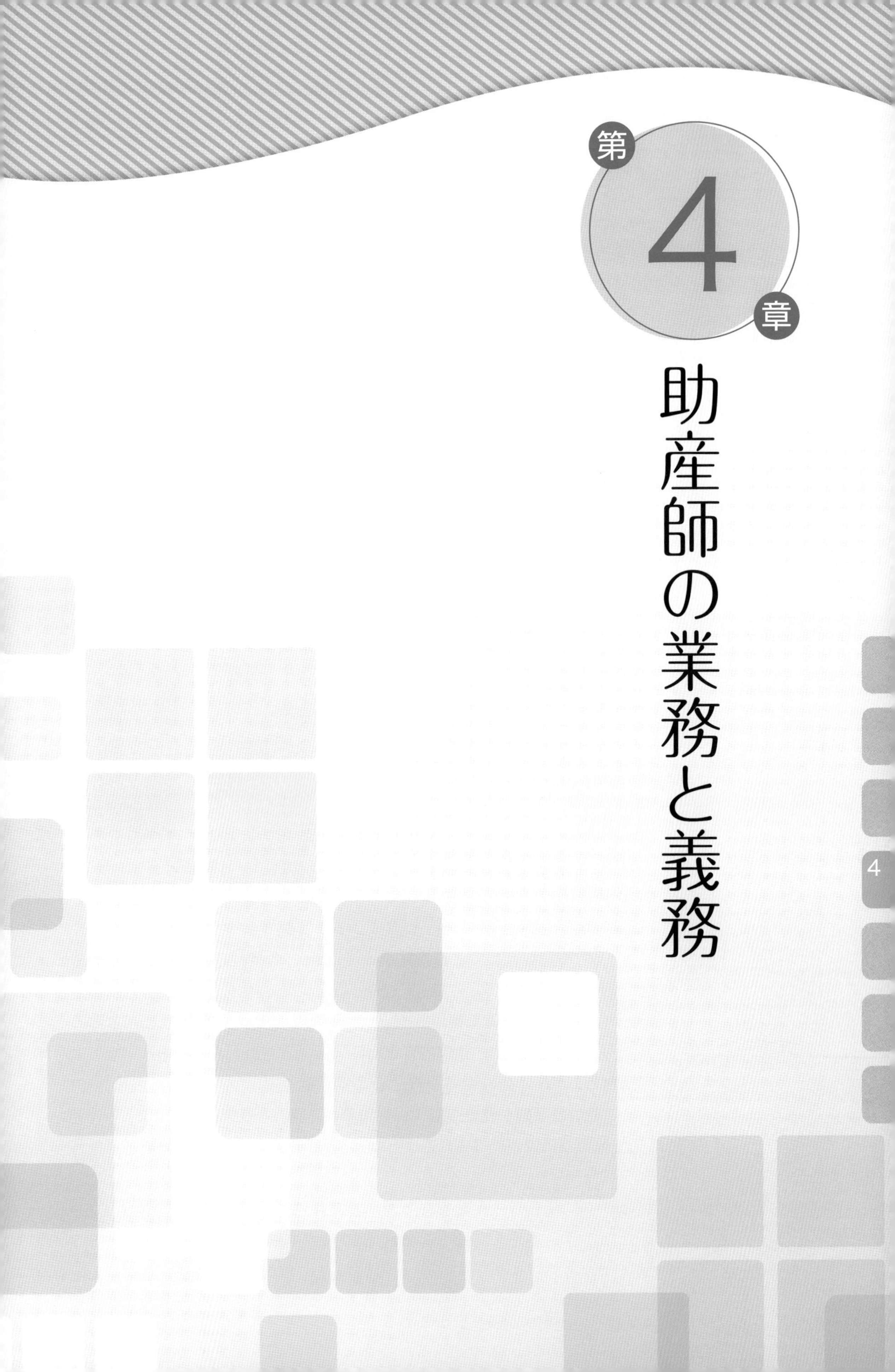

# 第4章 助産師の業務と義務

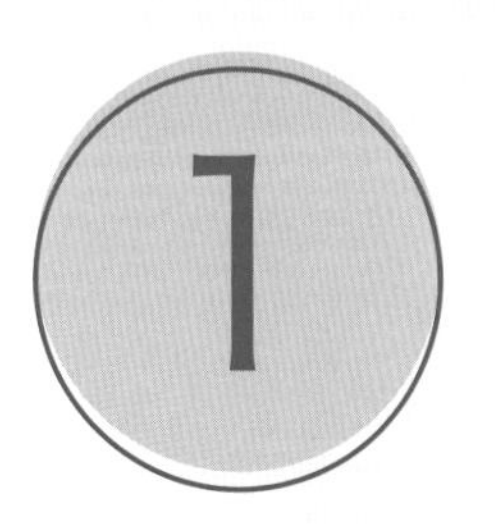

# 助産師の業務

助産師の業務とは，助産師の裁量と責任において行う仕事のことである。それらの中には，保健師助産師看護師法（保助看法）をはじめ，法的に明記されているものもあるが，施策や通達の中から推し量られるものもある。

## 1 法的に明記されている業務

### (1) 助産または妊婦，じよく婦若しくは新生児の保健指導（保助看法第３条）

この条文では，大きく分けて，「助産」と「妊婦，じよく婦若(も)しくは新生児の保健指導」の２つを，助産師の業務と記している。

「助産」とは何を指すのか。「助産」の範囲を明記した公式的な見解はないが，法的文書に記載されている役割から解釈すると，妊娠の診断から胎盤が娩出されて分娩が終了（胎盤娩出）するまでの関わりと解釈できる。すなわち，妊婦健康診査と分娩介助が含まれる。

保助看法第42条第1項に「助産師が分べんの介助をしたときは」と明記されていることから，分娩介助は「助産」の必須の業務である。さらに，第38条に「助産師は，妊婦，産婦，じよく婦，胎児又は新生児に異常があると認めたときは，医師の診療を求めさせることを要し，自らこれらの者に対して処置をしてはならない」，第39～第41条には死胎の検案や死産の証明を業務とするように明記されていることから，妊婦健康診査において診断を行うことも「助産」に含まれると解釈できる。

関連する業務として，母性健康管理指導，「母性健康管理指導事項連絡カード」（巻末資料９）の記入と発行がある。このカードは，勤労妊産婦が母子保健の規定による健康診査，保健指導に基づく指導事項を守るために，妊婦から事業主へ指導内容を明確に伝えるためのものである（雇用の分野における男女の均等な機会および待遇の確保等に関する法律第13条）。勤労妊産婦が健康診査・保健指導の結果，その症状などにより，就労先で適切な措置が受けられるように，助産師はこのカードを記入し，発行することができる。

助産師の業務は，保助看法第30条において，「助産師でない者は，第3条に規定する業をしてはならない。ただし，医師法の規定に基づいて行う場合は，この限りでない」とし，「助産」と「妊婦，じよく婦若しくは新生児の保健指導」は助産師の独占業務とされている。

### (2) 臨時応急の手当をし，又は助産師がへその緒を切り，浣腸を施しその他助産師の業務に当然に付随する行為（保助看法第 37 条）

業務に伴う臨時応急の場合に手当てを行うことは，助産師の業務とされている。特に，分娩時異常として頻度の高い出血への対応は，「臨時応急の手当」として重要である。2016 年に，出血時にいち早く対応し，標準的な母体救命法を普及させることを目的として，日本母体救命システム普及協議会（J-CIMELS）が設立され，助産師も実践教育を受講している。また，分娩に立ち会う専門職に対し，新生児の救命と重篤な障害の回避のための対応として，標準的な新生児蘇生法の理論と技術の習熟のために，新生児蘇生法（NCPR）普及事業（日本周産期・新生児医学会）が実施されている。

「その他助産師の業務に当然に付随する行為」には，機器を用いた行為がある。機器には，ドップラー聴診器や分娩監視装置，超音波診断装置などがあげられる。

なお，この条文にある「浣腸を施し」のくだりは，分娩に伴う一連の業務と読むことができる。しかし，保助看法制定時には分娩進行の促進や汚染の防止などの理由から行われていた経緯があるが，その後，根拠がないことが明らかとなったことから，分娩に伴う一連の業務としては行われていない。

### (3) 受胎調節の実地指導（母体保護法第 15 条）

受胎調節実地指導員の登録を都道府県知事宛てに申請した助産師は，内閣総理大臣が指定する避妊用の器具を女子に対して使用する，受胎調節の実地指導を実施することができる。受胎調節実地指導員の教育は，助産師教育を行っている教育カリキュラムにその講習会内容が包含されていることから，助産師教育機関修了生には，講習会の修了証が交付されている。

### (4) 訪問指導（母子保健法第 17 条，第 19 条）

母子保健法第 10 条において，「妊産婦若しくはその配偶者又は乳児若しくは幼児の保護者に対して，妊娠，出産又は育児に関し，必要な保健指導を行う」と記され，指導を行う専門家として助産師も含まれている。

特に，訪問指導の対象となるのは，妊娠または出産に支障を及ぼすおそれがある疾病にかかっている疑いのある者（同法第 17 条），低出生体重児（同法第 19 条）である。

## 2 職能団体が示す助産師の業務

### (1) 日本助産師会による定義

日本助産師会では，「助産師の声明」において，助産師の業務を下記のように定義している。

**日本助産師会が定める助産師の定義と業務** [1]

助産師は，女性の妊娠，分娩，産褥の各期において，自らの専門的な判断と技術に基づき必要なケアを行う。すなわち助産師は，助産過程に基づき，分娩介助ならびに妊産褥婦および新生児・乳幼児のケアを行う。これらのケアには予防的措置や異常の早期発見，医学的措置を得ることなど，必要に応じた救急処置の実施が含まれる。さらに，助産師は母子のみならず，女性の生涯における性と生殖にかかわる健康相談や教育活動を通して家族や地域社会に広く貢献する。その活動は育児やウイ(ママ)メンズ・ヘルスケア活動を包含する。

保助看法第3条と同様，その業務の一つとして，妊娠期から産褥期までのケアを掲げている。そしてそれに引き続き，「すなわち助産師は，助産過程に基づき，分娩介助ならびに妊産褥婦および新生児・乳幼児のケアを行う」とあり，「分娩介助」はケアと並列する記述となっているが，「分娩介助」と「分娩期のケア」の言葉の使い方には，まだ統一したものはない。

また，特筆すべきは，「助産過程に基づき」としているところである。助産師の業務は，単なる行為ではなく，「自らの専門的な判断と技術に基づ」いて行うものであることが強調されているところも，専門職として重要である。

さらに，母子だけでなく，「女性の生涯における性と生殖にかかわる健康相談や教育活動を通して家族や地域社会に」とある。特にこの中の「女性」とは，年齢はもちろんのこと，健康レベル，婚姻関係の有無，産む・産まないの選択，妊孕性(にんようせい)，経済状態，性自認などにかかわらず，すべての女性を指している。また，そのパートナーを含む家族，そして地域社会に対して行うことも，助産師の業務としている。

### (2) 国際助産師連盟（ICM）による定義

国際助産師連盟（International Confederation of Midwives；ICM）では，「助産師の定義」（巻末資料1）において，助産師の業務を「業務の範囲」として，下記のように定義している。

**ICMの定義による助産師の業務の範囲** [2]

助産師は，社会的責任を担った専門職として認識されており，女性の妊娠，出産，産褥の各期を通じて，サポート，ケアおよび助言を行い，助産師の責任において出産を円滑に進め，新生児および乳児のケアを提供するために，女性とパートナーシップを持って活動する。これには，予防的対応，正常出産をより生理的な状態として推進すること，母子の合併症の発見，医療あるいはその他の適切な支援を利用することと救急処置の実施が含まれる。

助産師は，女性のためだけではなく，家族および地域に対しても健康に関する相談と教育に重要な役割を持っている。この業務は，産前教育，親になる準備を含み，さらに，女性の健康，性と生殖に関する健康，育児に及ぶ。
　助産師は，家庭，地域（助産所を含む），病院，診療所，ヘルスユニットとさまざまな場で実践することができる。

　妊娠期から産褥期までの「サポート，ケア，助言」として，業務の内容をそれぞれ明確に分けて記しているのは，これらを使い分けて業務を遂行することを表しており，特徴的である。

　また，業務を行うに当たっては，「女性とパートナーシップを持って活動する」とあり，単に「活動する」だけでなく，女性との信頼関係を構築し，その関係性を大事にするとしているICMの「助産師の倫理綱領」（巻末資料6）と関連している。

　また，「予防的対応，正常出産をより生理的な状態として推進すること，母子の合併症の発見」は世界的に共通であるが，医療が必要となった場合には「医療あるいはその他の適切な支援を利用することと救急処置の実施が含まれる」と，先述の日本における「臨時応急の手当」が，明確に業務内容の中に明記されている。そのため，助産師は救急時の対応能力を有していることが業務遂行の上で必須である。

## 3　施策や通知に見る助産師の業務

　助産師の業務は，法令などで定められているものだけではない。社会の要請に協調する必要のある業務もある。社会自体は日々動いており，女性やその家族も日々変化している。そのような時代の中で，助産師の必要とされる業務も変化していくのは当然のことである。常に妊産婦や女性のために必要なことを見出し，それが自分の業務であることを理解し，時代とともに柔軟に対応できる助産師でなければならない。

### (1) 他職種との連携とチーム医療

　周産期に関わる人々に共通する願いは，妊産婦の安全で安心な妊娠・分娩である。そのためには，助産師がさらに専門性を発揮できるよう，産科医師との連携・協力，役割分担を行うことが必要である。さらに，2010年の「チーム医療の推進に関する検討会」報告書[3)]においては，「役割拡大」として，「会陰裂傷の縫合については，安全かつ適切な助産を行う上で必要性の高い行為であることを考慮しつつ，安全性の確保の観点から，助産師が対応可能な裂傷の程度や助産師と産科医の連携の在り方等について臨床現場での試行的な実施と検証を行い，その結果を踏まえて最終的な結論を得ることが適当である」とされ，現在では，教育機関での演習，医療機関においては試行的な実施がなされている。

　これらに関する通知としては，これまでに，2007年3月に「分娩における医師，助産師，看護師等の役割分担と連携等について」，2007年12月に「医師及び医療関係職と事務職員等との間等での役割分担の推進について」，2010年4月に「医療スタッフの協働・連携によるチーム医療の推進について」が発出されている。

**分娩における医師，助産師，看護師等の役割分担と連携等について**

① 医師は，助産行為を含む医業を業務とするものであること（医師法第17条）に鑑み，その責務を果たすべく，母児の健康と安全に責任を負う役割を担っているが，その業務の遂行にあたっては，助産師及び看護師等の緊密な協力を得られるよう医療体制の整備に努めなければならない。
② 助産師は助産行為を業務とするものであり（保健師助産師看護師法第3条），正常分娩の助産と母子の健康を総合的に守る役割を担っているが，出産には予期せぬ危険が内在することから，日常的に医師と十分な連携を取ることができるよう配慮する必要がある。
③ 看護師等は療養上の世話及び診療の補助を業務とするものであり（保健師助産師看護師法第5条及び第6条），分娩期においては，自らの判断で分娩の進行管理は行うことができず，医師又は助産師の指示監督の下診療又は助産の補助を担い，産婦の看護を行う。

（厚生労働省医政局長通知，平成19年3月30日　医政発第0330061号）

**医師及び医療関係職と事務職員等との間等での役割分担の推進について**

**基本的考え方**

各医療機関においては，良質な医療を継続的に提供するという基本的考え方の下，医師，看護師等の医療関係職の医療の専門職種が専門性を必要とする業務に専念することにより，効率的な業務運営がなされるよう，適切な人員配置の在り方や，医師，看護師等の医療関係職，事務職員等の間での適切な役割分担がなされるべきである。

（中略）

**医師と助産師との役割分担**

保健師助産師看護師法において，助産師は助産及びじょく婦及び新生児の保健指導を担っているものである。医師と緊密な連携・協力関係の下で，正常の経過をたどる妊婦や母子の健康管理や，分娩の管理について助産師を積極的に活用することで，産科医療機関における医師の業務負担を軽減させることが可能となる。こうした産科医療機関における医師の業務負担の軽減は，医師が医師でなければ対応できない事案により専念できることにより，医師の専門性がより発揮されることを可能とするとともに，地域のより高次の救急医療を担う医療機関における産科医師の負担の軽減にも資することとなる。

特に医療機関においては，安全・安心な分娩の確保と効率的な病院内運用を図るため，妊産婦健診や相談及び院内における正常分娩の取扱い等について，病院内で医師・助産師が連携する仕組みの導入も含め，個々の医療機関の事情に応じ，助産師がその専門性を発揮しやすい環境を整えることは，こうした業務分担の導入に際し有効なものである。

医師と助産師の間で連携する際には，十分な情報の共有と相互理解を構築するとともに，業務に際しては母子の安全の確保に細心の注意を払う必要があることは当然の前提である。

（厚生労働省医政局長通知，平成19年12月28日　医政発第1228001号）

**医療スタッフの協働・連携によるチーム医療の推進について**
**基本的な考え方**
各医療スタッフの専門性を十分に活用して，患者・家族とともに質の高い医療を実現するためには，各医療スタッフがチームとして目的と情報を共有した上で，医師等による包括的指示を活用し，各医療スタッフの専門性に積極的に委ねるとともに，医療スタッフ間の連携・補完を一層進めることが重要である。
実際に各医療機関においてチーム医療の検討を進めるに当たっては，局長通知において示したとおり，まずは当該医療機関における実情（医療スタッフの役割分担の現状や業務量，知識・技能等）を十分に把握し，各業務における管理者及び担当者間においての責任の所在を明確化した上で，安心・安全な医療を提供するために必要な具体的な連携・協力方法を決定し，医療スタッフの協働・連携によるチーム医療を進めることとし，質の高い医療の実現はもとより，快適な職場環境の形成や効率的な業務運営の実施に努められたい。
なお，医療機関のみならず，各医療スタッフの養成機関，職能団体，各種学会等においても，チーム医療の実現の前提となる各医療スタッフの知識・技術の向上，複数の職種の連携に関する教育・啓発の推進等の取組が積極的に進められることが望まれる。

（厚生労働省医政局長通知，平成22年4月30日　医政発0430第1号）

### (2) タスクシフト／シェア

2019年4月1日に，働き方改革を推進するための関係法律の整備に関する法律による時間外労働の上限規制が施行された。医療現場においてもあらゆる職種が対象であるが，医師については，その特殊性を踏まえた対応が必要であることから，施行5年後（2024年4月1日）に適用される。施行に向け，厚生労働省では，規制の具体的なあり方や労働時間の短縮策などについて検討がなされてきた。

これらを踏まえ，2021年5月28日に，良質かつ適切な医療を効率的に提供する体制の確保を推進するための医療法等の一部を改正する法律が公布され，その後，関連する政・省令，通知が改正・発出された。2021年9月に発出された通知「現行制度の下で実施可能な範囲におけるタスク・シフト／シェアの推進について」では，「医師から他の医療関係職種へのタスク・シフト／シェアが可能な業務の具体例」として，多くの業務が示された。助産師に関する事項は，以下のとおりである。

**現行制度の下で医師から他の医療関係職種へのタスク・シフト／シェアが可能な業務の具体例**
**助産師**
① 院内助産
院内助産とは，緊急時の対応が可能な医療機関において，助産師が妊産褥婦とその家族の意向を尊重しながら，妊娠から産褥1か月頃まで，助産ケアを提供する体制をいう。「院内助産・助産師外来ガイドライン2018」（※）を参考に，院内助産の開設・運営に取り組むことにより，助産師の専門性の積極的な活用を図ることは，産科医師の業務負担軽減にも資すると考えられる。
② 助産師外来
助産師外来とは，緊急時の対応が可能な医療機関において，助産師が産科医師と役割分担をし，妊産婦とその家族の意向を尊重しながら，健康診査や保健指導を行う体制をいう。「院内助産・助産師外来ガイドライン2018」（※）を参考

4

に，助産師外来の開設・運営に取り組むことにより，助産師の専門性の積極的な活用を図ることは，産科医師の業務負担軽減にも資すると考えられる。
（※）平成 29 年度厚生労働省看護職員確保対策特別事業「院内助産・助産師外来ガイドライン 2018」

（厚生労働省医政局長通知，令和 3 年 9 月 30 日　医政発 0930 第 16 号）

### (3) 自律した業務

助産師は，ローリスク妊産婦に対する助産と母子の健康を総合的に守る役割を担っており，自らの判断で分娩の進行管理を行う。施設内の助産師は，医師などとのチーム医療において自律して業務を行う必要がある。助産師の自律した働き方として，院内助産・助産師外来を厚生労働省も推奨している。

2008 年，厚生労働省は「安心と希望の医療確保ビジョン」を提示し，その中で，「助産師については，医師との連携の下で正常産を自ら扱うよう，院内助産所・助産師外来の普及等を図るとともに，専門性の発揮と効率的な医療の提供の観点から，チーム医療による協働を進める。またその際，助産師業務に従事する助産師の数を増やすとともに，資質向上策の充実も図る」と記している。

### (4) 地域での活動

妊産婦の生活の場は地域である。助産師として女性とパートナーシップを持って活動するには，妊産婦の生活の場においてもケアや支援，助言を行うことが必要である。

2017 年 4 月，児童福祉法の改正とともに，母子保健法では母子健康包括支援センター（子育て世代包括支援センター◉）設置の法定化がなされた。助産師の業務として，妊産婦の不安や孤立に対応する子育て世代包括支援センターでの活動，妊娠から子育てまで切れ目ない支援が求められている。

◉ 2024年4月より，こども家庭センター。

さらに，母子保健法の改正により産後ケア事業が法制化され（2019 年 12 月改正，2021 年 4 月施行），市町村は，「出産後一年を経過しない女子及び乳児の心身の状態に応じた保健指導，療養に伴う世話又は育児に関する指導，相談その他の業務」を病院，診療所，助産所などの産後ケアセンターなどにて，助産師を中心とした実施体制で行うこととされ，特に，退院直後の母子に対する支援の事業内容としては，① 褥婦および新生児に対する保健指導および授乳指導（乳房マッサージを含む），② 褥婦に対する療養上の世話の実施が原則とされている[4)]。また，2023 年 4 月には，こども家庭庁が発足し，妊娠期から子どもに対する政策が推進されることとなった。このように，地域における助産師の活動に大きな期待がかけられている。

### (5) ハイリスク妊産婦へのケア

出産年齢が上昇し，身体的リスクの高い妊産婦が増加しており[5]，また，医学的疾患の合併があっても妊娠が可能となりつつある。特に，精神科受診の既往がある妊産婦や，精神疾患合併妊娠なども目立つようになってきている。これまで，助産師はローリスク分娩の介助を中心に業務を行ってきたが，ハイリスク妊産婦へのケアのために，疾患の理解を含む病態生理や薬剤の知識がより一層必要となる。

経済的要因・家庭的要因などにより，妊娠継続や子育てに困難が予想される社会的ハイリスク妊産婦のケアも，より一層重要となってきている。若年，高齢，身体障がい，発達障がい，育児のサポートが乏しいこと，住所不定，貧困，未受診，医療費の未払い，暴力，薬物依存，アルコール依存などの背景を持つ妊産婦への支援には，医療・保健・福祉の協働が必要となる。

### (6) ウィメンズヘルスケア

女性の多様な生き方が尊重される時代になってきている。その対応を行うために，助産師の意識はジェンダー平等でなければならない。

不妊治療者は増加しており[6]，2022 年より不妊治療が保険適用となった。また，不妊症・不育症に悩む夫婦への支援として，看護師等の医療従事者向け研修も始まった。セクシュアリティを専門とする助産師がその支援を担うことになる。

児童虐待の相談件数は増加の一途を辿り，死亡数も減少には至っていない。児童虐待は，ドメスティック・バイオレンス（DV）と同時に家庭内で起こっていることが多く，女性への支援は，児童虐待の予防や早期発見にもつながる。

若い世代が現在の体の状態を把握し，将来の妊娠や体の変化に備えて，自分たちの健康に向き合うためのヘルスケアであるプレコンセプションケアもまた，助産師が関わるところが多い。また，性感染症の予防や支援，月経に関する支援，予期せぬ妊娠へのケア，性暴力を含む女性に対する暴力予防や支援など，女性特有の課題への支援や性教育があらゆる年代に必要とされている。寿命の延長により，更年期・老年期が長くなり，それに伴う生殖器疾患や性生活へのケアも業務である。

助産師の業務としては，女性のライフサイクルにおける，身体的，精神的，社会的，そして性的な健康を理解した上で，女性を全人的に支援するための活動が，今後一層，期待される。

引用・参考文献

1) 日本助産師会（2021）：助産師の声明・綱領.
〈https://www.midwife.or.jp/midwife/statement.html〉
2) 国際助産師連盟（2017）：助産師の定義.
〈https://www.nurse.or.jp/nursing/international/icm/basic/definition/index.html〉
3) 厚生労働省（2010）：チーム医療の推進について（「チーム医療の推進に関する検討会」報告書）.
〈https://www.mhlw.go.jp/shingi/2011/03/dl/s0319-9a.pdf〉
4) 厚生労働省（2017）：産前・産後サポート事業ガイドライン　産後ケア事業ガイドライン.
5) 母子保健事業団（2022）：母子保健の主なる統計―令和4年刊行―.
6) 厚生労働省（2010）：不妊治療に関する取組.
〈https://www.mhlw.go.jp/stf/seisakunitsuite/bunya/kodomo/kodomo_kosodate/boshi-hoken/funin-01.html〉
7) 我部山キヨ子，他編（2015）：助産学講座1（基礎助産学［1］助産学概論），第5版，医学書院.
8) 加藤尚美，他編（2013）：基礎助産学，第1巻（助産学概論），日本助産師会出版.

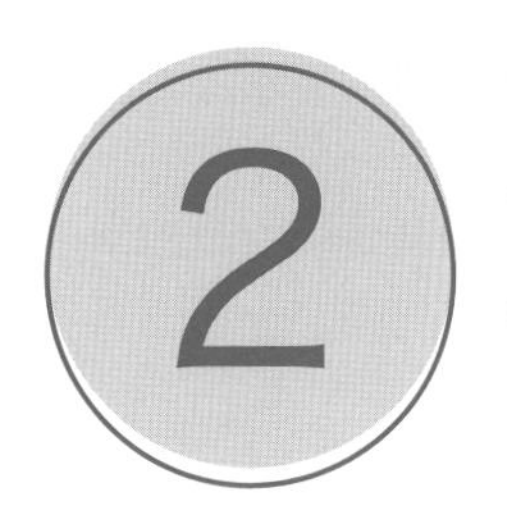

# 助産師の義務

助産師は独自の業務権を有する職業であり，その業務実践に当たっては，種々の義務が課せられている。これらは助産師の責任において課せられているものであることから，日々の業務実践においても，そのことに留意しなければならない。

助産師の義務には，法的拘束力を持つ公務上の義務と，助産師自らが対象者である妊婦や女性などに対して負う義務（倫理綱領など）とがある。

## 1 法律に規定された義務

### (1) 就業の届出義務

「業務に従事する助産師は，厚生労働省令で定める2年ごとの年の12月31日現在における氏名，住所その他厚生労働省令で定める事項を，当該年の翌年1月15日までにその就業地の都道府県知事に届け出なければならない」（保健師助産師看護師法第33条：以下，特に断りのない場合は，同法を示す）と定められており，具体的には下記のような事項である。

**保健師，助産師，看護師及び准看護師の業務従事者届記載要領（抜粋）**

**1. 基本事項**

助産師籍に登録されている氏名，生年月日を正確に記入する。また，届出を行う年の12月31日現在における満年齢を記入する。住所は，現に居住している場所を記入する。

**2. 免許の種別，登録番号及び登録年月日等**

保健師，助産師，看護師及び准看護師の免許等のうち2つ以上の免許を有する者は，その全てに係る事項について記入する。また，厚生労働省の保健師籍，助産師籍，看護師籍に登録された番号及び年月日を記入する。

**3. 主たる業務**

複数の免許等を有する場合は，その主たる業務の1つについて記入する。

**4. 業務に従事する場所**

複数の場所で業務に従事している場合は，主たるものの1つについて記載する。

複数の施設が併設され，主たる従事場所が特定できない場合は，当該複数施設のうち主たる施設に従事しているものとして記入する。

**5. その他**

看護師等学校養成所，研究機関，行政機関に従事する者については届出義務は生じないが，当該従事者の動向を把握することは看護師等の確保対策上重要であるため，届出が行われた場合は受理する。

（厚生労働省医政局看護課長通知，平成14年3月29日　医政看発第0329001号）

この届出内容の集計は，厚生労働省大臣官房統計情報部により衛生行政

4

報告例に掲載されている。助産師が看護師業務も行っている場合（たとえば，産科混合病棟での勤務など）は，主として従事する業務について届出を行う。助産師が病院などに勤務している場合は，所属機関からの要請があるが，地域で保健指導を中心に活動している場合には特に，自らの専門職としての義務を忘れてはならない。

この届出を怠った場合は，罰則として50万円以下の罰金が科せられる（第45条）。

### (2) 応召の義務

応召の義務とは，助産および保健指導を行う義務である。「業務に従事する助産師は，助産又は妊婦，じよく婦若しくは新生児の保健指導の求めがあつた場合は，正当な事由がなければ，これを拒んではならない」（第39条）と定められているが，罰則規定はない。医師，歯科医師，薬剤師，獣医師にもある義務である。

「正当な事由」について，助産師の場合の明確な定義は見当たらない。医師に対する通知では，医師の不在または病気などにより事実上診療が不可能な場合[●1]や，休日夜間診療体制が敷かれている地域において，直ちに必要な応急の措置を必要としない患者に対し，休日夜間診療所，休日夜間当番院などで診療を受けるよう指示すること[●2]とされている。患者の貧困[●3]や診療時間を制限していることを理由に，緊急を要する患者を拒むことはできない。

これらから，診察の判断を有することがある助産師の場合も同様と考えてよい。たとえば，妊婦からの電話や，診察を希望しているにもかかわらず，夜間帯であることや過去に未払いがあることを理由に拒んではならない。

●1　厚生省医務局医務課長回答「所謂医師の応招義務について」，昭和30年8月12日　医収第755号。

●2　厚生省医務局長回答「医師法第十九条第一項の診療に応ずる義務について」，昭和49年4月16日　医発第412号。

●3　厚生省医務局長通知「病院診療所の診療に関する件」，昭和24年9月10日　医発第752号。

### (3) 証明書等の交付義務

「分べんの介助又は死胎の検案をした助産師は，出生証明書，死産証書または死胎検案書の交付の求めがあつた場合は，正当な事由がなければ，これを拒んではならない」（第39条第2項）とあり，求めがあった場合，助産師は必要な証明書を作成しなければならない。出生届および死産届については，具体的には下記のように定められている。

**出生届について**

① 出生の届出：出生後14日以内（国外で出生した場合は3カ月以内）に出産に立ち会った医師または助産師の出生証明書を添えて，届出人の本籍または出生地の市町村（特別区は区長）に届け出る（戸籍法第49条，第51条）
② 出生の届出者：父又は母が行うものとし，父母ができない場合は同居者，出産に立ち会った医師，助産師またはその他の者が届ける（戸籍法第52条）
③ 出生証明書記載事項：
　一．子の氏名及び性別
　二．出生の年月日時分

三. 出生の場所及び種別
四. 体重及び身長
五. 単胎，多胎の別（多胎の場合は出産順位）
六. 母の氏名及び妊娠週数
七. 母の出産した子の数
八. 出生証明書作成年月日
九. 出生証明書作成の医師，助産師その他の立会い者の住所

(出生証明書の様式等を定める省令，昭和 27 年 11 月 17 日　法務省・厚生省令第 1 号)

死産届について

① **死産とは**：妊娠第 4 月以後における死児の出産をいい，死児とは出産後において，心臓膊動，随意筋の運動および呼吸のいずれをも認めないものをいう。
② **死産届け**：医師または助産師の死産証書または死胎検案書を添えて，死産後 7 日以内に届出人の所在地または死産のあった場所の市町村長（特別区にあっては区長）に届け出る。
③ **届出義務者**：第一届出義務者は父であり，やむをえない事由のため父が届出することができない場合は母，父母ともにやむをえない事由のため届出することができない場合は同居人，死産に立ち会った医師，死産に立ち会った助産師，その他の立会者の順序によって届け出る。

（死産の届出に関する規程，昭和 21 年 9 月 30 日　厚生省令第 42 号より）

④ **死産証書**：医師または助産師が分娩に立ち会った場合に死産であったことを証明する文書である。
⑤ **死胎検案書**：医師または助産師が分娩に立ち会った妊婦以外の妊婦の分娩した死胎について検案した文書である。

### (4) 異常死産児の届出義務

「助産師は，妊娠四月以上の死産児を検案して異常があると認めたときは，二十四時間以内に所轄警察署にその旨を届け出なければならない」(第 41 条）とある。この場合の「異常がある」とは，故意に死に至らしめたと考えられる場合であり，この届出に違反した場合の罰則は，50 万円以下の罰金である。

### (5) 予期しなかった死産の届

2014 年 6 月 18 日に改正された医療法により，2015 年 10 月 1 日より医療事故調査制度が施行された。この制度の対象となる医療事故は，「当該病院等に勤務する医療従事者が提供した医療に起因し，又は起因すると疑われる死亡又は死産であつて，当該管理者が当該死亡又は死産を予期しなかつたものとして厚生労働省令で定めるもの」とされており，死産も届出対象に該当する。そのため，助産院で予期しない死産が発生した場合には，「厚生労働省令で定めるところにより，遅滞なく，当該医療事故の日時，場所及び状況その他厚生労働省令で定める事項を第六条の十五第一項の医療事故調査・支援センターに報告しなければならない」(医療法第 6 条の 10)。

### (6) 助産録の記載および保存の義務

助産録は，医師が記載する診療録や放射線技師が記載する照射録などと並んで法令で規定されている記録であり，助産師には記載の義務がある。

「助産師が分べんの介助をしたときは，助産に関する事項を遅滞なく助産録に記載しなければならない」（第42条第1項）とされている。「助産に関する事項」，つまり，助産録への記載事項は，保助看法施行規則第34条に下記のように規定されており，記載は必須である。

**助産録の記載事項**

一　妊産婦の住所，氏名，年齢及び職業
二　分べん回数及び生死産別
三　妊産婦の既往疾患の有無及びその経過
四　今回妊娠の経過，所見及び保健指導の要領
五　妊娠中医師による健康診断受診の有無（結核，性病に関する検査を含む。）
六　分べんの場所及び年月日時分
七　分べんの経過及び処置
八　分べん異常の有無，経過及び処置
九　児の数及び性別，生死別
十　児及び胎児附属物の所見
十一　産じよくの経過及びじよく婦，新生児の保健指導の要領
十二　産後の医師による健康診断の有無

病院勤務助産師の助産録の記載について，「医師が不在，又はその他の理由で助産婦の責任において自ら助産をなした場合は，当然助産録に記載しなければならないものとするが，医師の責任において助産が行われ，助産婦は当該医師の補助者として業務を行った場合は，助産録に記載することなく当該医師が診療録に記載することにより足りるものと解してよいか」の問いに対する回答として，次のような通知が発出された。

「保健婦助産婦看護婦法第42条は助産婦が分娩の介助を行ったときは助産に関する事項を助産録に記載しなければならない旨規定しているが，病院に勤務する助産婦が医師の補助者として業務を行う場合であっても，その業務の内容に分娩の介助に該当する行為があるときは当然助産録の記載を負うものである。なお，助産録は保助看法施行規則第38条◉各号に規定する事項について助産婦自ら記載すべきものであり，医師の診療録をもってこれにかえることはできない」（昭和32年12月10日　医発第1060号より抜粋）。

◉ 現行法では第34条。

このように，助産師は，助産行為を行った場合には記載義務があり，たとえ医療介入のある分娩であっても，また，診療録に記載されていても，自らの責任において，助産録への記載の義務がある。

また，助産録の保存は，「病院，診療所又は助産所に勤務する助産師が行つた助産に関するものは，その病院，診療所又は助産所の管理者において，その他の助産に関するものは，その助産師において，5年間これを保存しなければならない」（第42条第2項）と定められている。

なお，これら助産録の記載ならびに保存の義務には，罰則があり，第42条の規定に違反した者は，50万円以下の罰金と定められている（第45条）。

### (7) 守秘義務

「医師，薬剤師，医薬品販売業者，助産師，弁護士，弁護人，公証人又はこれらの職にあった者が，正当な理由がないのに，その業務上取り扱ったことについて知り得た人の秘密を漏らしたときは，六月以下の懲役[●1]又は十万円以下の罰金に処する」と，刑法第134条に定められ，罰則規定もあり，助産師には高度な守秘義務が課せられている。このことは，助産師が医師や歯科医師などと同様に独立開業ができ，重要な書類を記述する義務も負っているため，その責任の重さの表れともいえる。

●1 2022年の法改正で「拘禁刑」に変更（2025年施行予定）。

特に，出産は慶事であるため，人は安易にたずねたり話題にしたりすることがあるが，助産師が業務上知り得た情報を漏洩することがないように気をつけなければならない。

また，助産師として人工妊娠中絶に携わる場合がある。その場合にも，「不妊手術又は人工妊娠中絶の施行の事務に従事した者は，職務上知り得た人の秘密を，漏らしてはならない。その職を退いた後においても同様とする」（母体保護法第27条）と，秘密の保持が規定されている。この場合にも，「第二十七条の規定に違反して，故なく，人の秘密を漏らした者は，これを六月以下の懲役[●2]又は三十万円以下の罰金に処する」（母体保護法第33条）と，罰則規定が定められている。

●2 2022年の法改正で「拘禁刑」に変更（2025年施行予定）。

## 2 倫理綱領に基づく義務

日本助産師会，国際助産師連盟（ICM）は助産師としての倫理綱領を，日本看護協会は「看護職の倫理綱領」を提示しており，その中に，助産師という専門的職業人としての倫理，すなわち社会的責任や社会における義務があげられている。

日本助産師会の「助産師の声明」では，「助産師が遵守しなければならない道徳的な義務」[1]，ICMの「助産師の倫理綱領」では，「どのように助産師が他者と関わり，助産を実践し，専門職としての責任と職務を担い，そして助産師がどうあるべきか，という点に関連して，ICMの目的と目標を達成する助産師の倫理的な義務が含まれる」[2]と表現されている。

以下，ICMの「助産師の倫理綱領」に沿って，その義務を紹介する（全文は巻末資料6を参照）。

### (1) 助産における関係性

助産における関係性には，助産師と対象者である妊産婦やその家族，女性などとの関係性と，助産師同士の関係性とがある。

助産師は，女性との信頼関係の中で女性の人権を尊重し，女性自身の意思決定を尊重するとともに，意思決定するための情報提供などの支援を行い，女性が行った意思決定を支持することを義務とする。

関係性の対象として，同じ助産師や他の医療職種に対しても，敬意を持って対応し，協働していくことにより，生命，人間としての尊厳と権利を尊重する義務を負う。

さらに，「助産師は，道徳的価値をもつ人間として自己に対する責任があり，道徳的に自己を尊重し，人格を保つ義務がある」とあり，善悪の判断や誠実で節度ある態度を持ち合わせ，人への思いやりや感謝，規則の尊重など，助産師としての品位を損なうことがないようにしなければならないことも示されている。

### (2) 対象者に対する助産の実践に関する責任

助産の実践では，「助産師はいかなる場合においても妊娠・出産によって女性や女児が傷つくことがあってはならないという最低限の認識を奨励する」とある。たとえば，女性性器切除（female genital mutilation/cutting；FGM/FGC）の根絶に関する活動をするなどの女性の健康の支援を行うのみならず，助産師の言葉で傷つけるようなことはあってはならない。

また助産師は，安全な助産実践を行うため，科学的根拠（エビデンス）に基づいた専門的知識を活用して最善のケアを行う義務を負う。その対象者には，不当差別をすることなく平等にケアを行う義務がある。

### (3) 専門職としての助産師の責任

助産師は専門職として，個人情報を守秘し，「自己の決定と行動に対する責任を有し，女性へのケアの結果について，説明する責任」がある。すなわち，助産師は，その資格において，責任ある行動が求められる職種なのである。一方で，対応が困難となりうる場合においては，連携システムを用いて必要なところに搬送・紹介することも，責任ある態度である。

さらに，助産師には，妊産婦や女性へのケアだけでなく，その人たちが広く恩恵をこうむる母子保健施策にも参画する義務がある。

### (4) 助産の知識と実践の発展

助産師にはまた，相互評価や研究などを通じて，専門的知識や技術を発展する義務，職業の業務の水準を維持・向上させる義務がある。さらには，「助産師を目指す学生への正式な教育や，助産師の継続教育に貢献する」とあげられており，これは，これまで脈々と続いてきた助産師のケアを次世代に継続していくための義務といえる。

引用文献

1）日本助産師会（2021）：助産師の声明・綱領.
〈https://www.midwife.or.jp/midwife/statement.html〉
2）国際助産師連盟（2014）：助産師の倫理綱領.
〈https://www.nurse.or.jp/nursing/international/icm/basic/ethics/index.html〉

4

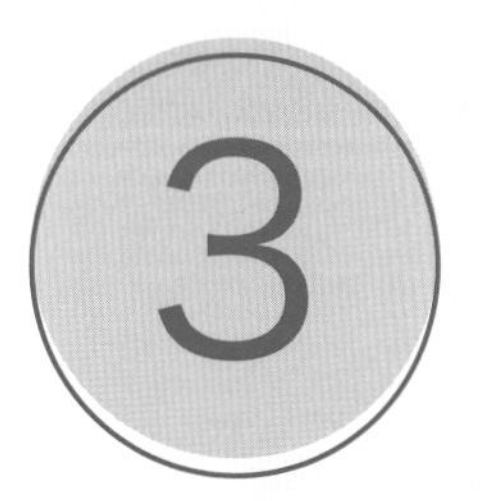

# 助産業務と助産ガイドライン

## 1 助産ガイドラインとは

ここでは，助産の分野で用いるclinical practice guideline（診療ガイドライン）を助産ガイドラインと定義したい。Last[1]は，その著書“A Dictionary of Epidemiology”で，「ガイドラインとは，定められた課題や機能に関する公的文書。ガイドラインの例としては診療ガイドライン（看護や助産ガイドライン），予防的スクリーニング方法適用のためのガイドライン，そして疫学の実践や研究における倫理的行為のガイドラインがある。規則が厳密に順守されることが意図され，違反に対する罰則が含まれている行動規範と対比させてみるとよい」と説明している。

つまり，推奨を含むガイドラインは，法的な制約や拘束を受けず，行動規範とは異なるものである。イギリスのScottish Intercollegiate Guidelines Network（SIGN）[2]は，「私たちの目的は，現在のエビデンスに基づく治療の有効性に関する推奨を含む国レベルの診療ガイドラインの作成，普及を通じて，診療とアウトカムのバラツキを減じ，国内の患者ケアの質を向上させることである」として，最新のエビデンス（科学的根拠）に基づくケアを浸透させ，ケアの質の向上を目的としていることがわかる。

米国アカデミー医学研究所（Institute of Medicine of the National Academy；IOM）[3]では，診療ガイドラインとは，「特定の臨床状況のもとで，臨床家や患者が，適切な判断や決断を下せるように支援する目的で体系的に作成された文書」であると定義している。

◉ 2015年に，米国医学アカデミー（National Academy of Medicine；NAM）に改称。

このIOMの診療ガイドラインの定義のポイントは3つある。1つ目は，「支援する」ことが目的であり，規則や規制を目的としていないこと。2つ目は，実践家（practitioner）というのは，チーム医療を想定しており，医師などに限定されていないこと。3つ目は，診療ガイドラインの利用者として患者を明記し，中心としてとらえていること。助産の分野であれば，患者ではなく妊娠・出産をする女性とその家族や支援者が利用するための助産ガイドラインと考えてよいであろう。

助産ガイドラインは，女性や患者，その家族と実践家である助産師の意思決定を支援することが第一の目的となっているが，それ以外にも，最新のエビデンスに基づいた効果的なケアの提供，臨床現場での問題の解決，質の保証の基準を満たした，あるいは基準を超えた卓越した助産ケア提供の実現，革新の導入（新しい，効果的な予防法や治療法，スクリーニングなどの方法の紹介）があげられる[4]。さらには，助産ガイドラインを作成し，使用することによって，質の高い根拠に基づく助産ケアの提供を促すことが可能となる[5]。

## 2 助産ガイドラインの構造と作成手順

助産ガイドラインを作成していく方法は，いくつか存在するが，エビデンスに基づく手法が最も世界で主流となっている。助産ガイドラインのテーマが設定されたら，その問題の関係者を集めて作成グループが組織される。日本では，学会の関係者が主体となって診療ガイドライン作成作業が進められることが多い。海外では，英国国立医療技術評価機構（National Institute for Health and Care Excellence；NICE）などの公的機関が診療ガイドラインを作成する場合は，設定されたテーマに関わる領域の多職種の専門家や，対象者となる女性，患者，家族や支援者が参加して，最新のエビデンスの情報を共有した上で，コスト，有害事象，女性の価値観と意向などを加味して合意を形成し，推奨をするかしないかを決め，文書として診療ガイドラインを公表する。このエビデンスに基づく手法による助産ガイドライン作成は，系統的レビューの手法に準じて，まず答えるべき臨床上の疑問・課題を定式化し，網羅的な検索と，文献のスクリーニング，バイアスの評価（批判的吟味），可能であればメタ解析を行う。

Sakett らは，evidence based medicine（EBM）とは，「個人の患者のマネジメントにおいて，現在の臨床研究から得ることができる最善のエビデンスを良心的に，思慮深く使うことである」と定義している[6]。助産師が実施する場合には，evidence based midwifery（EBM）となるが，基本的な考え方には違いはなく，最善のエビデンスをもとにした意思決定のプロセスの一つである。

EBM を実践するためには，5つのステップがある。

第一のステップとして，研究疑問を“PICOS”と称する形，つまり，「どのような対象者・女性・患者・疾患・病態に対して（participants），どのような介入を行い（intervention），何と比較し（comparison），どのような結果（介入の効果）を期待するか（outcome），どのような研究デザインを含めるか（study design）」に定式化する。

第二のステップとしては，エビデンスについて情報収集する。明確化された研究疑問に基づいて，研究を網羅的に検索し，収集する。

第三のステップとしては，エビデンスの批判的吟味を行う。入手した論文の妥当性，信頼性の評価（批判的吟味）を行い，エビデンスをナラティブにまたは可能であればメタ解析など量的に集約する。さらに，結果の臨床的重要性，妥当性を吟味し，アウトカムごとにエビデンスの質を評価し，その研究結果が定式化した研究疑問の解決に役立つかどうかを検討する。

第四のステップとしては，エビデンスの適用であり，レビューの結果が実際の臨床の妊産婦に適用できるかどうか，どのように説明できるかを検証する。

最後の第五のステップでは，適用したエビデンスの結果を評価する。

このように，EBMの手法による診療ガイドライン作成では，まず答えるべき研究疑問（臨床的な課題）を明確化し，それに対して，系統的レビューの方法に準じて，文献の系統的・網羅的検索と批判的吟味を実施する。以前は，教科書的な疑問に答えるために，専門家がサマリーを記載したものが用いられるのが主流であったが，現在では，系統的レビューを用いて診療ガイドラインを作成する方法が世界的に主流である。また，世界的には診療ガイドラインにおけるエビデンスの質や推奨度の強さの決定・表記の標準化をするアプローチの開発を進めているGrading of Recommendations Assessment，Development and Evaluation（GRADE）ワーキンググループ[7]の手法が多くの診療ガイドライン作成に用いられている。日本では，GRADEの手法を用いた助産ガイドラインは少ないが，今後増えていく可能性がある。

GRADEは，さまざまな組織を代表する方法論学者，助産師，看護師，臨床医，疫学統計家，系統的レビュアー，および診療ガイドライン作成者が結集し，非公式共同体として2000年に発足して「GRADEアプローチ」を開発し，提示形式としてエビデンスプロファイルを開発した。GRADEの手法の優れているところは，今までは研究デザインで一律に定められていたエビデンスの質が，ランダム化比較試験の系統的レビューの結果であっても，質を5項目で評価することで低い質になる可能性があり，観察研究の系統的レビューの結果であっても高い評価になる可能性があるということである。「GRADEアプローチ」を用いるためには，必ず系統的レビューを実施しなければならず，世界的に，診療ガイドラインの内容は，教科書的なナラティブな内容から，系統的レビューへのシフトが見られる。また，ヘルスアウトカム，つまり，介入の結果や効果を示すアウトカムが重要視されるようになった。どのようなアウトカムに対して効果があるのかという効果の検証を系統的レビューで行い，効果があったものは多くの人が利用できるように助産ガイドラインで周知するという，パッケージ的な利用が，より質の高いエビデンスをもとにしたケアにつながる。

## 3 助産業務に関連するガイドライン

国内の助産に関連する助産ガイドライン，また，看護ガイドライン，診療ガイドラインを紹介する。

**国内の助産に関連する助産ガイドライン，看護ガイドライン，診療ガイドライン**

- 日本看護協会
  「院内助産・助産師外来ガイドライン 2018」
- 日本助産師会
  「助産業務ガイドライン 2019」
- 日本助産学会
  「エビデンスに基づく助産ガイドライン―妊娠期・分娩期・産褥期 2020」
  「EBM に基づく助産ケアのガイドラインの開発と評価」
- カンガルーケア・ガイドラインワーキンググループ編
  「根拠と総意に基づくカンガルーケア・ガイドライン」
- 日本周産期・新生児医学会
  「『早期母子接触』実施の留意点」
- 日本新生児看護学会，日本助産学会
  「NICU に入院した新生児のための母乳育児支援ガイドライン」
- 聖路加看護大学女性を中心にしたケア研究班
  「EBM の手法による周産期ドメスティック・バイオレンスの支援ガイドライン 2004 年版」
- 「不妊患者支援のための看護ガイドライン」作成グループ
  「不妊患者支援のための看護ガイドライン―不妊の検査と治療のプロセス―」
- 最先端・次世代研究開発支援プログラム子育て支援ガイドライン開発研究プロジェクト
  「高年初産婦に特化した産後 1 か月までの子育て支援ガイドライン」
- 「新生児の痛みの軽減を目指したケア」ガイドライン作成委員会
  「NICU に入院している新生児の痛みのケアガイドライン」
- 日本産科婦人科学会・日本産婦人科医会
  「産婦人科診療ガイドライン―産科編 2020」

診療ガイドラインまたは助産ガイドラインは可能であれば，5 年以内のものを参照してほしい。5 年以上経過したものに関しては，それ以降に研究が発表されていないか確認する必要がある。

引用文献


1) Last, J. M.(2001)：A Dictionary of Epidemiology, 4th ed., Oxford University Press.
2) Scottish Intercollegiate Guidelines Network：About us.
〈https://www.sign.ac.uk/about-us〉
3) Institute of Medicine(1992)：Guidelines for Clinical Practice：from Development to Use, Washington DC, National Academy Press.
4) 操華子（2004)：EBM，EBN と看護ガイドライン―その概要と今後の展望（特集 EBN への新しい流れ　看護ガイドラインとは何か）．インターナショナルナーシングレビュー，27（4)：28-35.
5) Thomas, L. H., Cullum, N. A., McColl, E., Rousseau, N., Soutter, J., Steen, N.(1999)：Guidelines in professions allied to medicine. *The Cochrane Database Syst. Rev.*, 2000（2)：CD000349.
6) 中山健夫（2010)：臨床研究から診療ガイドラインへ：根拠に基づく医療（EBM）の原点から．日本耳鼻咽喉科学会会報，113（3)：93-100.
7) Atkins, D., *et al.*, GRADE Working Group（2004)：Grading quality of evidence and strength of recommendations. *BMJ*, 328（19)：1490.

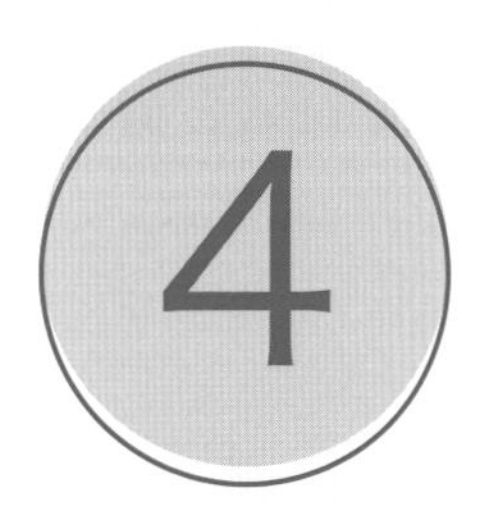

# 安全管理体制

助産師の業務は，個人開業から三次救急医療機関まで幅広く展開される。母子の生命に密接に関わる周産期医療で安全（patient safety）を担保するためには，助産師個人が対象者の安全管理に努めるだけでなく，関連職種および組織全体で管理できる体制を整え，利用者の利益につながる目的を共有することが重要である。

ここでは，助産学生や新人助産師が助産業務を行う典型的な施設として，【複数の診療科と入院病棟を持つ地域の中核病院の周産期母子医療センター】を想定し，助産師が業務を行うに当たって基盤となる安全管理体制と，構成員に求められる取り組み（法令遵守；コンプライアンス）について述べる。

## 1 病院の安全管理体制

病院には，院長に集約される樹形状の組織図が作成されている（図 4-1)。これは，医療事故の際など，院長名で対外的に対応するための指示命令系統として非常に重要である。

院長の直下には，「医療安全管理室」などの名称で関連の情報を集約する部門が設置され，専従の（他の業務をせず，医療安全だけを担当する）安全管理者を置くことが医療法で定められ，通常は副院長が室長を担う。医療安全管理室は，各診療部門や病棟などの現場で発生したインシデント・アクシデントに関わる情報を一元的かつ遅滞なく集約・伝達するハブにあたる。重大事案の発生時には，上司（診療部長，看護師長など）から迅速・正確に院長まで縦方向に伝達する「ライン機能」が強化される。

一方，医療安全管理部門とは別に，兼任で医療安全委員会が置かれる。ここでは，定期会議の中でインシデント・アクシデントを共有・分析し，改善策を検討し，院長・幹部へ提言するなど，必ずしも職位によらずに院長へ横につなぐ「スタッフ機能」が発揮される。

各部署や病棟でも安全管理係やリーダーなどが任命されて医療安全管理室とつながり，日常的な安全対策に向けた活動を行うことが多い。上意下達（じょういかたつ）ではなく，安全という目標に向けて，文字どおり縦横にネットワークを組むことが健全な組織のカギとなる。

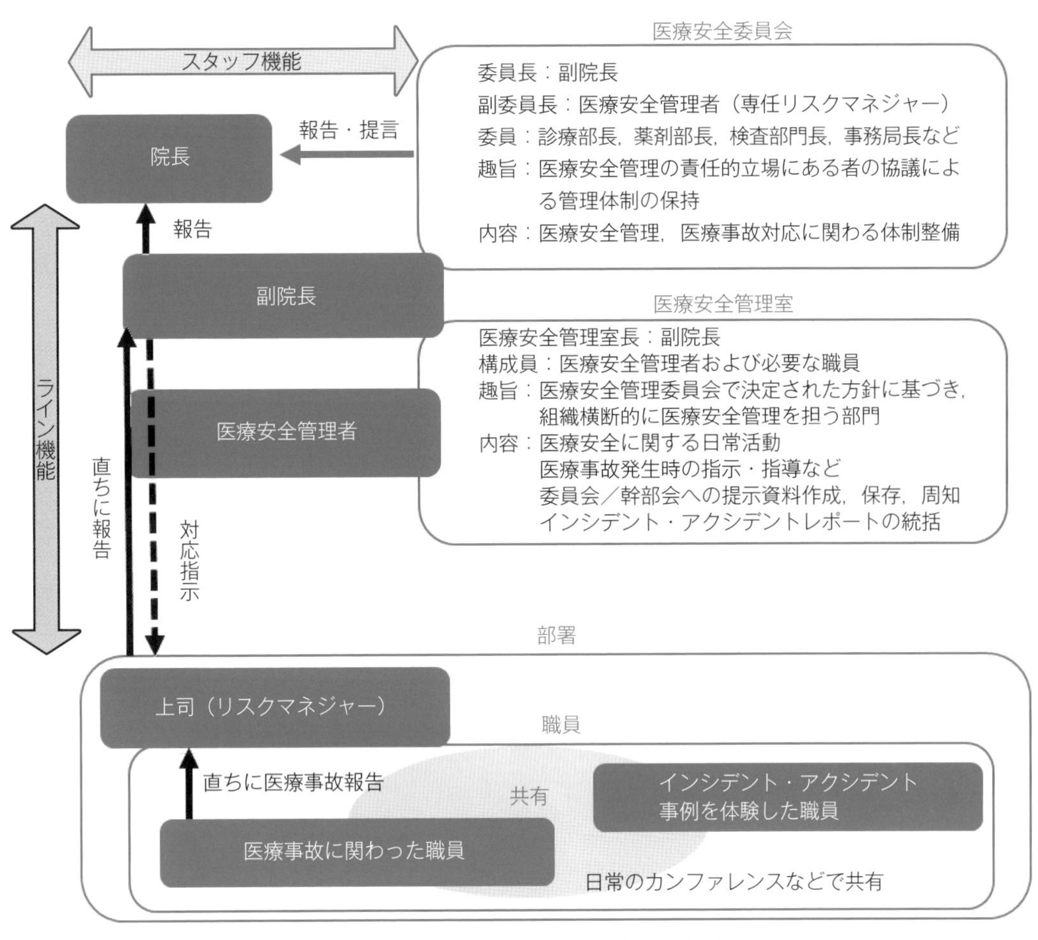


図 4-1　医療安全管理体制の例（組織図）
（文献[2]を参考に作成）

## 2　助産師に求められる安全管理

### 「安全な医療を提供するための 10 の要点」

2001 年に厚生労働省が提示した「安全な医療を提供するための 10 の要点」[3]には，医療機関での安全管理における取り組みとして普遍的な視点が示されている。この項目に従ってスタッフ助産師の活用例を紹介する。

#### (1)「根づかせよう安全文化　みんなの努力と活かすシステム」

妊産婦の安全が第一義であることを，関係する全職種と確認しておく。また，そのために義務づけられる研修などには積極的に参加して理解を深め，日常業務に応用する。

#### (2)「安全高める患者の参加　対話が深める互いの理解」

バースプランなど，妊産婦の希望や意見を十分に聞き，施設として対応できることだけでなく，対応できかねることについても説明し，納得できる代替案の提示を行う。また，状況が変化した場合にも速やかに説明を行い，その状況で選択が推奨される医療やケアについて適切に提案する。

### (3)「共有しよう　私の経験　活用しよう　あなたの教訓」

協働するすべての職種から集約されたインシデント，アクシデントは「他山の石」である。積極的に学び，安全に向けたヒントや改善策を職場で共有する。

### (4)「規則と手順　決めて　守って　見直して」

職場の規則やマニュアルを確認し，確実に実施する。また，実際と異なる運用があると気づいた場合には，最新の根拠に照らして改訂作業に参加し，修正内容を同僚と共有し，変更したことを確実に実施する（evidence based medicine；EBM）。

### (5)「部門の壁を乗り越えて　意見かわせる　職場をつくろう」

部門，職種，職位，経験年数にかかわらず意見できる関係性が構築できるように，日常的にアサーティブな対応ができるよう実践，研鑽，共有する。

### (6)「先の危険を考えて　要点おさえて　しっかり確認」

「何かあるかもしれない」という観点で確認作業に参画する。「いつもと違う」と感じたときには，躊躇せずにアラートを出す勇気を持つ。

### (7)「自分自身の健康管理　医療人の第一歩」

勤務に当たって体調を整え，実習中の学生を含めて自分より経験の浅いメンバーの体調には特に配慮する。休憩や夜勤時の仮眠のとり方なども工夫し，普段から無理なくカバーできる職場風土作りに参画する。

### (8)「事故予防　技術と工夫も取り入れて」

人の注意には限界がある。日常的な工夫で改善されることも多いが，モニターやセンサーなど，経費が必要なIT（information technology；情報技術）機器の導入などの発案については，上司から組織へと提案を上げていく。

### (9)「患者と薬を再確認　用法・用量　気をつけて」

自分で名乗ることのできない新生児も，周産期医療の対象者である。特に母親と離れている場合に，使用する薬剤・検査検体・ネームバンド・哺乳量メモなどを確認する場合は，複数人数での確認を習慣化する。

### (10)「整えよう療養環境　つくりあげよう作業環境」

すべて“S”で始まる「整理・整頓・清掃・清潔，しつけ」を“5S（ごエス）”と呼ぶが，この習慣づけが感染対策の基本であり，助産ケアに集中できる安全な環境の基礎になる。

## 3 助産師の法令遵守

近年は，周産期関連の団体，学会などからEBMに基づいたさまざまなガイドラインが示され，報告・連絡・相談の基準などが明確になっていることから，助産業務の範囲の逸脱に関わる事故の危険性は少なくなっている。一方で，専門職としての助産師が個々に法令遵守（コンプライアンス）を求められる視点について以下に示す。

### 1）個人情報保護の視点

2020年に個人情報の保護に関する法律（個人情報保護法）が改正され，2022年から全面施行となったことで，医療施設にも事業者としての施設の情報管理者と担当者（一般職員）の役割が明確に分けられた。

医療施設は患者カルテを前提として多くの個人情報を扱うため，表4-1に示す4つの安全管理措置を適切に講じることが求められている[4)]。また，業務に従事する助産師には，個人情報保護に関する就業規則の周知やe-ラーニング研修受講が義務づけられている[5)]。

### 2）労働安全衛生の視点

労働安全衛生法（昭和47年法律第57号）に則り，事業者としての病院は労働者として職員の定期健康診断をはじめ，職場環境の整備・改善を行っている。職員のメンタルヘルスについても注目され，2015年には，ストレスチェックが義務化された。また，2020年には50人以上の規模の施設で，2022年からはすべての規模の施設でもハラスメント防止が事業主の義務となった。

表4-1　医療施設に求められる安全管理措置

| 種類 | 内容 | 担当 |
| --- | --- | --- |
| ① 組織的安全管理措置 | 組織体制の整備，個人データの取り扱いに関する規律，確認手段の整備，漏洩等の事案へ対応する体制　など | 幹部職員・医療情報管理部門の職員 |
| ② 人的安全管理措置 | 個人情報の扱いに関する教育や研修・就業規則等への反映　など | すべての職員 |
| ③ 物理的安全管理措置 | 情報管理区域，機器管理，盗難，媒体の運搬に係る漏洩防止，媒体等の廃棄　など | 医療情報管理部門の職員 |
| ④ 技術的安全管理措置 | アクセス制御，認証システム，不正アクセス防止，漏洩防止　など | 医療情報管理部門の職員 |

これらの対応に当たって，日本看護協会では2018年に「看護職の健康と安全に配慮した労働安全衛生ガイドライン～ヘルシーワークプレイス（健康で安全な職場）を目指して～」[7]を公表した。ここでは，働く看護職を主軸として，対象となる患者（受益者），それを支える看護管理者，組織・施設管理者がともに取り組むことを示し，看護職だけでなく，職員を守る職場環境・風土，社会への貢献を目指す職場が基本的人権を尊重する社会作りへ貢献することを目指し，具体化へのステップを提示している。

### 3）倫理綱領

日本助産師会[8]では助産師の実践・教育・研究における統一指針として，国際助産師連盟（ICM）[9]では専門職としての倫理的意義について，それぞれ「助産師の倫理綱領」を示している。また，日本看護協会[10]では，「看護職の倫理綱領」を公表し，あらゆる実践の場における看護職を対象とした行動指針を示している。

倫理綱領は，法律のような拘束力のあるものではないが，実践に当たる助産師は定期的に見直して振り返り，課題を見出す原点としたい。


引用・参考文献

1）福井トシ子編（2022）：新版助産師業務要覧，第3版2023年版，Ⅰ巻（基礎編），日本看護協会出版会，p.146-175.
2）厚生労働省：国立病院・療養所における医療安全管理のための指針，医療安全管理に関する組織体制.
〈https://www.mhlw.go.jp/topics/bukyoku/isei/i-anzen/1/torikumi/naiyou/manual〉
3）厚生労働省（2001）：安全な医療を提供するための10の要点.
〈https://www.mhlw.go.jp/topics/2001/0110/tp1030-1f.html〉
4）内閣府大臣官房政府広報室：個人情報保護法上の安全管理措置.
〈https://nettv.gov-online.go.jp/prg/prg25177.html〉
5）厚生労働省個人情報保護委員会（2017：2023一部改正）：医療・介護関係事業者における個人情報の適切な取扱いのためのガイダンス.
〈https://www.ppc.go.jp/files/pdf/01_iryoukaigo_guidance5.pdf〉
6）日本看護協会：ヘルシーワークプレイス（健康で安全な職場）.
〈https://www.nurse.or.jp/nursing/shuroanzen/healthy_work_place/index.html〉
7）日本看護協会（2018）：看護職の健康と安全に配慮した労働安全衛生ガイドライン～ヘルシーワークプレイス（健康で安全な職場）を目指して～.
〈https://www.nurse.or.jp/assets/pdf/safety_hwp_guideline/rodoanzeneisei.pdf〉
8）日本助産師会：助産師の倫理綱領.
〈https://www.midwife.or.jp/midwife/statement.html〉
9）国際助産師連盟（日本看護協会，日本助産師会，日本助産学会訳）：助産師の倫理綱領.
〈https://www.nurse.or.jp/nursing/home/publication/pdf/rinri/icm_ethics.pdf〉
10）日本看護協会：看護職の倫理綱領.
〈https://www.nurse.or.jp/nursing/assets/statistics_publication/publication/rinri/code_of_ethics.pdf〉

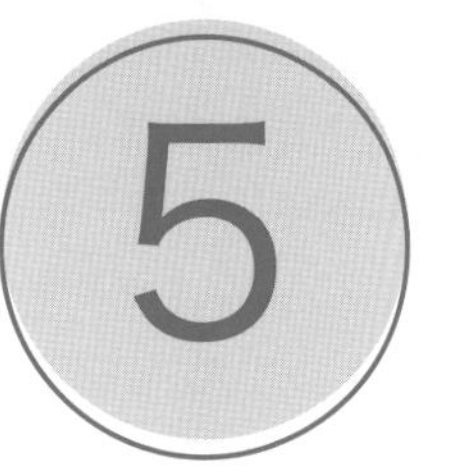

# ケーススタディで学ぶ関連法規

本項は，次のような構成になっている。

① **ケース（事例）**（筆者によって相当簡略化している）をあげる。各自，そこにどのような問題が潜んでいるのかを考えていただきたい。医療と関連法規をテーマとするときにしばしば問題となる，「過失（医療水準）」「転医・転送義務」「監視・説明義務」についての３つのケースを取り上げる。

② ケースに対する**判決**を示し，そのケースの法的な解決を理解する。

③ その上で，**ルール**を示す。

なお，文中の下線は，筆者によるものである。

判決は，あくまでも個別の事案に対する判断である。しかし，最高裁判所が出した判決の中核的な部分は**判例**となり，以後の同じような事案へのルールとなる（先例拘束力と呼ぶ）。法律家は，この判例を理解して，事例に当てはめていくのである。

## 1 ケース１：過失・医療水準についての最高裁判所平成７年６月９日判決

### ケース

**1**　Aは，昭和49年12月11日，B病院において在胎31週，体重1,508 gの未熟児として出生し，同日，C病院に転院をし，小児科の「新生児センター」に入院した。Aの担当医は，小児科D医師であった。

**2**　D医師は，同日，Aを保育器に収容し，濃度が30%以下になるようにして酸素投与を開始し，同月21日まで，チアノーゼ発作などを認めたときには濃度を34ないし37%に上げたが，それ以外は28%前後の濃度の酸素を投与し，同日午後８時以降，昭和50年１月16日まで，21ないし28%の濃度の酸素を投与した。Aの体重が2,000 gを超え，体温が36℃を超え，呼吸および脈拍が安定し，呼吸停止およびチアノーゼの症状がしばらく見られなくなったので，D医師は，同日，酸素投与を中止してAを保育器から出してみたところ，呼吸停止およびチアノーゼの症状を呈したため，再度保育器に収容し，同月23日まで24%前後の濃度の酸素を投与した。そして，D医師は，同日，酸素投与を中止してAを保育器から出したが，同月27日および同年２月13日，呼吸停止および全身チアノーゼを生じたので，酸素ボックスによる酸素吸入をした。

**3**　この間，Aは，昭和49年12月27日，C病院の眼科のE医師による眼底検査を受けたが，E医師は，Aの眼底に格別の変化がなく，次回検診の必要なしと診断した。その後，昭和50年２月21日の退院時まで，眼底検査は全く実施されなかった。

**4**　Aは，退院後の同年３月28日，D医師による眼底検査を受け，異常なしと診断されたが，同年４月９日，E医師により眼底に異常の疑いありと診断され，同月16日，D医師に紹介されて，F病院の眼科において診察を受けたところ，すでに両眼とも未熟児網膜症瘢痕期三度であると診断された。Aの現在の視力は両眼とも0.06である。

## ケースの問題点

C病院が，診療契約に基づき要求される医療水準，具体的には，Aに対して，未熟児網膜症を避けるために，糖尿病性網膜症の治療方法として確立していた，光凝固法を実施すべきであったか。そのために，医療水準の決め方，実施した措置がC病院の医療水準だったのかが問われたのである。

## 判　　決

診療契約に基づき医療機関に要求される医療水準とはどのようなものであるかについて検討する。（中略）ある新規の治療法の存在を前提にして検査・診断・治療などに当たることが診療契約に基づき医療機関に要求される医療水準であるかどうかを決するについては，当該医療機関の性格，所在地域の医療環境の特性などの諸般の事情を考慮すべきであり，右の事情を捨象して，すべての医療機関について診療契約に基づき要求される医療水準を一律に解するのは相当でない。そして，新規の治療法に関する知見が当該医療機関と類似の特性を備えた医療機関に相当程度普及しており，当該医療機関において右知見を有することを期待することが相当と認められる場合には，特段の事情が存しない限り，右知見は右医療機関にとっての医療水準であるというべきである。

そこで，当該医療機関としてはその履行補助者である医師等に右知見を獲得させておくべきであって，仮に，履行補助者である医師等が右知見を有しなかったために，右医療機関が右治療法を実施せず，または実施可能な他の医療機関に転医をさせるなど適切な措置をとらなかったために患者に損害を与えた場合には，当該医療機関は，診療契約に基づく債務不履行責任を負うものというべきである。また，新規の治療法実施のための技術・設備などについても同様であって，当該医療機関が予算上の制約などの事情によりその実施のための技術・設備などを有しない場合には，右医療機関は，これを有する他の医療機関に転医をさせるなど，適切な措置をとるべき義務がある。

## ル　ー　ル（これが判例である）

1　医療機関についての医療水準は一律ではない。

2　医療機関にとっての医療水準であれば，医師等にその知見を獲得させておくべきである。

3　医療機関が予算上の制約などの事情によりその実施のための技術・設備などを有しない場合には，右医療機関は，これを有する他の医療機関に転医をさせるなど，適切な措置をとるべき義務がある。

　ということは，まず，各医療機関の性格，所在地域の医療環境の特性などを踏まえて，何が医療水準であるのかを考える⇒その医療水準を医師等に周知・実施させる⇒それができない場合は，転医をさせることをしなければならない，という一連の流れを病院のルールとして考えていくことになる。

## 2 ケース２：転送義務についての最高裁判所平成 15 年 11 月 11 日判決

### ケース

1　B 医師は，昭和 43 年 3 月に大学医学部を卒業した医師であり，昭和 59 年 7 月から××において内科・小児科を診療科目とする医院を開設している。なお，本件医院は，いわゆる個人病院（診療所）であり，入院させるための施設はなく，1 階が診察室で，2 階に外階段で通じる処置室があった。A は，昭和 51 年××月××日生まれで，昭和 61 年 2 月 21 日から本件医院で B 医師の診療を受けるようになり，昭和 63 年 9 月 29 日までの約 2 年半の間に，発熱，頭痛，腹痛などを訴えて，25 回以上診療を受けていた。

2　急性脳症（略）

3　診療の経過

ア　当時，小学校の 6 年生であった A は，昭和 63 年 9 月 27 日ころから発熱し，同月 28 日は学校を欠席し，翌 29 日午前には，1 人で本件医院に行き，B 医師の診察を受けた。（中略：その後，10 月 4 日まで B 医師の診察を受けたほか，総合病院で診察を受けたりした）A に対しては，10 月 4 日総合病院入院の措置がとられ，翌 5 日からは，脳賦活の目的で，ルシドリールなどの投与を行ったが，A は，その後も意識が回復せず，入院中の平成元年 2 月 20 日，原因不明の急性脳症と診断された。

### ケースの問題点

B 医師に，転送（院）義務があったのか，転送すればどの程度損害が避けられたのか（損害との因果関係）が問題となったが，ここでは前者を見てみる。

### 判　　決

A は，昭和 63 年 9 月 27 日ころから発熱し，同月 29 日と 30 日の両日，本件医院で B 医師の診察を受け，上気道炎，右頸部リンパ腺炎，扁頭腺炎などと診断されて薬剤の投与を受けた。同年 10 月 1 日に発熱がやや治まったものの，同月 2 日に再び発熱し，むかつきを訴え，他の病院で救急の診察を受けたが症状は改善せず，同日夜には，大量の嘔吐をし，その後も吐き気が治まらず，翌 3 日午前 4 時 30 分ころ，同病院で救急の診察を受けた後，同日午前 8 時 30 分ころ，本件医院で B 医師の診察を受けた。

その際，B 医師は，他の病院での上記診療の経過を聞いた上で，A に 38℃の発熱，脱水所見を認め，急性胃腸炎，脱水症などと診断し，本件医院の 2 階の処置室で同日午後 1 時まで約 4 時間にわたり 700 cc の点滴による輸液を行ったが，A の嘔吐の症状は一向に改善されなかった。

（中略）本件医院は，いわゆる個人病院であり，入院加療のための設備はないことから，B 医師は，A を入院させる必要がある場合には，高度の医療機器による精密検査および入院加療が可能な病院への入院を考えており，同日夜には，同病院宛ての紹介状を作成していた。

以上の診療の経過に鑑みると，B 医師は，初診から 5 日目の昭和 63 年 10 月 3 日午後 4 時ころ以降の本件診療を開始する時点で，初診時の診断に基づく投薬により何らの症状の改善が見られず，同日午前中から 700 cc の点滴による輸液を実施したにもかかわらず，前日の夜からの A の嘔吐の症状が全く治まらないことなどから，それまでの自らの診断およびこれに基づく上記治療が適切なものではなかったことを認識することが可能であったものと見るべきであり，さらに，B 医師は，Aの容態などから見て上記治療が適切でないことの認識が可能であったのに，本件診療開始後も，午前と同様の点滴を，常時その容態を監視できない2階の処置室で実施したのであるが，その点滴中にも，Aの嘔吐の症状が治まらず，また，Aに軽度の意識障害などを疑わせる言動があり，これに不安をおぼえた母親がB医師の診察を求めるなどしたことからすると，B医師としては，その時点で，Aが，その病名は特定できないまでも，本件医院では検査および治療の面で適切に対処することができない，急性脳症などを含む何らかの重大で緊急性のある病気にかかっている可能性が高いことをも認識することができたものと見るべきである。

上記のとおり，この重大で緊急性のある病気のうちには，その予後が一般に重篤できわめて不良であって，予後の良否が早期治療に左右される急性脳症などが含まれることなどに鑑みると，B医師は，上記の事実関係のもとにおいては，本件診療中，点滴を開始したものの，Aの嘔吐の症状が治まらず，Aに軽度の意識障害などを疑わせる言動があり，これに不安をおぼえた母親から診察を求められた時点で，直ちにAを診断した上で，Aの上記一連の症状からうかがわれる急性脳症などを含む重大で緊急性のある病気に対しても適切に対処しうる，高度な医療機器による精密検査および入院加療などが可能な医療機関へAを転送し，適切な治療を受けさせるべき義務があったものというべきであり，B医師には，これを怠った過失があるといわざるをえない。

## ルール（これが判例である）

開業医が，そのもとで通院治療中の患者について，初診から5日目になっても投薬による症状の改善がなく，午前中の点滴をした後も前日の夜からの嘔吐の症状が全く治まらず，午後の再度の点滴中に軽度の意識障害などを疑わせる言動があり，これに不安をおぼえた母親が診察を求めたことなどから，その病名は特定できないまでも，自らの開設する診療所では検査および治療の面で適切に対処することができない何らかの重大で緊急性のある病気にかかっている可能性が高いことを認識することができたなど，判示の事情のもとでは，当該開業医には，上記診察を求められた時点で，直ちに当該患者を診断した上で，高度な医療を施すことのできる適切な医療機関へ転送し，適切な医療を受けさせる義務がある。

ということは，病名が特定しなくとも，何らかの重大で緊急性のある病気にかかっている可能性が高いとするならば，自院では適切な治療ができない場合は，転送すべきであるということである。

## 3 ケース3：核黄疸の説明義務についての最高裁判所平成7年5月30日判決

## ケース

1 A・B夫婦は，○○産婦人科医院を開業するD医師との間で，昭和48年9月20日，（中略）診療契約をそれぞれ締結した。

2 Bの出産予定日は昭和48年11月1日とされていたが，Bは，同年9月20日，D医師経営の医院に入院し，翌21日，吸引分娩によりCを未熟児の状態で出産した。Cの生下時体重は，2,200gであり，前頭位であって，仮死状態ではなかったものの，娩出後，少し遅れて泣き出し，顔面はうっ血状態を示していたが，それ以外には特に異常は認められなかった。D医師は，同日夕方からCを保育器に入れ，同月23日まで酸素を投与し，24日には酸素投与を中止し，25日には保育器から小児用寝台に移した。

3 Bは，長男，長女もともにD医師の経営する医院に入院して順次出産したが，この2人のどちらにも黄疸が出たこと，Cは3人目で，この場合は黄疸が強くなると児が死ぬかもしれないと他人から聞かされ，母子健康手帳にも血液型の不適合と新生児の重症黄疸に関する記載があったことなどから，第3子であるCに黄疸が出ることを不安に思い，D医師にCの血液型検査を依頼した。D医師は，これに応じてCの臍帯から血液を採取して血液型の検査を行い，Cの血液型を母親であるBと同じO型と判定し，その旨をBに伝えた。しかし，この判定は誤りで，実際にはCの血液型はA型であった。

4　Cの黄疸は，生後4日を経た同年9月25日ころから肉眼で認められるようになり，同月27日にD医師がイクテロメーター（黄疸計）で計測したところ，その値は2.5であったが，その後，退院する同月30日までCの黄疸は増強することはなかった。この黄疸についてのBらに対するD医師の説明は，Bらにとって，Cには血液型不適合はなく，黄疸が遷延するのは未熟児だからであり，心配はない，と理解される内容のものであった。

5　D医師は，同年9月30日，Cには軽度の黄疸が残っており，体重も2,100gで生下時の体重を下回っていたが，哺乳力は良好で一般状態がよかったため，Cを退院させた。右退院に際して，D医師はBに対して，何か変わったことがあったらすぐにD医師あるいは近所の小児科医師の診察を受けるようにというのみの注意を与えた。

6　Cは，同年10月3日ころから黄疸の増強と哺乳力の減退が認められ，活発でなくなってきた。そこでBは，同月4日，たまたま自宅店舗（時計店）に客として訪れた近所の小児科医師に「うちの赤ちゃん，黄色いみたいなんですけど，大丈夫でしょうか」と質問したところ，右小児科医師は，心配ならE病院の診察を受けるようすすめた。しかし，Aが受診を急ぐことはないと反対したことなどから，Cを右病院に連れて行ったのは，同月8日になってからであった。

7　Cは，同年10月8日の午前11時ころ，E病院で診察を受けたが，その時点では，Cの体温は35.5℃，体重は2,040gで，皮膚は柿のような色で黄疸が強く，啼泣は短く，自発運動は弱く，頭部落下法で軽度の落陽現象が出現し，モロー反射はあるが反射速度は遅いという状態であり，また，血清ビリルビン値測定の結果では，総ビリルビン値が1dLあたり34.1mgで，そのうち間接（非抱合型）ビリルビン値が32.2mgであった。Cは，E病院医師により核黄疸の疑いと診断され，同日午後5時30分から午後7時30分にかけて交換輸血が実施された。しかし，Cは，核黄疸に罹患し，その後遺症として脳性麻痺が残り，現在も強度の運動障害のため寝たきりの状態である。

## ケースの問題点

D医師が，特に退院の際，核黄疸の危険性について注意喚起し，Cの退院後の療養看護方法について，母親Bらに詳細な説明および指導をするべきであったのではないかが争われた。

## 判　　決

人の生命および健康を管理すべき業務に従事する者は，その業務の性質に照らし，危険防止のために実験上必要とされる最善の注意義務を要求されるのであるが，右注意義務の基準となるべきものは，一般的には診療当時のいわゆる臨床医学の実践における医療水準であるというべきである。（中略）ところで，新生児の疾患である核黄疸は，これに罹患すると死に至る危険が大きく，救命されても治癒不能の脳性麻痺などの後遺症を残すものであり，生後間もない新生児にとって最も注意を要する疾患の一つということができる。核黄疸は，血液中の間接ビリルビンが増加することによって起こるものであり，間接ビリルビンの増加は，外形的症状としては黄疸の増強として現れるものであるから，新生児に黄疸が認め

4

られる場合には，それが生理的黄疸か，あるいは核黄疸の原因となりうるものかを見極めるために注意深く全身状態とその経過を観察し，必要に応じて母子間の血液型の検査，血清ビリルビン値の測定などを実施し，生理的黄疸とはいえない疑いがあるときは，観察をより一層慎重かつ頻繁にし，核黄疸についてのプラハの第一期症状が認められたら時機を逸することなく交換輸血実施の措置をとる必要がある。未熟児の場合には成熟児に比較して特に慎重な対応が必要であるが，このような核黄疸についての予防，治療方法は，C が出生した当時，すでに臨床医学の実践における医療水準となっていたものである。

（中略）産婦人科の専門医であるD 医師としては，退院させることによって自らはC の黄疸を観察することができなくなるのであるから，C を退院させるに当たって，これを看護するB らに対し，黄疸が増強することがありうること，および黄疸が増強して哺乳力の減退などの症状が現れたときは重篤な疾患に至る危険があることを説明し，黄疸症状を含む全身状態の観察に注意を払い，黄疸の増強や哺乳力の減退などの症状が現れたときは速やかに医師の診察を受けるよう指導すべき注意義務を負っていたというべきところ，D 医師は，C の黄疸について特段の言及もしないまま，何か変わったことがあれば医師の診察を受けるようにとの一般的な注意を与えたのみで退院させているのであって，かかるD 医師の措置は，不適切なものであったというほかはない。D 医師は，C の黄疸を案じていたB らに対し，C には血液型不適合はなく，黄疸が遷延するのは未熟児だからであり，心配はない旨の説明をしているが，これによってB らがC の黄疸を楽観視したことは容易に推測されるところであり，本件において，B らが退院後，C の黄疸を案じながらも病院に連れて行くのが遅れたのは，D 医師の説明を信頼したからにほかならない（記録によれば，B は，10 月8 日C をE 病院に連れて行くに際し，A がC に黄疸の症状があるのは未熟児だからであり，心配いらないとのD 医師の言を信じ切って同行しなかったため，知人に同伴してもらったが，E 病院医師からC が重篤な状態にあり，直ちに交換輸血が必要である旨を告げられて驚愕し，知人を通じてA に電話したが，急を聞いて駆けつけたA は，医師から直接話を聞きながら，なお，その事態が信じられず，医師にも告げた上で，D 医師に電話したが，D 医師の見解は依然として変わらず，A との間に種々の問答が交わされたあげく，E 病院医師の手でC のため交換輸血が行われた経緯がうかがわれるのである）。

このような経過に照らせば，退院時におけるD 医師の適切な説明，指導がなかったことがB らの認識，判断を誤らせ，結果として受診の時期を遅らせて交換輸血の時機を失わせたものというべきである。そして，D 医師の退院時の措置に過失があるとすれば，ほかに特段の事情のない限り，右措置の不適切とC の核黄疸罹患との間には相当因果関係が肯定されるべきこととなる筋合いである。

## ル　ー　ル（これが判例である）

医師が，未熟児である新生児を黄疸の認められる状態で退院させ，右新生児が退院後，黄疸に罹患して脳性麻痺の後遺症が生じた場合につき，医師が，右新生児の血液型の判定を誤り，父母に対して，血液型不適合はなく，黄疸が遷延しているのは未熟児だからであり，心配はない旨の説明をし，退院時には，何か変わったことがあれば医師の診察を受けるようにとの一般的な注意を与えたのみで，残存していた黄疸については特段の言及もしなかったなど，判示の事実関係があるときは，医師の退院時における説明および指導に過失がある。

ということは，新生児が黄疸が認められる状況では，一般的な注意では説明は足りず，「黄疸が増強することがありうること，および黄疸が増強して哺乳力の減退などの症状が現れたときは重篤な疾患に至る危険があることを説明し，黄疸症状を含む全身状態の観察に注意を払い，黄疸の増強や哺乳力の減退などの症状が現れたときは速やかに医師の診察を受けるよう指導」すべきことになる。

## 4 現場への応用

判決は，法律家が論理的に書いたものであり，読みにくいものである。しかし，それぞれの異なるケースについての判断は，われわれがリスクマネジメントをするために重要な情報を与えてくれる。本項で示した「過失（医療水準）」「転医・転送義務」「監視・説明義務」は，周産期では重要なリスクポイントである。ぜひ参考にされたい。

また，従来行われていることであっても，エビデンスが蓄積されることにより，推奨されることも変化する。そのため，研修の受講などを通して常に最新の知見を得ることに努め，医療水準を把握していることが必要なのである。

表 4-2　医療関係訴訟（俗にいう医療過誤訴訟）の新受（新しく裁判所に提起された事件）数と，既済（判決や和解，取り下げなどで終了した）数と，そのために要した審理期間

| 年 | 新受 | 既済 | 審理期間（月） |
|---|---|---|---|
| 2017（平成 29） | 828 | 780 | 24.4 |
| 2018（平成 30） | 773 | 806 | 23.5 |
| 2019（平成 31／令和元） | 812 | 853 | 25.2 |
| 2020（令和 2） | 745 | 666 | 26.1 |
| 2021（令和 3） | 758 | 850 | 26.7 |

**解説**

医療訴訟の総量が高止まり（800 件前後）している傾向は，2008（平成 20）年ごろから続いている。裁判所で未済事件として残る件数は少ない（既済が新受を上回っている）が，審理期間は平均 2 年以上かかっている。

表 4-3　終局区分（判決，和解，取り下げなどの割合；上段は実数，下段は％）

| 年 | 判決 | 和解 | 請求の放棄・認諾 | 取り下げ |
|---|---|---|---|---|
| 2017（平成 29） | 254<br>32.6 | 425<br>52.4 | 4<br>0.5 | 27<br>3.5 |
| 2018（平成 30） | 253<br>31.4 | 475<br>55.7 | 3<br>0.3 | 37<br>4.6 |
| 2019（平成 31／令和元） | 253<br>29.7 | 475<br>55.7 | 4<br>0.5 | 47<br>5.5 |
| 2020（令和 2） | 203<br>30.5 | 355<br>53.3 | 8<br>1.3 | 42<br>6.3 |
| 2021（令和 3） | 277<br>32.6 | 446<br>52.5 | 2<br>0.2 | 48<br>5.6 |

**解説**

訴訟が提起されても，判決（白黒つける）より，和解（裁判官が話し合いの仲介をする）が多いため，訴えを提起する前の話し合いが重要である。請求の放棄と認諾が少ないことは，訴訟をすると相手方が必ず出て来て（欠席裁判が少ない），請求を争うことを意味する。取り下げの大部分は，訴訟外での話し合いが原因と考えられる。

参考に，周産期の（統計上は，産婦人科として分類されている）事故について，最近（2017〜2021 年）の裁判所の統計数字を示しておく（表 4-2〜4-5）。

表 4-4　地裁第 1 審における通常訴訟と医療関係訴訟の認容率（原告の請求が全部ないし一部認められた率：%）

| 年 | 通常事件 | 医療関係訴訟 |
|---|---|---|
| 2017（平成 29） | 84.9 | 20.5 |
| 2018（平成 30） | 85.5 | 18.5 |
| 2019（平成 31／令和元） | 85.9 | 17.0 |
| 2020（令和 2） | 86.7 | 22.2 |
| 2021（令和 3） | 84.3 | 20.1 |

解説

通常事件（消費貸借や賃貸借事件）では，多くは原告が勝つ（認容率が高い）が，医療関係訴訟では，原告の勝訴が少ない。

表 4-5　診療科別既済件数

| 年 | 内科 | 小児科 | 外科 | 整形外科 | 産婦人科 |
|---|---|---|---|---|---|
| 2017（平成 29） | 179 | 10 | 112 | 100 | 54 |
| 2018（平成 30） | 194 | 7 | 122 | 85 | 47 |
| 2019（平成 31／令和元） | 192 | 8 | 129 | 108 | 44 |
| 2020（令和 2） | 174 | 7 | 78 | 73 | 38 |
| 2021（令和 3） | 238 | 16 | 98 | 87 | 51 |

解説

最高裁では，14（13 診療科＋その他）として，既済件数が示され，ここにはそのうち代表的なものをあげた。産婦人科は，産科医療補償制度創設（2009 年）以来，既済事件は，50 件前後である（新受件数も同じ傾向がある）。その内訳全部は把握できないが，筆者の手元の判例データベースからは，帝王切開の要否が争われた事件（東京地裁令和 3 年 2 月 19 日判決）などがある。

# 第5章 活動場所の特性と業務

# 1 診療所

## 1 診療所とは

### 1）定　　義

医療法では,「『診療所』とは, 医師又は歯科医師が, 公衆又は特定多数人のために医業又は歯科医業を行う場所であつて, 患者を入院させるための施設を有しないもの又は十九人以下の患者を入院させるための施設を有するものをいう」(第1条の5第2項) とされている。この定義では, 入院患者数が0〜19人ということであるが, 産科有床診療所においては, 新生児を含まず, 妊産褥婦のみの人数をいう。

開設には,「開設地の都道府県知事（診療所又は助産所にあつては, その開設地が保健所を設置する市又は特別区の区域にある場合においては, 当該保健所を設置する市の市長又は特別区の区長）の許可を受けなければならない」(第7条) とされており, 管理者については,「病院又は診療所の開設者は, その病院又は診療所が医業をなすものである場合は臨床研修等修了医師に, 歯科医業をなすものであるときは臨床研修等修了歯科医師に, これを管理させなければならない」(第10条) と定められている。

### 2）産科診療所の特性

#### (1) 無床診療所と有床診療所

無床診療所では, 妊婦健康診査（妊婦健診）のみを行い, 分娩は分娩取り扱い医療機関に紹介する場合（セミオープンシステム）と, 自らが出向いて分娩を取り扱う場合（オープンシステム）がある（図5-1)。

無床診療所というと, これまでは, 医師が高齢になったため入院を取りやめたという場合が多かったが, 最近では, 新規開業での無床診療所も増えている。また, 近年は, 地域ごとに周産期医療体制が整備され, 基幹病院がローリスク妊婦健診を診療所に委託しているところもある。このようなオープンシステム, セミオープンシステムの活用は, 高次医療機関の産科医師の負担軽減にもなっている。

有床診療所では, 外来部門と入院部門があり, 周産期医療の一次医療機関として, 利用妊産婦には24時間応需する役割を担っている。入院部門には医療スタッフのほか, 厨房スタッフや管理栄養士なども勤務している。日本看護協会の調査結果（2012年）により, 病院では産科の混合病棟

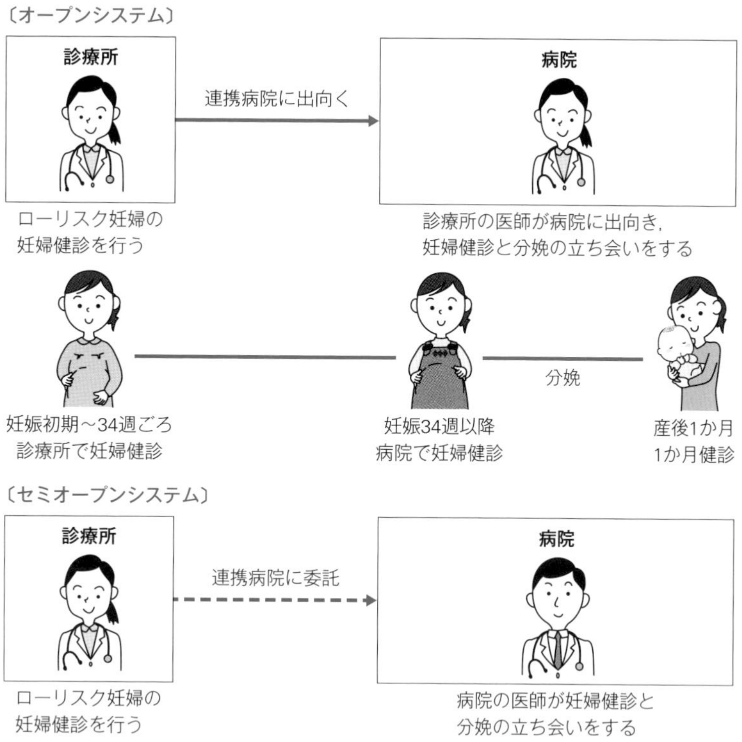

〔オープンシステム〕

診療所 — 連携病院に出向く → 病院

ローリスク妊婦の
妊婦健診を行う

診療所の医師が病院に出向き，
妊婦健診と分娩の立ち会いをする

妊娠初期～34週ごろ
診療所で妊婦健診

妊娠34週以降
病院で妊婦健診

分娩

産後1か月
1か月健診

〔セミオープンシステム〕

診療所 — 連携病院に委託 → 病院

ローリスク妊婦の
妊婦健診を行う

病院の医師が妊婦健診と
分娩の立ち会いをする

図 5-1　オープンシステム，セミオープンシステムの仕組み

表 5-1　助産師が働く環境の特徴の比較（診療所と病院）

| 診療所 | 病院 |
|---|---|
| ・妊娠中から産婦に関わることができる。<br>・助産師の業務（産科）以外のことがあまりない。<br>・管理者（院長）が方針を決める。<br>・助産師の責任感が希薄になりやすく，管理者の責任が重い。<br>・管理者と連携しやすいが，影響も受けやすい。<br>・労働条件が個々の診療所やその雇用条件により異なる。<br>・職能団体との関わりが希薄で，情報が入りにくい。<br>・質向上のためには，より自発的な姿勢が必要。<br>・最新の情報を得る上では，助産師の積極性に左右される。<br>・異常が起こる前の直感力が必要とされる。 | ・分娩期のみの関わりが多い。<br>・混合病棟では助産業務に集中できない。<br>・改革には管理者の理解が必要。<br>・学生実習や新人指導が多い。<br>・研修を受けるチャンスが多い。<br>・労働条件が比較的よい（組合がある）。<br>・委員会などの負担がある。<br>・最新の情報が入りやすい。<br>・ハイリスクが多く，医師主導の分娩が多い。 |

化が進んでいることが明らかになったが，産科有床診療所は産科単科であり，かつての病院の産科病棟のように助産師が専門性を活かして活躍できる場だといえる。

また，入院施設を持たない開業助産師の中には，有床診療所でオープンシステムを活用した働き方をしている者もいる。

### (2) 働く環境の特徴

診療所で助産師が働く場合の特徴について，病院との比較を表 5-1 に示した。

対象の妊産褥婦とは，妊娠期から産後の育児まで連続的な関わりを持つ

表 5-2　勤務体制（交代勤務）の例

| 日勤 | 夜勤 |
|---|---|
| 師長（助産師／看護師）：管理業務<br>助産師：助産師外来担当<br>助産師：分娩担当<br>助産師：保健指導・授乳指導<br>　　　　分娩が重なれば分娩担当<br>助産師／看護師：産婦・褥婦支援，ケア<br>助産師／看護師：医師外来介助 | 助産師：分娩担当<br>　　　　分娩のない場合，授乳介助・<br>　　　　指導，ケア<br>助産師／看護師：産婦・褥婦支援，ケア<br><br>※二交代勤務の場合，複数の分娩が重<br>　なったときは待機者呼び出し |

上記の勤務体制に必要なスタッフ数：13 人（うち助産師 7 人以上）。

ことが可能である。助産師が，医師との連携のもと，院内助産・助産師外来を展開することで，妊産婦に安全・安心な妊娠生活と出産環境や，産後のケア・支援を提供することができる。

### (3) 勤務体制

勤務体制は二交代あるいは三交代で，各勤務帯に助産師が配置される場合と，夜勤帯は看護師が勤務して分娩時に助産師を呼び出す場合（オンコール体制）など，さまざまである。安全・安心な出産環境を提供する上では，助産師が勤務していない状況は避けなければならない。特に，分娩第 1 期から助産師が寄り添い，ケアをする体制が望ましい。そのためには分娩数や病床数に適した助産師必要数を確保することや，各勤務時間帯に最低助産師 1 人が勤務することなどが必要となる。

勤務体制の例を表 5-2 に示した◉。

◉　これは夜勤可能な常勤者の最低数であり，すべての妊産褥婦に助産師のケアを提供する体制や，地域連携・産後ケア体制を整えるには，これに加え，潜在助産師などを多様な働き方で採用することも有効であり，必要となってきている。

## 2　診療所における助産業務

診療所での助産師の業務は，周産期に限定した支援が主となる。対象者は，ローリスクの妊産褥婦と新生児がほとんどであり，助産師が責任を持って自律して関わることのできる環境にある。一方，昨今では，社会の変化や女性の生活スタイルの変化，生殖医療の進歩などで，ハイリスクの妊産婦や産後の継続的支援の必要な対象者が増加している。したがって，助産師は，ハイリスク妊産婦への対応能力，医師へのバトンタッチ（連携）が的確にできるアセスメント能力，産後のメンタルヘルスや育児行動支援に対応する能力が求められる。

妊産婦が求める出産の「安心」を診療所の助産師が提供するためには，診療所内で助産師が主体的に関わることができる体制と，それを支える医師，助産師，看護師とのチーム医療は不可欠である。また，診療所で勤務する助産師は，働く環境の特徴（表 5-1 参照）をよく知り，自身がその地域で助産師としてどのような役割を担うか，担うべきなのかを考えることが重要である。

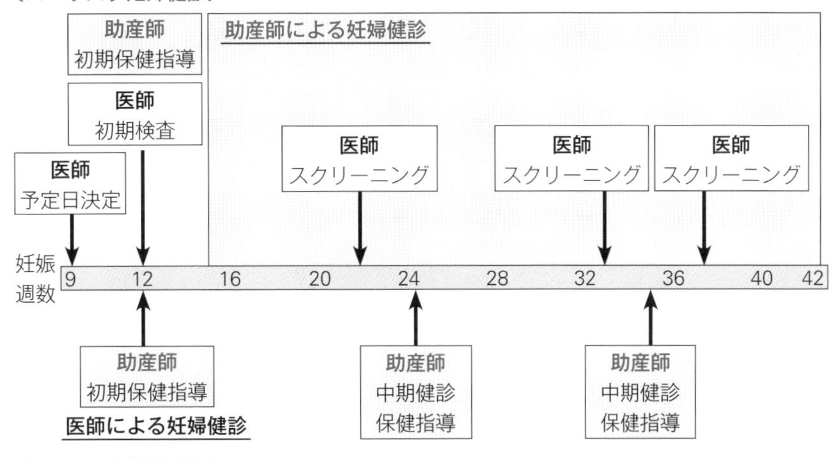


図 5-2　助産師外来と医師外来との連携・協働体制の例

### 1）助産師の業務範囲

助産師の業務範囲は，勤務する診療所の分娩数や助産師数，看護師数によって左右される。分娩数が多く，助産師が少ない診療所では，主に分娩介助で時間を費やすため，妊娠中や産後のケアに関わりにくい環境といえる。2016 年の「周産期医療体制のあり方に関する検討会」意見の取りまとめ[1)]では，「医師の負担軽減や助産師の効果的な活用の観点から，ローリスクの分娩に対する院内助産の活用，助産師の出向システム（周産期母子医療センター等の助産師が地域の分娩取扱診療所等に出向し，分娩取扱のスキルアップ等を図るシステム）の推進等の取り組みが必要である」と報告されている。安全・安心な妊娠生活と出産環境を提供する上では，分娩数に対する望ましい助産師数を確保する必要があり，マンパワー確保と助産実践能力向上という観点から，助産師の出向システムは有効であると考えられる。

また，診療所の助産師の目指す働き方に，院内助産・助産師外来がある。社会の期待は，院内助産・助産師外来において助産師が本来の役割を発揮することにあり，「健やか親子 21（第 2 次）」における母子の地域包括ケアシステム「妊娠期から子育て期にわたるまでの切れ目のない支援の実施」につながっていくことでもある。

#### (1) 外来部門

外来部門では，助産師が助産師外来を開設し，全妊婦に対して医師と連携・協働することが好ましい（図 5-2）。

外来での医師・助産師・看護師の役割，協働については図 5-3 に示した。助産師が妊婦健診や保健指導などを専門的に実施する上では，医師の診察や処置・検査の介助，患者および家族支援，他部署との連絡などには

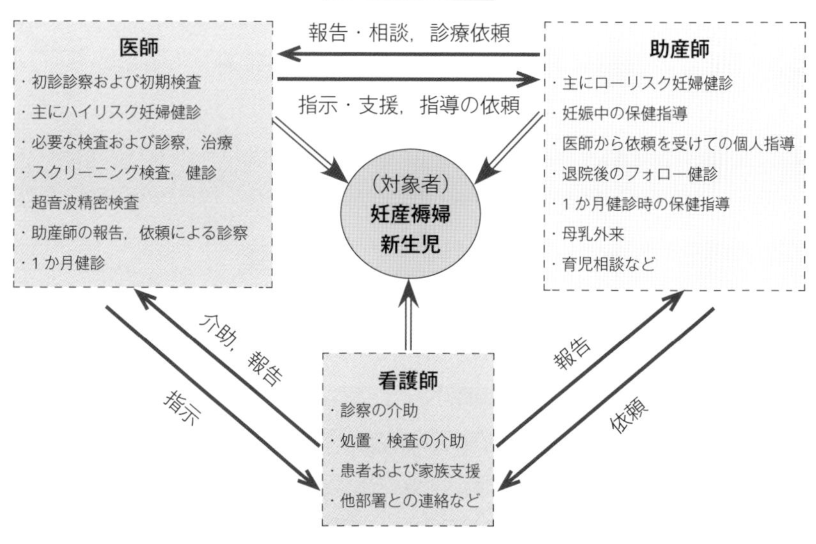


図 5-3　外来における医師・助産師・看護師の役割と協働

表 5-3　助産師外来の体制別特徴

| チーム制 | 受け持ち制 |
|---|---|
| ・多くの妊婦に助産ケアが提供できる。<br>・助産師のマンパワーが必要。<br>・助産師の能力差が出る。<br>・情報共有が不可欠。<br>・複数が関わることで偏りが少なくなる。<br>・医師の健診のみの場合に比べ，妊産婦の満足度が高い。<br>・いろいろな妊婦に関わることで，助産師の実践能力が向上する。<br>・妊婦は入院中に関わる複数の助産師と顔見知りになれる。 | ・限られた妊婦にしか，関わることができない。<br>・助産師1人でも実施可能。<br>・助産師の負担が大きい。<br>・助産師自身で抱え込みやすい。<br>・個別の問題に深く関わることができる。<br>・継続した関わりにより，妊産婦の満足度が高い。 |

看護師が関わる，という役割分担が必要である。

助産師外来には，チーム制と受け持ち制とがあるが，それぞれの特徴（表5-3）を理解した上で取り組むことが重要である。昨今の周産期医療の現状から，診療所で複数の助産師がチーム制で取り組み，より多くの妊産婦に助産ケアを提供することが望ましい。そのためには，助産師の妊婦健診の実践能力強化が必要となる。

妊婦健診のカルテは医師と共有のものであること，医師と助産師との定期的なカンファレンスを実施して妊婦情報を共有することも重要である。また，社会的，心理的ハイリスク妊婦の場合には，状況に応じて主たる担当助産師を決めて関わることが望ましい。

昨今，少子高齢化や核家族の増加などの社会構造の変化により，入院中だけでは産後の生活や育児行動への導入支援が十分にできない状況となってきた。そのため，退院後に電話あるいは来院による母子の経過観察や育児支援が必要となり，対策として，産婦健康診査や産後ケア事業が定着してきている。診療所においてもその体制と助産師の確保，助産師の実践能力が不可欠となっている。

### (2) 入院部門

診療所の分娩はローリスクが多く，「院内助産」とあえていうまでもなく助産師が主体的に関わっていることがほとんどである。しかし，分娩は正常に経過すると思われても，2～3%は急変する可能性がある。そうした場合，医師との連携・協働がしやすく迅速に医療提供できる環境にある診療所は，理想的な院内助産の場といえる。

助産師がその役割を担うためには，助産の実践能力と異常を発見する直感力（「何となくおかしい」をキャッチする能力），そして責任感・使命感が不可欠である。一次医療機関である診療所から総合あるいは地域周産期母子医療センターなどへの搬送が速やかになされるためには，医師への報告のタイミングが遅れてはならない。明らかではないが何かおかしいと感じたら（直感），医師へ報告・相談することが，異常の早期発見の重要なポイントとなる。

分娩を中心とした母子の安全と妊産婦のニーズに応えるための理想とする体制について，図 5-4 に示した。

### (3) 集団指導と個別指導および相談体制

保健指導は，保健師助産師看護師法第 3 条（助産師の定義）で，助産師の業務と位置づけられている。集団指導だけでなく，個々の対象者に寄り添った個別指導や相談は，重要な業務である。

妊娠期・産後の入院中および退院後における集団指導と個別指導・相談などの例を，それぞれ，表 5-4 に示した。

近年では，妊産婦対象のメディアやインターネットによる情報が氾濫し，正しい情報ではないと思われるものに対しても過剰な心配をしているケースがある。助産師自身，妊産婦を取り巻く情報を注視し，妊産婦がストレスなく過ごせるよう，正しい内容の指導をすることが必要である。また，少子化の影響により，乳幼児と接した経験がなく，産後の生活がどのようになるのか想像がつかないという初産夫婦が増えている。妊娠中に産後の生活について夫婦で話し合いを持つよう促す支援も必要である。

これら妊産婦を取り巻く社会的変化により，今まで以上に個別指導や相談などが重要となっている。助産師外来では，妊婦の社会的背景，妊娠・出産などの知識や理解度，精神状態を具体的に把握することができ，ていねいな個別指導の場が提供できる。その結果，異常の早期発見・早期予防につながるだけでなく，多くの妊婦が安心して妊娠生活を送ることにつな

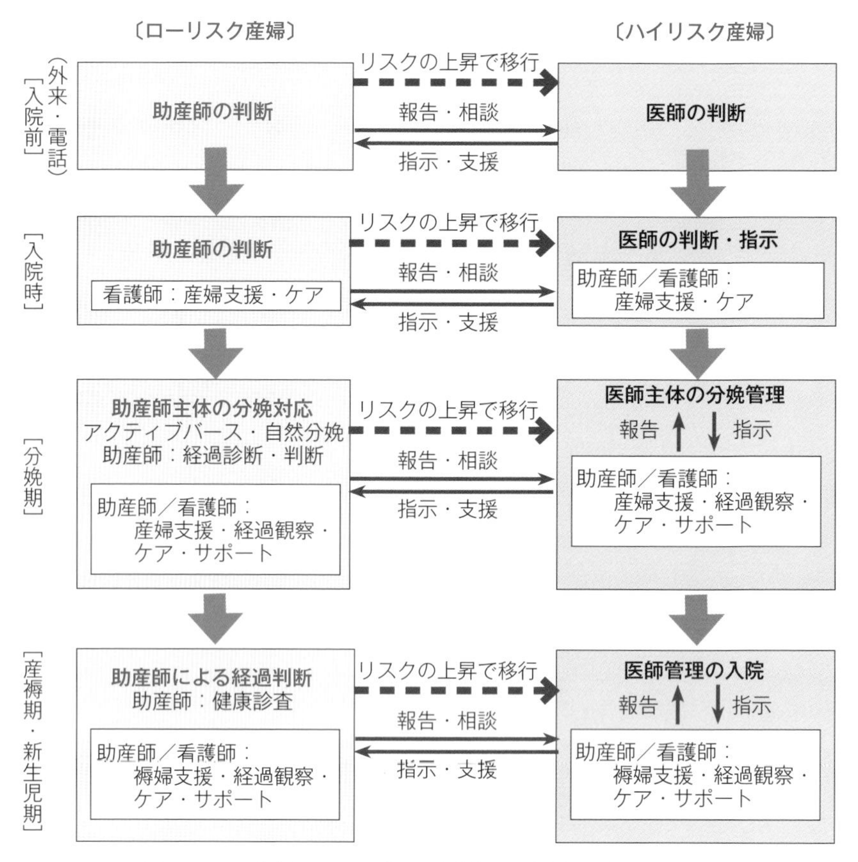


図 5-4　入院部門での医師・助産師・看護師の役割と協働

がっているといえる。

2019 年末からの新型コロナウイルス感染症（COVID-19）の流行により，集団指導に制限が必要となったため，指導の映像化やオンラインによる指導・相談事業など，さまざまな工夫のもとで実施されている。しかし，十分な指導ができる状況とはいえない面もあり，さらに個別指導の重要性が高まっている。そのため，助産師外来は固定の週数妊婦を対象とするのではなく，あらゆる時期の妊婦が受診できる体制をとり，個別指導の機会を増やすことが望ましい。

### (4) 母乳哺育・母乳育児と育児支援

母乳哺育・母乳育児支援において，助産師が担う役割は重要である。妊娠期から産後まで継続して関わることができる診療所では，個別対応が行いやすく，産婦の気持ちや家庭環境を把握して支援をすることができる。

母乳を自然体で与えられることが理想であるが，先述のように，近年の情報過多により，母親の不安が増強しているように思われる。母乳外来では，母乳に関することだけではなく，育児不安や育児支援者の有無，性格なども考慮しながら，母乳ケアを行うことが必要である。完全母乳かどう

### 表 5-4　妊娠期・産褥期の集団指導と個別指導・相談などの例

**【集団指導：妊娠期】**

| 学級名 | 対象 | 時期 | 内容 |
|---|---|---|---|
| 妊娠中の過ごし方 | 妊婦 | 妊娠 20 週前後 | マイナートラブルとその対処法／日常生活について／体の変化／気をつけたい病気 |
| ママの栄養 | 妊婦 | 妊娠 24 週ごろ | 妊娠中の体重管理／栄養と食生活のヒント／おっぱいの話／ママの食事／胎児（赤ちゃん）の成長 |
| 妊娠中の運動 | 妊婦 | 妊娠 24 週ごろ | 妊婦体操（マタニティヨガ・マタニティビクス）／妊婦体操の効果／リラクセーション／お産に役立つ和痛法 |
| 安産教室 | 妊婦 | 妊娠 30 週ごろ | お産の準備（心と物品）／赤ちゃん用品と産後の準備品／分娩の生理／分娩の開始と経過（入院のタイミング）／産後の経過と過ごし方／入院中生活 |
| パパママ教室 | 妊婦と夫（パートナー） | 妊娠 30 週ごろ | 夫婦で迎えるステキなお産／パパの妊婦体験／分娩経過中の過ごし方，乗り切り方／パパの協力／赤ちゃんの抱き方，あやし方／沐浴の仕方 |
| 育児の話 | 妊婦と夫（パートナー） | 妊娠後期 | 楽しい子育ての始まり／生まれたときの赤ちゃんの気持ち／赤ちゃんの泣き声／子育てのコツ／赤ちゃんの発達／パパの協力 |

**【集団指導：産後（入院中）】**

| 項目 | 内容 |
|---|---|
| 沐浴指導 | 赤ちゃんの沐浴はなぜするの（目的）／沐浴前の注意事項／沐浴の場所と準備／赤ちゃんの全身の観察ポイント／沐浴の実際（見学）／家で行うときの工夫について |
| 退院指導<br>（退院後の生活） | 〔ママの体と生活〕<br>お母さんの体の変化と清潔／退院後の生活の注意点／産後の喜怒哀楽（気分の変化）について／性生活と避妊／産後の栄養／産後のシェイプアップ（体操）<br>〔赤ちゃんの生活（育児）〕<br>育児のスタート／お家の環境（暖房と冷房など）について／衣類と寝具の注意点／赤ちゃんの栄養（母乳育児，ミルクの活用）／赤ちゃんの体（体重，皮膚トラブル，お臍，黄疸，便の性状，嘔吐，くしゃみ，しゃっくり，向き癖，眼脂，鼻づまり，爪切りなど）／困ったときの相談方法など |

**【集団指導：1 か月健診とその後】**

| 項目 | 内容 |
|---|---|
| 1 か月健診後の生活 | 生活のポイント（赤ちゃんの気持ち，ママの気持ち，パパの協力，周囲の協力）／赤ちゃんの栄養／赤ちゃんの泣き声／赤ちゃんのお風呂／赤ちゃんの安静と睡眠／赤ちゃん体操（ベビーマッサージ）／環境（冷房と暖房など）／外出について／お母さんの清潔／乳房管理（トラブル）／夫婦生活（避妊法）／上の子の気持ち |
| 産後教室<br>（産後 2〜3 か月） | 育児で困ったこと，その対処法／赤ちゃんとのコミュニケーション（ベビーマッサージなど）／おんぶと抱っこ／お出かけ／ママ友との交流／病気について（小児科受診，予防注射など）／メディア（情報）リテラシー／絵本の読み聞かせ |

**【個別指導・相談など】**

| 対象 | 時期 | 内容 |
|---|---|---|
| HTLV-1 キャリア妊婦 | 妊娠中から産後まで | HTLV-1 について／スクリーニング検査の必要性／「日本から HTLV ウイルスをなくす会」（現スマイルリボン）の紹介／精神的な支援／産後の授乳の選択肢（リスクなどについて）／授乳方法の支援／出産後の相談，フォロー／その後の検査について |
| 10 代の妊婦（高校生妊婦） | 妊娠中から産後まで | 妊娠継続意思の確認と決断の支援／パートナーと家族の情報把握と面談／精神的な支援／食生活の確認と支援／産後の育児支援／自治体保健師との連携など |
| 未婚妊婦 | 妊娠中から産後まで | 妊娠継続意思の確認と決断の支援／パートナーと家族の情報把握と面談／精神的な支援／産後の育児支援者，社会資源について／自治体保健師との連携など |
| 精神疾患既往の妊婦（育児困難となる可能性の高い妊婦） | 妊娠中から産後まで | 妊娠中の問診と精神的なフォロー／パートナーと家族の情報把握と面談／周囲の協力度確認／自治体保健師との連携など |
| 帝王切開手術となった産婦 | 決定から産後まで | 帝王切開手術の必要性について／母子の安全について／手術前，手術後の説明／精神的な支援（特に緊急手術となった場合，産後レビューにより肯定的な気持ちへの支援） |
| 児が NICU 管理へ搬送となった産婦 | 決定から | 搬送について／乳房管理と搾乳方法支援／精神的支援／退院後のフォロー／自治体保健師との連携 |
| 産後うつ病既往のある産婦および「エジンバラ産後うつ病質問票」などの得点が高値の産婦 | 産後から | 精神的な支援／パートナーと家族の情報把握と面談／周囲の協力度確認／産後の育児支援者，社会資源について／自治体保健師との連携など |
| 母乳相談（卒乳） | 意思決定から | 卒乳時期について／意思の確認と乳房管理／卒乳方法の紹介／育児支援／精神的な支援 |

かは結果論にすぎず，母乳は育児の中の一部であるという意識で行い，母親を追い詰めずに，母乳を与えたいという気持ちを大切にして支援することが重要である。

また，妊産褥婦の栄養状態は，かつての女性と異なってきており，妊娠前および妊娠中からの栄養指導が重要といわれている（プレコンセプションケア）。さらに，近年，DOHaD説（developmental origins of health and disease；成人病胎児期発症起源説）の研究が進み，妊産褥婦の栄養が，胎児や新生児の栄養に大きく影響することがわかってきた（Ⅱ巻の第3章の1，第4章の8を参照）。このことから，母乳哺育においても，母乳のメリットは否定しないものの，母乳のみで新生児に必要な栄養が十分に足りているかどうか，個別に指導する視点が必要である。

◉ 日本語訳は一定ではない。

### 2）助産業務管理[2)]

助産業務管理は，看護管理者のみが行うことではなく，業務に関わるすべての助産師が行わなければならない。

個々の助産師は，自己のキャリアパスを描き，中・長期的なキャリア形成を考え，質の高い助産実践能力を獲得していくことが必要である。自己管理ができ，向上心のある助産師集団は，対象者に安全・安心で満足のいくケアが提供でき，ひいては職場や地域にも貢献できるといえる。

看護管理者は，理念・目標を明確にして，妊産婦に安全・安心な出産環境を提供し，出産および退院後に向けた母子の生活準備を支援する質の高いケアを提供できるように，マネジメントすることが重要である。

### 3）地域連携

#### (1) 地域の周産期医療チームの一員として

診療所の助産師は，地域の母子を支える周産期医療チームの一員としての役割を担っている。診療所内にとどまらず，1人の女性が妊娠期から産褥期，育児期まで継続的にケアが受けられるような活動が求められる。

助産師は，対象者を1人で抱え込まず，自身の役割範囲を認識し，地域の周産期医療従事者や専門家と連携・協働することが重要である。周産期医療ネットワーク体制は各地域で整備されており，前述のとおり診療所は，その中で一次医療機関としての役割を担っている。地域の中での関係を図5-5に，役割を表5-5に示した。

診療所の助産師は，妊産婦あるいは母子が行政サービス・支援を必要としているかどうか，また，専門的な医療を受ける必要があるかどうかを判断し，必要と判断した場合は地域の保健師や専門家への掛け橋としての役割を担う。妊娠中から産後までの各時期におけるていねいな問診は，妊産褥婦の社会的背景や精神状態を把握する上で重要となる。

また，昨今の母子を取り巻く環境の変化により，産後ケアを必要とする

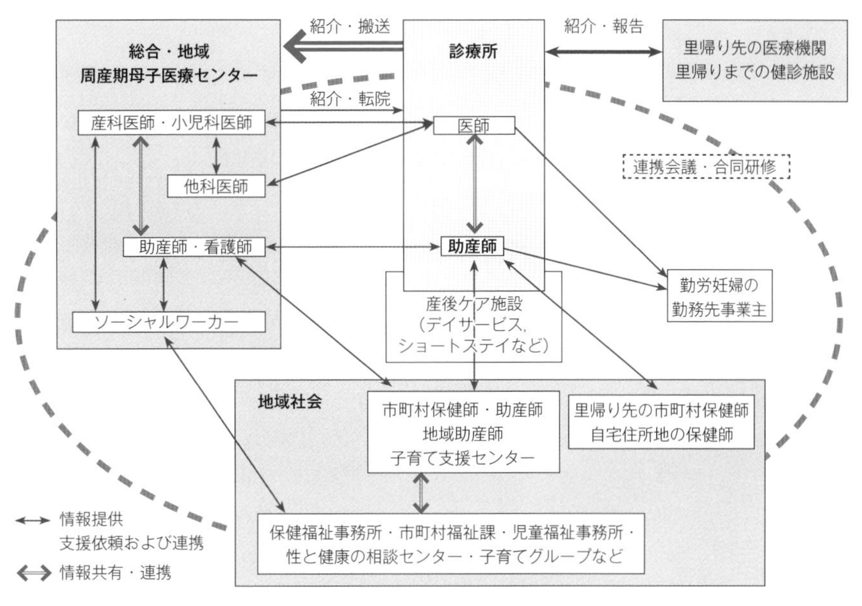


図 5-5　診療所の助産師と地域との関係

表 5-5　診療所の助産師の地域における役割

| | |
|---|---|
| 【妊娠期】<br>妊婦とその家族 | ・地域の社会資源についての妊婦と家族への情報提供<br>・市町村保健師・助産師への必要な妊婦の情報提供および連携<br>・勤労妊婦に対して必要時,「母性健康管理指導事項連絡カード」の記載<br>・リスク上昇のため転院する妊婦とその家族への説明および精神的支援<br>・リスク軽減のための転院受け入れ<br>・転院先への情報提供 |
| 【分娩期】<br>産婦とその家族 | ・リスク上昇のため搬送, 転院する産婦とその家族への説明および精神的支援<br>・転院先への情報提供<br>・母子が一時的に離れる場合の精神的支援と施設間連携 |
| 【産褥期】<br>母子とその家族 | ・産後ケア（デイサービス, ショートステイなど）の受け入れ<br>・母子が一時的に離れる場合の精神的支援と施設間連携<br>・リスク上昇のため転院する褥婦とその家族への説明および精神的支援<br>・転院先への情報提供<br>・市町村保健師・助産師への退院後の地域支援が必要な母子の情報提供および支援依頼<br>・地域助産師への情報提供と母子訪問依頼<br>・地域との「エジンバラ産後うつ病質問票」などの活用による情報共有および連携など |

対象者が増え, そのための体制整備（「母子のための地域包括ケアシステム」: Ⅲ巻の第 2 章の 1 を参照）が重要となってきている。退院後の母子ケア・育児支援などに, 診療所の施設およびそこで働く助産師の活用・活躍も期待されている。今後は, 診療所の助産師が積極的に地域や他施設と連携し, より多くの母子に助産師のケアを提供していくことが必要である。

さらに, 先にも触れたが, プレコンセプションケアも重要となっており, 前思春期から若者世代への健康教育において, 診療所から地域へ活動の場を広げることも必要になると考える（Ⅱ巻の第 4 章の 3 を参照）。

### (2) 助産師の教育

産婦人科医師の不足や少子高齢化，産科関連病棟の混合化などから，助産師の人材育成において施設間連携が必要となっている。また，2015年から助産師の助産実践能力の認証制度（CLoCMiP® レベルⅢ認証制度）が開始され，自律して助産実践ができる助産師（「アドバンス助産師」）の活躍が期待されている（第２章の４，Ⅲ巻の第２章を参照）。これを踏まえた教育体制を考えることも有効である。

診療所では，ローリスク妊産褥婦および新生児を扱っており，助産師の卒後教育の場としては理想的といえる。今後は，助産学生の実習受け入れだけでなく，助産師の出向システムを活用した助産師の卒後教育・研修など，診療所も助産師の人材育成に積極的に関わっていく必要がある。

引用文献

1) 厚生労働省（2016）：「周産期医療体制のあり方に関する検討会」意見の取りまとめ，p.4.
〈https://www.mhlw.go.jp/file/05-Shingikai-10801000-Iseikyoku-Soumuka/0000145749.pdf〉
2) 福井トシ子編（2017）：新版助産師業務要覧，第2版2017年版，Ⅰ巻（基礎編），日本看護協会出版会，p.134.

参考文献

・福井トシ子編（2017）：新版助産師業務要覧，第2版2017年版，Ⅰ巻（基礎編），日本看護協会出版会，p.126-134.
・福井トシ子編（2017）：新版助産師業務要覧，第2版2017年版，Ⅱ巻（実践編），日本看護協会出版会，p.49-54.
・一瀬篤志，市川香織，木下勝之（2015）：平成27年度「地域母子保健の推進」シンポジウム資料，日本看護協会.
・中井章人（2016）：セミオープンシステムが周産期医療を変える―勤務環境改善と地域医療の標準化―，医療勤務環境改善マネジメントシステム普及促進セミナー資料，厚生労働省.
・日本看護協会（2013）：産科混合病棟ユニットマネジメント導入の手引き.
〈https://www.nurse.or.jp/home/publication/pdf/guideline/sankakongo.pdf〉
・日本看護協会編（2021）：「母子のための地域包括ケア病棟」推進に向けた手引き.
〈https://www.nurse.or.jp/home/publication/pdf/guideline/macareacomp_propguide.pdf〉
・昭和大学DOHaD班ホームページ
〈http://www10.showa-u.ac.jp/~dohad/index.html〉
・井村裕夫監修（2016）：特集　先制医療が目指すもの. *MEDICAMENT NEWS*, 第2225号.
・国立成育医療研究センター（2019）：前思春期から若者世代に必要とされる健康教育を考えるシンポジウム―プレコンセプションケア普及のために―資料.
〈https://www.ncchd.go.jp/hospital/about/section/preconception/pcc_seminar_report_20191127.pdf#search=%27プレコンセプションケア普及のために%27〉
・日本看護協会（2021）：令和2年度厚生労働省看護職員確保対策特別事業「母子のための地域包括ケアシステム推進に向けた院内助産・助産師外来の促進に関する調査事業」報告書.
〈https://www.nurse.or.jp/home/publication/pdf/report/2021/midwife_communitygeneral2020.pdf〉

# 2 助産所

## 1 助産所の業務

助産所の開業は，法律により定められ，保護されている。また，助産所は，医療法，保健師助産師看護師法（保助看法），医薬品，医療機器等の品質，有効性及び安全性の確保等に関する法律（薬機法（やっきほう）），医療法施行令，医療法施行規則のもとに経営管理・運営されるものである。

### 1）助産所の定義

助産所とは，「助産師が公衆又は特定多数人のためその業務（病院又は診療所において行うものを除く。）を行う場所をいう」(医療法第２条：以下，特に断りのない条項は同法を指す）と定義されている。

また，「助産所は，妊婦，産婦又はじよく婦十人以上の入所施設を有してはならない」（第２条第２項），「ただし，他に入院させ，又は入所させるべき適当な施設がない場合において，臨時応急のため入所させるときは，この限りでない」（第 14 条）と規定されている。

さらに，助産所の特例として，出張のみによってその業務に従事する助産師については，それぞれの住所をもって助産所と見なす（第５条）とされている。

助産所の名称については使用制限があり，助産所でないものが助産所にまぎらわしい名称をつけてはならない（第３条第３項）。

また，助産所は，「日本標準産業分類」（総務省，2013 年 10 月改定）において，「P　医療，福祉」の医療業の中に分類されており，病院，一般診療所と並び，「助産師がその業務（病院又は診療所において行うものを除く）を行う事業所をいう。助産師が出張のみによってその業務を行う場合も含む」と記載されている。助産師が助産師業務（正常分娩を取り扱う社会的事業）を行う場所であり，それは国の制度に基づくものである。

### 2）嘱託医師・連携医療機関

2007 年４月，良質な医療を提供する体制の確立を図るための医療法等の一部を改正する法律の施行により，助産所の嘱託医師について産科または産婦人科の医師とすること，および嘱託医師による対応が困難な場合のため連携医療機関を確保することと定められた。この法令により，嘱託医師または連携医療機関の確保が必要とされるのは，有床助産所のみであったが，2017 年 6 月の医療法改正により，出張のみによって分娩を取り扱う助産師についても，母児の安全確保の観点から，連携する医療機関を定めることが義務づけられた（第 19 条第 2 項）。

また，妊産婦の異常に対応する医療機関名等について，担当助産師が妊産婦等に書面で説明することが義務づけられている（第 6 条の 4 の 2）。

なお，嘱託医師承諾書や連携医療機関承諾書とともに，連携内容を明確にするために双方合意のもと，契約書を取り交わすことを推奨する。開業を希望しても，産婦人科医師の理解が得られなかったり，分娩施設の減少により嘱託医師を定めることが困難な状況であったりすることも少なくない。連携先を確保するために根気よく努力を重ねることが求められるとともに，開業場所の検討も必要になる。

### 3）薬品などの取り扱い

分娩急変時において，医師の診療を受けるまでの間に産婦の体に重大な危害を及ぼすおそれのある場合などの「臨時応急の手当」については，保助看法第 37 条および第 38 条に規定されている。「臨時応急の手当」の例としては，分娩時に産婦が大出血したときの血管確保や，子宮収縮薬の投与などがあげられ，臨時応急時にのみ，医師の指示がなくてもこれらの行為を助産師が行うことができるとされている。

なお，助産師は「臨時応急の手当」に関して，あらかじめ嘱託医師と十分な協議を行っておくことが望ましい。また，そのときに必要な薬剤（電解質の輸液，子宮収縮薬など）を薬局などから購入し，助産所に常備しておくことは可能である。原則として，これらの薬剤を卸売販売業者から直接購入することはできない（薬機法第 25 条）。しかし，「その他厚生労働省令で定める者」は購入でき，助産所は，「助産所の開設者であつて助産所で滅菌消毒用医薬品その他の医薬品を使用するもの」（薬機法施行規則第 138 条第 2 項）と規定され，購入することができる。

また，処方せん医薬品については，医師などからの処方せんの交付を受けた者以外に対して，正当な理由なく販売を行ってはならないことが規定されているが，助産師が行う「臨時応急の手当」などのために，助産所の開設者に対し，必要な医薬品を販売する場合は「正当な理由」に該当し，販売してもらうことができる。この場合，医師などによる書面での販売側への指示（包括的な指示でよい）をあらかじめ受けておく必要がある◉。

◉ 厚生労働省医薬食品局長通知「処方せん医薬品等の取扱いについて」，平成 17 年 3 月 30 日　薬食発第 0330016 号。

また，薬剤を嘱託医師などから購入することはできない。嘱託医師から預かり，留め置くことはできる。緊急性はないが，常時使用する新生児用の抗菌薬（抗生物質）の点眼薬・ビタミン $K_2$ シロップは，処方せん医薬品として指定されているものがあり，これについては，薬局などからの購入に際して，医師の指示が必要となる。

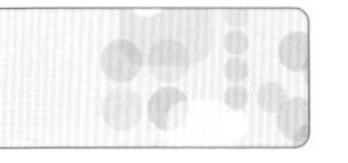

## 2 助産所の形態

### 1）助産師の開業形態

助産師の開業には，下記のような業務形態がある。

①**有床助産所**：入院分娩，産褥入院，保健指導[1]などを取り扱う（自宅分娩含む）。

②**無床助産所**：自宅分娩，出張保健指導などを取り扱う。

③**助産所あり**：入院分娩を取り扱わず，保健指導のみ取り扱う（訪問保健指導含む）。

④**助産所なし**：訪問保健指導のみ取り扱う。

◉1　ここで示す保健指導とは，乳房ケアを主体とした業務形態を指す。

### 2）助産所経営の人員形態

助産所経営では，個人経営，共同経営，法人経営などの形態があるが，それぞれメリットとデメリットがあるため，熟慮の上，経営形態を決定することがすすめられる。

#### (1) 個人経営

個人経営の場合，主に自宅を助産所に増改築し，1～3床で始めることが多い。開業当初は分娩件数や母乳外来の人数も少ないため，ほぼ1人での運営が可能である。分娩の取り扱いは必ず助産師2人以上で当たることが推奨され，オンコール体制をとっている場合が多く，開業助産師同士で補助し合うケースや，近隣の助産師数人とチームを組むケースがある。助産所を運営するに当たり，助産業務のみならず，調理や清掃，経理事務全般を担うことが多い。

#### (2) 共同経営

助産師数人でチームを作って助産所の経営に当たるため，開業当初からの資金繰りもまとまりやすく，ローテーションの勤務体制が組めるため，身体的負担も少ないといえる。

たとえば，埼玉県和光市のわこう助産院は，民間と行政の協力により設立され，助産師が運営に当たっているが，このような場合は，助産師間での取り決め（契約）を明確にしながら公平な条件となるような合意が必要である。

#### (3) 法人経営

公益法人には，社団法人[2]や財団法人[3]，NPO法人[4]がある。

公益社団法人の形態の助産所は，昭和30～40年代（1950年代半ば～1960年代半ば）に設立されたところが多く，老朽化とともに後継者不足による閉院が相次ぎ，現在では，鹿児島中央助産院（鹿児島県），まつやま助

◉2　**社団法人**
人が集まって一定の目的を達成するために作った組織で，会費によって運営される。

◉3　**財団法人**
寄附行為によって拠出されたお金を一定の目的のために運用する組織。

◉4　**NPO法人**
特定非営利活動促進法に基づき法人格（個人以外で権利や義務の主体となりうるもの）を取得した「特定非営利活動法人」の一般的総称。

産院（愛媛県）を残す。

また近年では，NPO 法人いのちの応援舎ぽっこ助産院（香川県）のように，出産から子育て支援，高齢者支援まで担っているところもある。

公益社団法人神奈川県助産師会立とわ助産院は，明治時代から続いていた開業助産師から依頼を受け，助産師会が運営を引き継いだもので，会員からの貸付金と横浜市からの補助金など，設置促進事業による助成により建物全体を再生し，運営されている。

また，病院・診療所の経営者が助産所を開設する動きも出てきており，法人経営も多様化している。助産所は，医療法人の取得ができないため，株式会社や有限会社にしているところもある。

## 3 助産所の開設

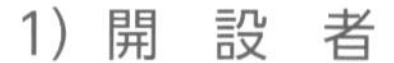


#### (1) 助産師が開設する場合

助産師が助産所を開設したときは，開設後 10 日以内に，その所在地の都道府県知事に次の事項を届け出なければならない（第 8 条および施行規則第 5 条）。届出用紙は，市町村により違いがあるため，問い合わせの上，入手するとよい（巻末資料 10）。

**助産所開設時の届出事項（助産師）**

① 開設者の住所および氏名（免許証の写しを添付すること）
② 名称
③ 開設の場所
④ 助産師その他の従業員の定員
⑤ 敷地の面積および平面図
⑥ 建物の構造概要および平面図（各室の用途を示し，妊婦，産婦または褥婦を入所させる室についてはその定員を明示すること）
⑦ 開設者が現に助産所を開設もしくは管理し，または病院，診療所もしくは助産所に勤務する者であるときはその旨
⑧ 同時に 2 つ以上の助産所を開設しようとする者であるときはその旨
⑨ 開設の年月日
⑩ 管理者の住所および氏名（免許証の写しを添付すること）
⑪ 業務に従事する助産師の氏名（免許証の写しを添付すること），勤務の日および勤務時間
⑫ 嘱託医師の住所および氏名（嘱託医師となる旨の承諾書および免許証の写しを添付すること）

#### (2) 助産師でない者が開設する場合

助産師でない者が助産所を開設しようとするときは，開設地の都道府県知事の許可を受けなければならない（第 7 条第 1 項）。許可を受けようとする者は，次の事項を記載した助産所開設許可申請書を，開設地の都道府県知事に提出しなければならない（施行規則第 2 条）。

**助産所開設時の届出事項（助産師以外）**
① 上記（1）の ①〜⑥ の事項
② 開設者が法人であるときは，定款，寄附行為または条例
③ 開設の予定年月

この申請に対しては，施設の構造設備およびその有する人員が第 23 条の規定に基づく施行規則第 17 条の定める要件に適合するときは，当然，許可が与えられる（第 7 条第 4 項）。ただし，助産所を開設しようとする者が，営利を目的とする場合には許可が与えられないことがある（第 7 条第 6 項）。

## 2）開設後の変更届

### （1）助産師が開設した場合

「届け出た事項」に変更を生じたときは，助産所を開設した助産師は 10 日以内に，変更した旨を所在地の都道府県知事に届け出なければならない（施行令第 4 条の 2 第 2 項）。

### （2）助産師でない者が開設した場合

下記の事項に変更を生じたときは，開設者は，10 日以内に所在地の都道府県知事に届け出なければならない（施行令第 4 条の 2 第 2 項，施行規則第 3 条）。

**変更届出事項（助産師以外）**
① 1）（1）の ⑨〜⑫ の事項
② 薬剤師が勤務するときはその氏名
③ 開設者の住所または氏名

1）（1）の事項のうち，「④ 助産師その他の従業員の定員」「⑤ 敷地の面積および平面図」「⑥ 建物の構造概要および平面図」を変更しようとするときには，開設者はあらかじめ所在地の都道府県知事の許可を受けなければならない（第 7 条第 2 項，施行規則第 2 条第 2 項）。この場合の許可の申請についても，第 23 条の規定に基づく施行規則第 17 条の定める要件に適合するときは，当然，許可が与えられる（第 7 条第 4 項）。

上記の許可を受けた者は，10 日以内に，次の事項を所在地の都道府県知事に届け出なければならない。届出の様式は法令によって定められてはいないので，わかりやすく書けばよいが，市町村により様式があるので，問い合わせの上，記入する（施行令第 4 条の 2，施行規則第 2 条第 3 項）。

**1）（1）の ④〜⑥ の変更時の届出事項**
① 開設者の住所および氏名（免許証の写しを添付すること）
② 名称
③ 開設者が法人であるときは，定款，寄附行為または条例

### 3）助産所の休止・再開および廃止届

助産所の開設者が，その助産所を休止したときは，10日以内に所在地の都道府県知事に届け出なければならない。いったん休止した助産所を再開したときも同様である（第8条の2第2項）。廃止の場合も同様に，10日以内に所在地の都道府県知事に届け出なければならない(第9条第1項)。

## 4 助産所の管理

### 1）助産所の管理者

#### (1) 管　理　者

管理者とは，助産所の組織と運営などの業務についての責任者をいう。そして，助産所の開設者は，助産師にこれを管理させなければならない(第11条)。

#### (2) 助産所の管理者

助産所の開設者が助産師であるときは，自らその助産所を管理しなければならない。ただし，所在地の都道府県知事の許可を受けた場合は，ほかの者にこれを管理させて差し支えない（第12条第1項)。

助産所の開設者が上記の許可を受けようとするときは，「その事由」ならびに「管理者にしようとする者の住所および氏名」を記載した申請書に，管理者にしようとする者の助産師免許証の写し，または助産師名簿の謄本を添えて所在地の都道府県知事に提出しなければならない（施行規則第8条)。

助産所を管理する助産師は，所在地の都道府県知事の許可を受けた場合を除くほか，他の助産所を管理しない者でなければならない（第12条第2項)。

#### (3) 助産所の管理者である助産師が，他の助産所の管理者になる場合の許可の申請

下記の事項を届け出なければならない（施行規則第9条)。

**他助産所の管理者となる際の届出事項**

① 助産師が現に管理する助産所およびその助産師に新たに管理させようとする助産所の名称，所在の場所，病床数および従業員の定員
② その助産師に，その助産所を管理させようとする理由
③ 現に管理する助産所と，新たに管理させようとする助産所との距離および連絡に要する時間

### 2）助産所の管理者の義務

#### (1) 従事者に対する監督義務

助産所の管理者は，助産所に勤務する助産師その他の従業員を監督し，

その業務遂行に遺憾のないよう必要な注意をしなければならない(第15条第2項)。

### (2) 嘱託医師を定める義務

助産所の開設者は，嘱託医師を定めておかなければならない（第19条）とあり，嘱託医師の設置違反の罰則は20万円以下の罰金となっている。このことはさらに，2007年4月施行の，良質な医療を提供する体制の確立を図るための医療法等の一部を改正する法律により医療法施行規則が改正され，嘱託医師は産科専門の医師に限定すること，また，嘱託する病院または診療所を定めなければならないとされた。こうした嘱託医師設置の趣旨は，主として異常産の処理に万全を期することをねらいとしている[◉1]。

◉1 さらに，2017年6月の医療法改正により，出張のみによって分娩を取り扱う助産師についても，連携する医療機関を定めることが義務づけられた（p.128参照）。

**開設後の嘱託医師・病院・診療所の届出に関する事項**

分娩を取り扱う助産所の開設者は，2007年の「医療法施行令等の一部を改正する政令」による改正後の医療法施行令第4条の2第1項の規定により，施行規則第15条の2第1項の医師（以下，嘱託医師）の住所および氏名[◉2]または同条第2項の病院もしくは診療所の住所および名称[◉3]を，助産所を開設したときに都道府県知事に届け出なければならない（施行規則第3条第1項第5号）。

◉2 当該医師に嘱託した旨の書類を添付すること。

◉3 当該病院または診療所が診療科名中に産科または産婦人科を有する旨の書類および当該病院または診療所に嘱託を行った旨の書類を添付すること。

「嘱託した旨の書類」および「嘱託を行った旨の書類」とは，嘱託医師または嘱託する病院もしくは診療所（以下，嘱託医師等）となるよう依頼した書類などであり，様式は問わないが，助産所の開設者と嘱託医師等との間に，嘱託に対する合意文書（契約書等）を交わすことをすすめている。

**嘱託医師等に関する事項**

- 分娩を取り扱う助産所の開設者は，分娩時の異常に対応するため，第19条の規定に基づき，病院または診療所において産科または産婦人科を担当する医師を嘱託医師として定めておかなければならない（施行規則第15条の2第1項）。
- 施行規則第15条の2第1項の規定にかかわらず，助産所の開設者が診療科名中に産科または産婦人科を有する病院または診療所に対して，当該病院または診療所において産科または産婦人科を担当する医師のいずれかが第1項の対応を行うことを嘱託した場合には，嘱託医師を定めたものと見なすことができる[◉4]（施行規則第15条の2第2項）。
- 助産所の開設者は，嘱託医師による施行規則第15条の2第1項の対応が困難な場合のため，診療科名中に産科または産婦人科および小児科を有し，かつ，新生児への診療を行うことができる病院または診療所[◉5]を嘱託する病院または診療所として定めておかなければならない（施行規則第15条の2第3項）。

◉4 なお，この場合には必ずしも嘱託医師の個人名を特定させる必要はない。連携医療機関の場合は，その産科の医師があたる。

◉5 患者を入院させるための施設を有するものに限るものであり，周産期母子医療センターやNICUに限定しない。

なお，留意点として，嘱託を受けたことのみをもって，嘱託医師が新たに義務を負うことはない。また，嘱託医師等は，分娩時などの異常への対応に万全を期すために定めるものであるが，必ず経由しなければならないという趣旨ではない。実際の分娩時の異常の際には，母子の安全を第一義に，適宜適切な病院または診療所による対応をしてもよいこととなった[◉6]。

◉6 厚生労働省医政局長通知「良質な医療を提供する体制の確立を図るための医療法等の一部を改正する法律の一部の施行について」，平成19年3月30日医政発第0330010号。

### (3) 妊婦などの入所について遵守しなければならない義務

助産所の管理者は，妊婦，産婦または褥婦の入所について，次のような

5

事項を遵守しなければならない。ただし，臨時応急のために入所させるときは，この限りではない（施行規則第10条）。

・妊婦，産婦または褥婦を入所させる室（入所室）には，定員を超えて妊婦，産婦または褥婦を入所させないこと
・入所室でない場所に妊婦，産婦または褥婦を入所させないこと

#### (4) 開設者に対する改善要求の義務

助産所の管理者は，医療法または医療法施行規則の規定を守るために必要と認めるときは，その助産所の開設者に対して助産所の構造または設備の改善を要求しなければならない（施行規則第15条第2項）。

### 3) 助産所の業務管理

#### (1) 助産ケア管理

助産所のケア管理では，妊産婦との信頼関係を築きながら妊娠中から分娩まで助産師が一貫して関わり，嘱託医師との連携のもと，医師による3～5回程度のポイント健康診査（健診）を受けて，正常分娩に向け，個別の継続管理を行う。同時に，児に対するケアなどの充実にも努めなければならない。

健診の充実については，2007年度から，経済的理由で定期健診料の支払いができない妊婦のための措置が講じられた。妊婦が受けるべき健診の回数は，厚生労働省児童家庭局長通知「母性，乳幼児に対する健康診査及び保健指導の実施について[◉1]」によると13～14回程度となり，少なくとも5回程度の公的負担を実施することが原則であるとする通知「妊婦健康診査の公費負担の望ましいあり方について[◉2]」も発出されている。補助金額，妊婦健診補助券の枚数などは，市町村の状況により違いがあるが，妊娠期間中に10～15回程度，使用できるようになった。

◉1 最終改正平成12年4月5日　児発第410号。

◉2　平成19年1月19日雇児母発0116001号。

一般に助産所では以下の業務を行うが，業務手順の作成や業務計画立案，実践，評価を通し，実践能力の向上を図る。また，職員の勉強会を定期的に行い，外部の講習会や研修会にも積極的に参加し，自己啓発に努める。

**助産所の業務**
① 助産所見学・説明会
② 妊婦健診と保健指導
③ マタニティエクササイズ，ヨガ，ベビーマッサージ，鍼灸師による指導
④ 正常産の介助
⑤ 妊婦・新生児・褥婦（母乳育児）・乳児の訪問指導
⑥ 産褥入院
⑦ 各種相談（思春期，育児，不妊，更年期）
⑧ 性教育
⑨ 受胎調節実地指導
⑩ 助産・看護学生指導など

### (2) 安全管理

詳細は第4章の4で解説されているため，ここでは概略のみを述べる。

#### (i) 医療事故防止

助産所における安全管理については，2007年4月に施行された第5次改正医療法に示されている。この改正では，「病院，診療所又は助産所の管理者は，厚生労働省令で定めるところにより，医療の安全を確保するための指針の策定，従業者に対する研修の実施その他の当該病院，診療所又は助産所における医療の安全を確保するための措置を講じなければならない」という内容の条文（第6条の10；現第6条の12）が追加された。日本助産師会は，これを受け，2007年3月に「助産所における安全管理指針」を作成しているので，具体的な内容については，これを参考にされたい。

助産所運営の大前提には，「安全性」の確保がある。日本助産師会から，「助産業務ガイドライン2019」[1)]が発行されている。特に助産所の安全分娩の推進は最重要課題であり，医療事故を防止するためには，開業助産師の一人一人がガイドラインを厳格に遵守した業務を実施することが期待されている。

#### (ii) 感染管理

妊産婦・新生児は感染を受けやすいことから，感染防止には特に留意しなければならない。具体的には，以下のことを行う。

① 分娩時に使用した機械・器具類は，常時オートクレーブで消毒を行う。近年では業者に滅菌依頼し，ほとんどディスポーザブルのものを使用している。

② 分娩室の床・沐浴槽は，逆性石鹸液などで清掃する。

③ 調理人の手洗い励行と手指の切り傷の予防などには，特に気を配る。また，注意点は入所室や廊下など，目につきやすいところに掲示しておく。

#### (iii) 災害対策（地震，火災，水害）

地震や火災の発生時には適切に避難できるように常に心がけ，日ごろの訓練を怠らない。具体的には，以下のことを行う。

① その地域に定められた最寄りの避難場所の地図を，入所室などの目につきやすいところに掲示しておく。

② 妊産婦の入所時には，非常事態にあわてないように，避難場所や避難方法などをあらかじめ知らせておき，職員の誘導に従うように説明しておく。

③ 非常用の設備（担架，梯子（はしご），新生児救助搬送器，毛布，懐中電灯，ロウソク，マッチなど）は一定の場所に用意しておき，日ごろから点検を怠らない。特に，懐中電灯の点灯を確認しておく。

④ 消火器は，火を多く使用する場所（調理室など）や入所室付近に設置

しておく。有効年月日などの点検を怠らない。

⑤ 夜間は必ず所内を巡回して，戸締まりや火の元，特に，煙草の吸殻や調理室などを注意して点検する。

⑥ 医薬品または危険物は，安全な場所に保管しておく。

#### （iv）医療廃棄物および胎盤などの管理

医療廃棄物処理は，廃棄物の処理及び清掃に関する法律第12条の3第1項（産業廃棄物管理票）に基づき，全国産業廃棄物連合会が事業として行っている。

##### ① 医療廃棄物処理

・注射器，分娩時使用の血液付着物に関しては，一般ゴミに出すと感染の危険性があるため，特殊容器で回収してもらう。

・保健所の特別管理産業廃棄物係で所定の手続きを行い，近くで営業している業者を紹介してもらう。

・1年に1回は産業廃棄物収集報告書の提出が必要となる。

◉ **胎盤処理**
感染予防のための医療廃棄物処理の規定および胎盤処理に関する条例などがある。胎盤などを土中に埋めたり，自宅に持って帰らせたりしてはならない。

##### ② 胎盤処理

・人間の臓器に該当する胎盤の処理は，認定を受けた処理業者と契約を結び行う。

・胎盤処理について，各市町村の条例に則って行う必要がある。

##### ③ 産業廃棄物処理を委託する場合の注意点

・産汚物（胎盤），産業廃棄物収集運搬業（血液で汚染されたもの）については，都道府県知事の許可証を所持している業者に依頼することが義務づけられている。

・廃棄物排出状態については，業者を通して報告書を提出する。

・助産所においては産汚物取締条例の規定に基づいて処理しなければならない。

・業者が営業許可証を持っているか否かのチェックを必ず行う。

### （3）記録物管理

助産活動を行う上で作成される各種記録は，訴訟への対応，危機管理，情報開示，説明責任と関連しており，記録管理は必要不可欠である。また，IT（information technology；情報技術）が普及した現在，電子カルテが導入されたりなどして，多くの文書が電子的に作成されるようになり，管理上の課題の検討時期にある。

以下の記録物は簡潔・明瞭に記載し，いつでも必要なデータが取り出せるように整理整頓しておかなければならない。

① 関係機関との連絡書類（妊婦・産婦・新生児診察依頼状，妊産婦・新生児救急処置依頼状など）

② 各報告書類（母体搬送連絡票，新生児搬送連絡票，母体および新生児の搬送・転院・異常報告書，事故報告書）

③ 助産録（記載義務：保助看法第 42 条第 1 項，罰則：同法第 45 条，5 年間保存義務：同法第 42 条第 2 項，罰則：同法第 45 条，助産録の記載事項 12 項目：同法施行規則第 34 条）

④ 助産計画評価表

⑤ 各種健康相談記録

⑥ 産後の感想文

⑦ 電話相談記録など

#### (4) 施設・物品管理

施設・設備の管理では，入所者，外来者の安全性・快適性を考慮した環境作りに気を配り，行き届いた清掃，香り・花・絵・BGM などの癒やしの雰囲気を心がける必要がある。また，助産所に必要な器材の手入れ，衛生材料の常備品は，常に点検し，余裕をもって補充をしておく。

#### (5) ネットワーク組織としての地域連携

助産所業務を安全かつスムーズに遂行するには，内部・外部組織との連携，助産所と嘱託医師・嘱託する病院または診療所（産科・産婦人科および小児科を有し，かつ新生児の診療を行うことができる施設），地域助産師（他の助産所），消防署のほかに，市町村，保健所，福祉施設，医療関係団体，妊産婦とのネットワーク組織の構築が必須である。

### 4）助産所の構造・設備

助産所は，「清潔を保持するものとし，その構造設備は，衛生上，防火上及び保安上安全と認められるようなものでなければならない」(第 20 条)。

助産所の構造・設備については，換気，採光，照明，防湿，保安，避難および清潔その他，衛生上遺憾のないような基準が厚生労働省令で定められている（第 23 条第 1 項，施行規則第 17 条第 1 項）。

① 入所室は，地階または第 3 階以上の階には設けないこと。ただし，主要構造部を耐火構造とする場合は，第3階以上に設けることができる。

② 入所室の床面積は，内法（うちのり）（内側で測った寸法）によって測定することとし，1 母子を入所させるものにあっては 6.3 $m^2$ 以上，2 母子以上を入所させるためのものにあっては 1 母子につき 4.3 $m^2$ 以上とすること。

③ 第 2 階以上の階に入所室を有するものにあっては，入所する母子が使用する屋内の直通階段を設けること。

④ 第 3 階以上の階に入所室を有するものにあっては，避難に支障がないように避難階段を 2 以上設けること。ただし，上記③の直通階段を建築基準法施行令第123条第1項に規定する避難階段としての構造とする場合は，その直通階段の数を避難階段の数に算入することができる。

⑤ 入所施設を有する助産所にあっては，床面積 9 $m^2$以上の分娩室を設

けること。

⑥ 火気を使用する場所には，防火上必要な設備を設けること。

⑦ 消火用の機械または器具を備えること。

また，上記に定めるもののほか，助産所の構造・設備の基準については，建築基準法の規定に基づく政令の定めるところによる（施行規則第17条第2項）。

### 5）助産所の広告の制限

#### 医療機能情報提供制度

2007年4月に全面施行された第5次改正医療法の中で「患者等への医療情報提供の推進」とした改正点は，広告規制の見直しによる広告可能事項の拡大により，「広告したければ，定められた範囲で広告をしてもよい」という趣旨のものであった。「広告」としての規制は続くこととなったが，広告できる情報は大幅に緩和された。改正では，利用者の平均待ち時間，医療機器設備，施設の写真，助産師以外のスタッフの氏名や専門資格など，多くの広告可能項目が追加された。また，従来グレーゾーンであったインターネット上のホームページは，「原則として広告とは見なさない」ことが「医業若（も）しくは歯科医業又は病院若しくは診療所に関して広告し得る事項等及び広告適正化のための指導等に関する指針」（医療広告ガイドライン）上で明文化された。

広告の規制について

**ホームページ上に載せてもよい事項**

① 助産所の建物の写真，イラストなど
② 新聞，雑誌などの記事，学説，出産体験談などの引用
③ 助産所のホームページのURLや電子メールアドレスなど

**医療に関する広告とは見なされないもの**

① 学術論文，学術発表など
② 新聞や雑誌などでの記事
③ 体験談，手記など
④ 院内掲示，院内で配布するパンフレットなど
⑤ 患者などからの申し出に応じて送付するパンフレットや電子メール
⑥ 医療機関の職員応募に関する広告
⑦ インターネット上のホームページ

各助産所が積極的に取り組んでいることや，得意分野，実施クラスの内容などを積極的にアピールし，妊産婦にとって質の高い助産所を選択するための情報源が合法的に公開できるようになった。各都道府県から分娩取り扱いのあるすべての医療機関に対して，医療機能に関する詳細な報告が求められ，報告した内容は，各都道府県が開設する公的情報サイト上に公表されている。広告規制緩和は，第5次医療法改正の大きなテーマである「医療機能の明確化と連携の促進」にもつながった。

情報公開は，「開かれた経営姿勢を示す」ことにつながり，安全・安心・

快適・満足へ導く指標になる。

### 6）助産所への介入

#### (1) 出張のみによる助産師に対する報告命令

都道府県知事，保健所を設置する市の市長または特別区の区長は，必要があると認めるときは，出張のみによる業務を行っている助産師に対して必要な報告を命じ，または検査のため助産録，その他の帳簿書類を提出させることができる（第5条第2項）。

#### (2) 助産所の使用の制限・禁止・修繕・改築命令

都道府県知事は，助産所が清潔を欠くとき，またはその構造・設備が第23条第1項に基づく厚生労働省令の規定に違反し，もしくは衛生上有害あるいは保安上危険と認めるときは，その開設者に対し，期間を定めてその全部もしくは一部の使用を制限し，もしくは禁止し，または修繕もしくは改築を命ずることができる（第24条第1項）。なお，この処分に対しては，弁明する機会が設けられている（第30条）。

#### (3) 助産所に立ち入り，検査する権限

都道府県知事，保健所を設置する市の市長または特別区の区長は，必要があると認めるときは，助産所の開設者もしくは管理者に対し必要な報告を命じ，または職員に，助産所に立ち入り，その有する人員もしくは清潔保持の状況，構造・設備もしくは助産録，その他の帳簿書類を検査させることができる（第25条）。このような権限を行う者は医療監視員と呼ばれている（第26条）。

また，医療監視員が立ち入り検査をした場合には，助産所の構造・設備の改善，管理などについて必要な事項の指導を行うものとされている（施行規則第42条）。

### 7）助産所開設のための金融機関

助産所を開設または増改築する助産師は，日本政策金融公庫（旧国民生活金融公庫）から，開業時にも低金利で長期に融資を受けることができる。民間の銀行では，業務実績や収入状況などから返済が見込まれているケースに融資されることが多く，借り入れの難易度は高いが，日本政策金融公庫は政府系金融機関であり，助産所などの小規模経営で銀行融資を受けにくい場合に適している。

また，信用金庫は地域密着を基本理念としているので，借り入れの可能性が高まる金融機関といえる。ほかにも，都道府県や市町村の公共団体が行う「創業支援制度」や，独立行政法人福祉医療機構（WAM）の「医療貸付事業」などがある。

引用・参考文献
1）日本助産師会編集（2019）：助産業務ガイドライン 2019，日本助産師会出版.
2）日本助産師会（2021）：助産所開業マニュアル 2021―開設・管理・運営―，日本助産師会出版.
3）福井トシ子編（2023）：新版助産師業務要覧，第 3 版（2023 年版），日本看護協会出版会.

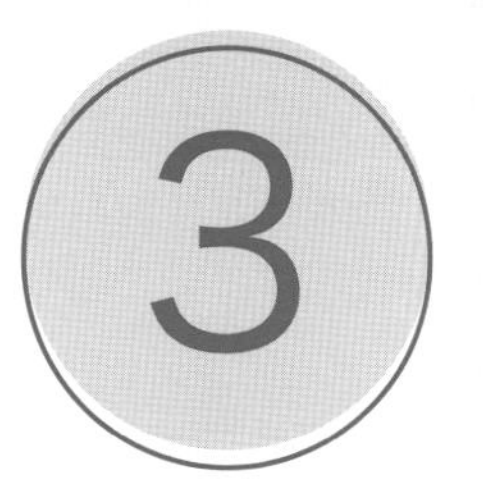

# 3 周産期母子医療センター・病院

## 1 周産期母子医療センター

### 1）設置の目的と歴史

1996年4月，厚生省（当時）は，毎年出生数が減少していく中で，低出生体重児（出生体重2,500 g未満）がむしろ増加傾向にあることを重く見て，「周産期医療対策整備事業実施要綱」を定め，同年5月10日付けで各都道府県知事に対し，児童家庭局長通知「周産期医療対策整備事業の実際について」を発出した。そしてこれにより，各都道府県の実情に応じて周産期医療体制が整備されてきた。2023年4月時点で，総合周産期母子医療センターは112か所，地域周産期母子医療センターは295か所，設置されている。

以下では，その各機能について，2010年1月26日に策定された「周産期医療体制整備指針」に沿って記述する。

### 2）総合周産期母子医療センター

総合周産期母子医療センターは，相当規模の母体・胎児集中治療管理室（maternal-fetal intensive care unit；MFICU）を含む産科病棟および新生児集中治療管理室（neonatal intensive care unit；NICU）を含む新生児病棟を備え，常時の母体および新生児搬送受け入れ体制を有し，合併症妊娠（重症妊娠高血圧症候群，切迫早産など），胎児・新生児異常（超低出生体重児，先天性異常児など）といった，母体または児におけるリスクの高い妊娠に対する医療，高度な新生児医療などの周産期医療を行うことができるとともに，必要に応じて当該施設の関係診療科または他の施設と連携し，産科合併症以外の合併症（脳血管障害，心疾患，敗血症，外傷など）を有する母体に対応することができる医療施設を，都道府県が指定するものである。

地域周産期医療関連施設などからの救急搬送を受け入れるなど，周産期医療体制の中核として，地域周産期母子医療センターやその他の地域周産期医療関連施設などとの連携を図る。

原則として，三次医療圏に1か所，整備されている。ただし，都道府県の面積，人口，地勢，交通事情，周産期受療状況および地域周産期医療関連施設の所在などを考慮し，三次医療圏に複数設置することができる。

なお，三次医療圏に総合周産期母子医療センターを複数設置する場合は，周産期医療情報センターなどに母体搬送および新生児搬送の調整などを行う搬送コーディネーターを設置するなどにより，母体および新生児の円滑な搬送および受け入れに留意する。

### (1) 診療科目など

産科および新生児医療を専門とする小児科（MFICU および NICU を有するものに限る），麻酔科その他の関係診療科を有する。

救命救急センターの設置または救命救急センターと同等の機能(救急科，脳神経外科，心臓血管外科または循環器内科，放射線科，内科，外科などを有することをいう）の有無について，都道府県は，その旨を医療計画および周産期医療体制整備計画に記載し，関係者および住民に情報提供をすることとなっている。

### (2) 設備など

#### ① MFICU

必要に応じて個室とし，下記の設備を備えるものとする。

分娩監視装置，呼吸循環監視装置，超音波診断装置（カラードップラー機能を有するものに限る），その他母体・胎児集中治療に必要な設備

#### ② NICU

下記の設備を備えるものとする。

新生児用呼吸循環監視装置，新生児用人工換気装置，超音波診断装置(カラードップラー機能を有するものに限る)，新生児搬送用保育器，その他新生児集中治療に必要な設備

#### ③ 新生児治療回復室（growing care unit；GCU）

NICU から退室した児ならびに輸液，酸素投与などの処置および心拍呼吸監視装置の使用を必要とする新生児の治療に必要な設備を備えるものとする。

#### ④ その他

- 新生児と家族の愛着形成を支援するための設備：新生児と家族の愛着形成を支援するため，長期入院する新生児を家族が安心して見守ることができるよう，NICU，GCU などへの入室面会および母乳保育を行うための設備，家族宿泊施設などを備えることが望ましいとされている。
- ドクターカー：医師の監視のもと，母体または新生児を搬送するために必要な患者監視装置，人工呼吸器などの医療機器を搭載した周産期医療に利用しうるドクターカーを，必要に応じ，整備する。
- 検査機能：血液一般検査，血液凝固系検査，生化学一般検査，血液ガス検査，輸血用検査，エックス線検査，超音波診断装置（カラードップラー機能を有するものに限る）による検査および分娩監視装置による連続的

な監視を常時可能にする。

### (3) 病　床　数

#### ① MFICU および NICU

都道府県の人口や当該施設の過去の患者受け入れ実績に応じ，総合周産期母子医療センターとしての医療の質を担保するために適切な病床数とすることを基本とし，MFICU の病床数は 6 床以上，NICU の病床数は 9 床以上（12 床以上とすることが望ましい）とされている。

MFICU は，同等の機能を有する陣痛室の病床を含めて算定して差し支えない。ただし，この場合においては，陣痛室以外の MFICU の病床数は，6 床を下回ることができない。

NICU は，新生児用人工換気装置を有する病床について算定する。

#### ② MFICU の後方病床（一般産科病床など）

MFICU の 2 倍以上の病床数を有することが望ましい。

#### ③ GCU

NICU の 2 倍以上の病床数を有することが望ましい。

### (4) 職　　員

それぞれ，次に掲げる職員をはじめとして，適切な勤務体制を維持する上で必要な数の職員の確保に努めるものとする。

#### ① MFICU

- 24 時間体制で産科を担当する複数（病床数が 6 床以下で，別途オンコールによる対応ができる者が確保されている場合は 1 人）の医師が勤務していること。
- MFICU の全病床を通じて常時 3 床に 1 人の助産師または看護師が勤務していること。

#### ② NICU

- 24 時間体制で新生児医療を担当する医師が勤務していること。なお，NICU の病床数が 16 床以上である場合は，24 時間体制で新生児医療を担当する複数の医師が勤務していることが望ましい。
- 常時 3 床に 1 人の看護師が勤務していること。
- 臨床心理士などの臨床心理技術者を配置していること。

#### ③ GCU

常時 6 床に 1 人の看護師が勤務していること。

#### ④ 分娩室

原則として，助産師および看護師が病棟とは独立して勤務していること。ただし，MFICU の勤務を兼ねることは差し支えない。

#### ⑤ 麻酔科医師

麻酔科医師を配置すること。

5

⑥ NICU 入院児支援コーディネーター

NICU，GCU などに長期入院している児童について，その状態に応じた望ましい養育・療養環境への円滑な移行を図るため，新生児医療，地域の医療施設，訪問看護ステーション，養育施設・福祉施設，在宅医療・福祉サービスなどに精通した看護師，社会福祉士などを，次に掲げる業務を行う NICU 入院児支援コーディネーターとして配置することが望ましい。

・NICU，GCU などの長期入院児の状況把握
・望ましい移行先（他医療施設，養育施設・福祉施設，在宅など）との連携および調整
・在宅などへの移行に際する個々の家族のニーズに合わせた支援プログラムの作成ならびに医療的・福祉的環境の調整および支援
・その他望ましい養育・療養環境への移行に必要な事項

#### (5) 連携機能

総合周産期母子医療センターは，オープンシステム，セミオープンシステム（図 5-1 参照）などの活用，救急搬送の受け入れ，合同症例検討会の開催などにより，地域周産期母子医療センターその他の地域で分娩を取り扱うすべての周産期医療関連施設などと連携を図る。

### 3）地域周産期母子医療センター

地域周産期母子医療センターは，産科および小児科（新生児医療を担当するもの）などを備え，周産期に係る比較的高度な医療行為を行うことができる医療施設を，都道府県が認定するものである。ただし，NICU を備える小児専門病院などであって，都道府県が適当と認める医療施設については，産科を備えていないものであっても，地域周産期母子医療センターとして認めることができる。

地域周産期母子医療センターは，地域周産期医療関連施設などからの救急搬送や総合周産期母子医療センターからの戻り搬送を受け入れるなど，総合周産期母子医療センターその他の地域周産期医療関連施設などと連携を図る。都道府県は，各地域周産期母子医療センターにおいて設定された提供可能な新生児医療の水準について，医療計画および周産期医療体制整備計画に明記することなどにより，関係者および住民に情報提供する。

地域周産期母子医療センターは，総合周産期母子医療センター 1 か所に対して数か所の割合で整備するものとする。1 つまたは複数の二次医療圏に 1 か所または，必要に応じてそれ以上整備することが望ましい。

#### (1) 診療科目など

地域周産期母子医療センターは，産科および小児科（新生児医療を担当するもの）を有するものとし，麻酔科およびその他関連診療科を有するこ

とが望ましい。ただし，前述のとおり，NICU を備える小児専門病院などであって，都道府県が適当と認める医療施設については，産科を有していなくても差し支えない。

### (2) 設備など

#### ① 産科を有する場合

緊急帝王切開術などの実施に必要な医療機器，分娩監視装置，超音波診断装置（カラードップラー機能を有するものに限る），微量輸液装置，その他産科医療に必要な設備を備えることが望ましい。

#### ② 小児科など

新生児病室を有し，新生児用呼吸循環監視装置，新生児用人工換気装置，保育器，その他新生児集中治療に必要な設備を備える NICU を設けることが望ましい。

### (3) 職員

それぞれ，下記のような要件を満たすことが望ましいとされている。

#### ① 小児科（新生児医療を担当するもの）

24 時間体制を確保するために必要な職員。

#### ② 産科を有する場合

帝王切開術が必要な場合に迅速（おおむね 30 分以内）に手術への対応が可能となるような医師（麻酔科医師を含む）およびその他の各種職員。

#### ③ 新生児病室

・24 時間体制で病院内に小児科を担当する医師が勤務していること
・各地域周産期母子医療センターにおいて設定した水準の新生児医療を提供するために必要な看護師が適当数勤務していること
・臨床心理士などの臨床心理技術者を配置すること

### (4) 連携機能

総合周産期母子医療センターからの戻り搬送の受け入れ，オープンシステム，セミオープンシステム（図 5-1 参照）などの活用，合同症例検討会の開催などにより，総合周産期母子医療センターその他の地域周産期医療関連施設などと連携を図る。

## 4) 周産期医療情報センター

総合周産期母子医療センター，地域周産期母子医療センターおよび助産所を含む一次医療施設や地域周産期医療関連施設などと通信回線などを接続し，周産期救急情報システムを運営する。

以下に掲げる情報を収集し，関係者に提供する。

① 周産期医療に関わる診療科別医師の存否および勤務状況

② 病床の空床状況
③ 手術，検査および処置の可否
④ 重症例の受け入れ可能状況
⑤ 救急搬送に同行する医師の存否
⑥ その他地域の周産期医療の提供に関し必要な事項

電話，FAX，パソコンなどの適切な方法により情報収集し，医療者に提供する。

また，周産期救急情報システムとの一体的運用や相互の情報参照などにより，救急医療情報システムとの連携を図る。周産期救急情報システムと救急医療情報システムを連携させることにより，総合周産期母子医療センター，地域周産期母子医療センターその他の地域周産期医療関連施設，救急救命センター，消防機関などが情報を共有できる体制を整備することが望ましい。

#### 搬送コーディネーター

都道府県は，周産期医療情報センター，救急医療情報センターなどに，次に掲げる業務を行う搬送コーディネーターを配置することが望ましい。

① 医療施設または消防機関から，母体または新生児の受け入れ医療施設を調整する要請を受け，受け入れ医療施設の選定，確認および回答を行うこと
② 医療施設から情報を積極的に収集し，情報を更新するなど，周産期救急情報システムの活用推進に努めること
③ 必要に応じて，住民に医療施設の情報提供を行うこと
④ その他母体および新生児の搬送および受け入れに関し，必要な業務を行うこと

### 5）周産期医療関係者に対する研修

都道府県は，地域周産期医療関連施設などの医師，助産師，搬送コーディネーター，NICU入院児支援コーディネーターなどに対し，地域の保健・医療関係機関や団体などと連携し，総合周産期母子医療センターなどにおいて，必要な専門的・基礎的知識および技術を習得させるため，達成目標を定め，研修を行う。

**到達目標の例**
・周産期医療に必要とされる基本的な知識および技術の習得
・緊急を要する母体および新生児に対する的確な判断力および高度な技術の習得

**研修内容の例**
・産科：胎児および母体の状況の適切な把握，産科ショックとその対応，妊産婦死亡とその防止対策，帝王切開の問題点
・新生児医療：ハイリスク新生児の医療提供体制，新生児関連統計・疫学データ，新生児搬送の適応，新生児蘇生法，ハイリスク新生児の迅速な診断，新生

児科管理の実際，退院後の保健指導およびフォローアップ実施方法など
・その他：救急患者の緊急度の判断，救急患者の搬送および受け入れルールなど，他の診療科との合同症例検討会

### 6）周産期母子医療センターにおける助産師の役割と業務

2015年度から「周産期医療体制のあり方に関する検討会」が開催された。翌2016年度の「医療計画の見直し等に関する検討会」において，周産期医療体制の整備については，災害医療，救急医療などの他事業，精神疾患などの他疾患の診療体制と，一層連携を強化することが指摘されたことを踏まえて，周産期医療体制整備計画と医療計画（周産期医療）の一体化により，両計画の整合性を図ることとなった。

このことも踏まえ，以下，周産期母子医療センターにおける助産師の役割と業務について述べる。

#### （1）施設内連携

##### ① 産科医師との連携

周産期母子医療センターでは，合併症妊娠，ハイリスク妊産褥婦のみならず，救急搬送された妊産褥婦への対応を24時間体制で行っている。そのため，周産期母子医療センターに勤務する助産師には，特に次のような能力が要求される。妊産褥婦と新生児のリスクや異常が予測される場合の的確な「アセスメント能力」，リスクや異常が顕在化したときの「異常徴候の早期発見・スクリーニング能力」，さらに，異常が発生した場合の的確な「対処能力」である。

これらの能力を基盤に医師との信頼関係を構築し，連携・協働により，安全性を担保することが重要である。施設内での報告・連絡・相談の基準を策定し，十分なコミュニケーションを図ることも，産科医師との連携を図る上では重要である。また，日ごろから医師とともに緊急時対応のシミュレーション訓練などを行うことで，対処能力の向上のみならず，チームワークの強化を可能とする。

##### ② 新生児科（小児科）との連携

ハイリスク新生児の出生が予測される場合や胎児ジストレス，新生児仮死の場合は，新生児科（小児科）との連携が不可欠である。施設内で新生児科（小児科）の立ち会い分娩および新生児の異常時の連携システムを構築し，対応していくことが必要である。診療科を超えた，チーム医療の調整も，助産師の役割であるといえる。

##### ③ その他の診療科との連携

周産期母子医療センターにおいては，特に合併症妊娠，偶発的合併症をきたした対象者と関わる機会が多くなる。そのため，周産期領域の知識のみならず，疾患に対する知識が必要とされる。

リスクの顕在化や異常徴候出現時，直ちに医師の診察が受けられるように体制構築が重要となる。周産期領域においても RRS（rapid response system；院内迅速対応システム）が導入され，急変の早期発見，対応が，他の診療科とともに構築されている施設もある。

また，精神科疾患合併妊婦や，産後にメンタルヘルスの変調をきたす褥婦も少なくない。精神科との連携構築も必須である。

#### (2) 施設間連携

周産期母子医療センターは，母体搬送，新生児搬送について，可能な限り応需することが原則とされている。そのため助産師は，医師と協働し，常時，他施設からの受け入れが可能となるように環境調整をしていく必要がある。

また，周産期医療オープン／セミオープンシステムを構築し，妊娠・出産の安全性を確保することも課題である。地域における産科の一次医療施設，二次産科医療施設との情報交換や交流を密にしていくことも，助産師の役割といえる。昨今は，新興感染症対応も含め，IT（情報技術）を駆使した施設間連携が周産期母子医療センター発信で行われている。

#### (3) 地域との連携

周産期母子医療センターで関わる妊産褥婦には，身体的ハイリスクばかりではなく，特定妊婦などの社会的ハイリスクも多い。児の養育に支障をきたさず，母子ともに健康な状態で過ごせるように，切れ目ない支援が必要である。地域の周産期医療のリーダーとして，周産期母子医療センターで勤務する助産師は，ケースワーカーなどとも協働し，積極的に地域に働きかけ，合同カンファレンスや研修などを通し，「顔の見える関係」の構築をする必要がある。

#### (4) 災害時の地域医療体制の確立

地域連携会議などを開催し，医療連携と災害時連携システムを構築することは，周産期母子医療センターの大きな役割である。周産期母子医療センターで働く助産師は，施設内のみならず，地域のさまざまな職種と連携・役割分担をし，災害時であっても妊産褥婦，新生児とその家族が安全で安心な生活ができるように，平時から調整していく役割がある。

## 2 病院

### 1）定義・分類

医療法第 1 条の 5 で，「『病院』とは，医師又は歯科医師が，公衆又は特定多数人のため医業又は歯科医業を行う場所であつて，二十人以上の患者を入院させるための施設を有するものをいう」と規定されている。

開設者による分類としては，国，公的医療機関（地方自治体，地方独立行政法人，日本赤十字社，済生会，厚生連など），社会保険関係団体，医療法人，個人などがある。また，病院は一次医療機関，二次医療機関，三次医療機関に機能が整備され，役割分担と連携が求められている。

### 2）周産期医療体制における病院の特徴

医療施設（動態）調査・病院報告の概況によると，2021 年現在，産科を標榜(ひょうぼう)する一般病院は 200 施設，産婦人科は 1,083 施設，計 1,287 施設であり，年次推移で見ると減少している。また，2020 年医療施設（動態・静態）調査・病院報告によると，一般病院における分娩件数は 38,086 件，診療所は 31,847 件であり，年々減少している。

また，比較的小規模な分娩施設が多数分布していることが，日本の周産期医療体制の特徴である。このような中で，一般病院の特徴としては，産科単科の運営が困難となり，2018 年に日本看護協会が実施した調査によると，約 8 割の施設では産科混合病棟となっている。

近年では，分娩を取り扱う病院・診療所の閉鎖や分娩取り扱いの中止などにより，集約化・重点化が進んでいる。母子（胎児含む）のリスクの視点でローリスク，ミドルリスク，ハイリスクなどに分類し，リスクに応じた医療が提供できるようにする必要がある。これまでに述べてきたとおり，各都道府県において，周産期医療体制が整備され，総合周産期母子医療センター，地域周産期母子医療センター，分娩を取り扱う病院・診療所・助産所，養育センターなどのそれぞれが，役割分担しながら協働・連携する仕組みになっている（図 5-6）。

### 3）病院における助産師の役割と業務

一般病院における助産業務の特徴としては，取り扱う分娩がローリスクであることがあげられる。正常な分娩経過であれば，分娩介助は助産師の責任のもと，行うことができる。また，緊急時には速やかに医師との連携をとり，安全性を担保した上で，助産所のよい部分を取り入れた院内助産や助産師外来などを導入し，助産師の自律性を発揮することが望まれる。さらに，産科の混合病棟化が進む中では，ウィメンズヘルスの視点と産科以外の領域の知識・技術を習得する必要がある。

#### (1) 施設内連携

##### ① 産科医師との連携

施設における助産師と産科医師の役割分担および協働・連携は，産科領域の医療資源の有効活用の観点から重要である。

ローリスクの妊産褥婦および新生児に対しては，助産師主導により，妊

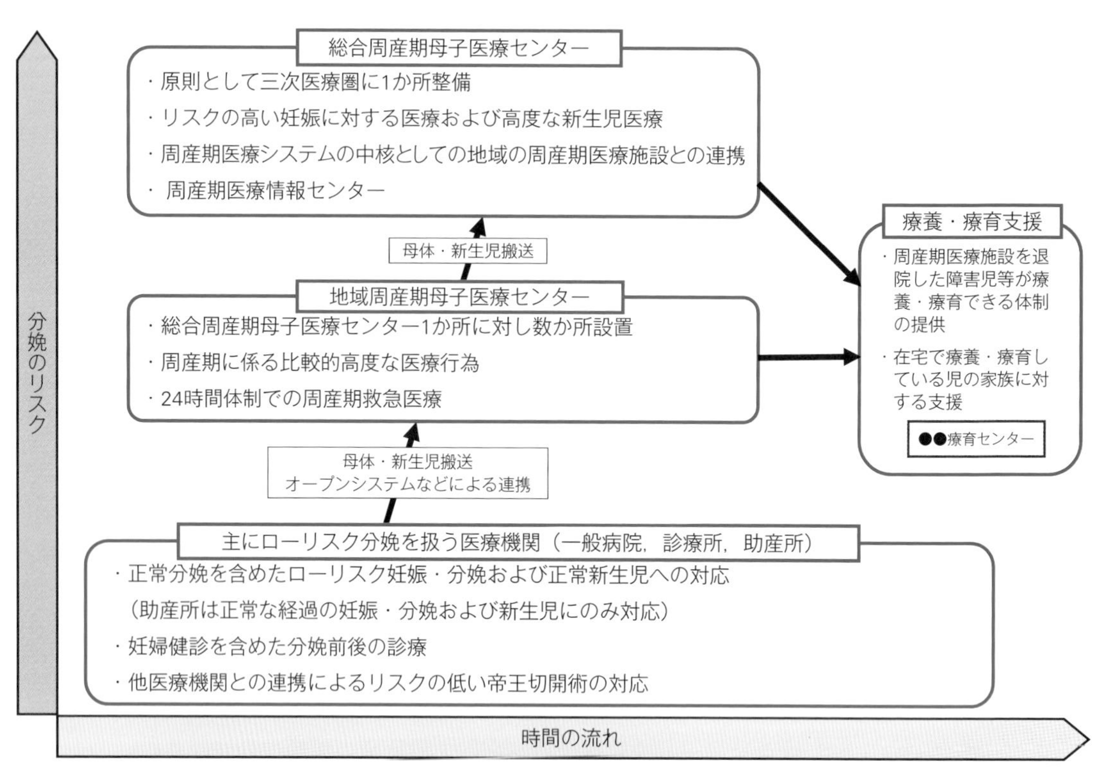


図 5-6　周産期医療の体制[3)]

産褥婦および新生児とその家族のニーズに沿ったケアが提供できる。正常から逸脱する場合には，施設内での取り決めを定め，それに則り（のっと），医師との連携・協働により，安全性を担保することが重要である。

### ② 新生児科（小児科）との連携

出生時および新生児の正常からの逸脱については，新生児科（小児科）との連携が不可欠である。施設内で新生児科（小児科）の立ち会い分娩および新生児の異常時の連携システムについては施設内で取り決めを定め，それに則り対応をしていく必要がある。

### ③ その他の診療科との連携

合併症妊娠，偶発的合併症においては，他科との連携が必要となる。リスクの顕在化や異常徴候出現時，直ちに医師の診察が受けられるように調整する役割がある。そしてこの際のメンタルサポートは，助産師の重要な役割となる。

## （2）施設間連携

施設間連携では，母体搬送，新生児搬送に関する転出入システムを理解し，妊産褥婦および新生児とその家族への支援が継続されるための情報提供が必要である。リスクが顕在化する場合は，早い段階で高度な医療提供ができるよう，日ごろから施設間の「顔の見える関係」の構築が必要である。

また，新生児搬送の場合は，母子分離を余儀なくされる。施設間での情報交換を密にし，母子関係の確立や育児技術の習得ができるようにすることは，助産師の業務である。

### (3) 地域との連携

妊娠期から地域の保健師および助産師と連携することで，出産後も切れ目ない支援が可能となる。

身体的にはローリスクであっても，産後にメンタルヘルスの不調をきたすことも少なくない。退院後，安心して育児をするためには，地域との連携が重要な課題となる。


引用・参考文献

1) 厚生労働省（2010）：周産期医療体制整備指針.
2) 厚生労働省（2020）：周産期医療の体制構築に係る指針.
3) 厚生労働省（2015）：第1回周産期医療体制のあり方に関する検討会，資料2「周産期医療体制の現状について」，平成27年8月31日.
4) 厚生労働省（2016）：「周産期体制のあり方に関する検討会」意見の取りまとめ.
5) 小林康江責任編集（2023）：助産師基礎教育テキスト2023年版，第7巻（ハイリスク妊産褥婦・新生児のケア），日本看護協会出版会，p.2–24.
6) 成田伸責任編集（2023）：助産師基礎教育テキスト2023年版，第3巻（周産期における医療の質と安全），日本看護協会出版会.
7) 我部山キヨ子編（2022）：助産学講座10（助産管理），第6版，医学書院.
8) 福井トシ子編（2023）：新版助産師業務要覧，第3版2023年版，Ⅰ巻（基礎編），p.131–140.


5

# 4 地域

## 1 産後ケア事業

### 1）産後ケア事業の法制化

地域で生活する母子を支援する助産師の業務として，近年注目されるのが，産後ケア事業である。日本では昔から出産前後の女性への支援は家族が担う習慣があり，「里帰り出産」といわれるように，妊娠末期あるいは出産直後から実家に戻り，産褥1か月程度の間，親など家族から支援を受けて，安静を保ち，体を回復させながら，家族と一緒に育児を行い過ごしてきた。しかし，家族からの支援が受けられない人もおり，そのような人の中には，家庭的な支援を求めて助産所で産後の期間を過ごす人もいた。出産した施設を退院した後，助産所で産後の一定期間を過ごす「産褥入院」である。現在の産後ケア事業の原型といえる。

現在は，「産後ケア事業」として，市町村の母子保健事業の一つとなり，申請により補助が受けられることが多くなったが，以前は「産褥入院」をする人自体が少なく，また，すべて自費でケアを受けていた。産後に家族以外から受けるケアは，ごく限られた人のみが利用するサービスであった。

近年では，出産年齢の高齢化もあり，親も高齢となり「里帰り」して頼ることができない人も増えてきた。また，出産施設の減少により，出産施設は集約化され，産後の入院期間が短縮化されて久しい[1)]。そのため，産後の女性が体調の回復や育児技術の習得，特に母乳哺育のためのスキルを十分に得る前に退院せざるをえない状況となっている。短い入院期間で体の回復もままならず，育児にも自信が持てないまま子育てに追われる状況では，心理的にも追い詰められてしまうおそれがある。そこで，退院後の母子を支える社会的な仕組みが必要となり，産後ケア専門の施設が開設されたり，医療施設の空床を利用した産後ケアが始まったりするなど，産後ケアへの取り組みが積極的になってきた。

日本において先駆的に産後ケアを専門に行う施設として誕生したのが，東京都世田谷区が2008年に開設した産後ケアセンターである[2)]。その後，国も動き出す。内閣府の少子化危機突破タスクフォースの提案に「産後ケア」の強化が書き込まれたのが2013年のことで，翌2014年度に厚生労働省は妊娠・出産包括支援モデル事業を打ち出し，その中の柱として産後ケア事業が始まった[3,4)]。それまで自費で受けていた産後ケアが，「産後ケア事業」となることで，国と市町村が経済的支援を行い，利用者は一部負担金のみで利用できるようになった。

2015年度には，妊娠・出産包括支援事業として本格事業化されるようになった。しかし，本格事業化に伴い，産後ケア事業は任意事業となったため，すべての市町村が実施するわけではなく，事業は伸び悩んでしまった。どんなによい事業であっても，利用できる市町村が限られていては，誰もが安心して利用できるわけではないため，普及していかない。国は，少子化対策にとって重要施策である産後ケア事業を，身体的なケアのみならず，産後うつや児童虐待防止のためにも重要なケアと位置づけ，普及を後押しした。そして2019年，母子保健法が改正され，産後ケア事業は市町村の努力義務として法制化され，2021年4月に施行となった[5)]。さらに，第4次少子化社会対策大綱（2020年5月29日閣議決定）には，「産後ケア事業について，2024年度末までの全国展開を目指す」ことが明記され[6)]，市町村は産後ケア事業の体制整備を急ぐこととなった。

### 2）産後ケア事業の実際

母子保健法では，産後ケア事業の対象は出産後1年までの女性と乳児と明記された。したがって，産後ケアを行う助産師には，産褥早期のケアはもちろん，産後1年までのアセスメントおよびケアを実践する能力も求められる。産後ケアでは，産後の女性の心身のケアを基盤としながら，育児を通して親としての自信をつけてもらい，愛着形成が促進されるよう援助していく必要がある。「これを行えばよい」というような，型にはまったケアではなく，対象の母子の状態を十分にアセスメントして，それぞれに応じてケア計画を立て実践する，個別性の高いケアである。産後の女性の心身の変化のみならず，乳児の発達の理解と，発達を促す親子の関係性の理解，さらには，家族背景や社会的状況の理解，パートナーなど家族との関係性の再構築支援など，ケアが介在するポイントは多岐にわたる。親になる過程を支えてケアをするためには，ケア提供者が産後の理解を深め，対応するスキルを磨いていく必要がある。また，必要に応じて他職種や他機関との連携も視野に入れなければならない。地域で提供される母子保健事業，福祉領域の子育て支援事業，児童虐待防止の施策などを理解し，日ごろから「顔の見える」関係性作りと，適切な報告・連絡・相談を心がけたい。

実際に行う産後ケア事業の種類は，ケアを提供する場所と方法で，宿泊型，日帰り型，訪問型の3つに類型化される。市町村が直営で行う産後ケア事業は少なく，多くは市町村が委託して行っている場合が多い。

#### (1) 宿泊型（ショートステイ）

宿泊型では，対象となる母子が，市町村の委託を受けた助産所や産科医療施設に入所してケアを受ける。利用上限で多いのは6泊7日程度であるが，他の類型の産後ケア事業も利用する場合は回数が制限されることもある。宿泊するため夜間のケアが受けられるのが特徴であり，運営側は夜勤者の確保，宿泊施設の確保，食事提供などの整備・手配が必要である。出産施設であれば，既存のリソースを活用できるが，分娩への対応に手をとられて産後ケアがおろそかになってしまってはならないため，特に人材の手配は重要である。また，母親にとっては，帰宅してからの育児につながる生活者目線でのケアが必要であり，施設側の環境が医療的であればあるほど実際の生活とのギャップを残してしまう。生活者目線で，その親子のリズムを作ることなどが重要である。

#### (2) 日帰り型（デイサービス）

日帰り型は，宿泊を伴わないケアであり，個別のケアと集団で行われるケアとがある。午前中から昼食を挟んで夕方までのケア，もしくは午前のみや午後のみのプログラム参加型のケアなどがある。

個別のケアでは，身体回復促進のケアであるマッサージや乳房ケア，授乳のケアが多い。体をほぐしながら話を聴き，支援的な関わりを行う。

集団型では，小集団を対象に助産師などが親子の関係作りをサポートする遊び方を提供したり，体をほぐすプログラムを行ったりする。参加した者同士の交流を促し，仲間作りの機会にもなっている。児を預かる場合には保育の人材が，食事を提供する場合にはその手配などが必要になる。

#### (3) 訪問型（アウトリーチ）

訪問型は，家庭訪問によりケアを行うものである。訪問するため，個別性が高く，その親子に合わせたケアを提供することができる。また，家庭を訪問することで得られる情報は多く，家族への保健指導なども実施しやすいというメリットがある。

家族関係の洞察や対象者の感情の機微に気づくためのスキルも必要であり，助産師が１人で家庭訪問し，アセスメント，ケアを実践するには，ある程度経験を積む必要がある。また，訪問型は，既存の母子訪問事業（新生児訪問指導や乳児家庭全戸訪問）との違いを明確にする必要もある。

### 3）産後ケア事業と連携

産後ケア事業は市町村の事業であり，実施主体は市町村である。しかし，事業の実施は助産所や産科医療機関に委託されることが多く，ケア提供者は助産師が中心である。ケア提供者である助産師は，自分のケアに責任を持つ必要があり，医療・保健・福祉分野との連携は，責務の一つである。

まず，出産施設との連携である。出産が産後に及ぼす影響は大きく，分娩形態，分娩所要時間，分娩時出血量，児の状態などの情報は重要である。できれば出産施設からの情報を得て産後ケアを実施したいが，必ずしも情報が得られるとは限らず，母子健康手帳と利用者本人からの情報のみでケアを実施する場合もある。

出産施設から産後ケア事業を紹介し，利用につなぐことも多い。入院期間が限られているため，退院後の育児などに不安のある母子については，積極的に産後ケア事業の利用に結びつけたい。自施設で産後ケア事業を行い，委託を受けている場合はもちろん，他施設での産後ケア事業の利用，新生児訪問指導などの母子保健事業の利用は，出産施設の助産師の後押しがあれば母親自身の利用のハードルが下がり，適切な支援につながりやすくなる。産後は，子ども優先で自分のことは後回しという思考になりやすいからこそ，専門職である助産師が産後ケア事業の利用をすすめたい。

また，産後ケア事業を利用した後の連携も重要である。産後ケア事業は市町村で利用回数（日数）が決められているため，最大限に産後ケア事業を利用しても不足する場合もある。産後ケア事業利用後の評価や継続支援のためには，市町村の母子保健担当部署や子育て世代包括支援センター（後述）など，今後も継続して地域で母子を見ていく専門家に引き継ぐ必要がある。特に，産後うつをはじめとしたメンタルヘルスケアが必要な場合は，精神科医師や精神科訪問看護など，また，地域で必要な支援が受けられるよう保健師などに引き継ぐことも必要である。産後ケアで実施できるケアとその限界を知り，その後の支援と連携につなげられることが，助産師が自分の職務を全うすることとなる。

また，子育て世代包括支援センターに勤務する助産師も必要である。母子健康手帳交付時の面談から妊婦と接点を持ち，支援の必要性をアセスメントしながら，産前・産後の継続した支援を行うには，地域のいつでも相談できる場所に助産師が存在することが重要である。

## 2 子育て世代包括支援センター

### 1）子育てをめぐる状況と，子育て世代包括支援センターの位置づけ

近年の社会の変化や核家族化，家族の関係性の変化から，妊産婦や子育てをする家族が孤立しやすくなっている。「孤育て」という造語が生まれるような地域環境の中で，妊産婦と家族は，孤独感や強い不安を持ちながら妊娠期や子育て期を過ごしており，そうした状況が問題となっている。

国は，これまでもこのような課題に対し，母子保健と子育て支援の両面から多様な支援の整備を図ってきた。しかし，ハイリスク母子やその家族への支援に重点が置かれ，地域に居住するすべての妊産婦や子育て家族の不安に対応するような支援は十分とはいえない状況であった。このため，母子保健法が改正され，2017 年 4 月から，子育て世代包括支援センター（法律における名称は「母子健康包括支援センター」）を市町村に設置することが努力義務とされた。

5

子育て世代包括支援センター（以下，センター）は，2015 年度に開始された「妊娠・出産包括支援事業」と 2016 年に開始された「子ども・子育て支援新制度」の利用者支援や子育て支援などを包括的に運営する機能を担う。看護職をはじめとする多職種が，専門的知識を活かしながら，対象者の視点に立った妊娠期から子育て期の切れ目ない支援を実施することを目指しており，その設置と事業の推進が図られている。

なお，児童福祉法等の一部を改正する法律により，名称は，2024 年度より「こども家庭センター」に変更となる。

### 2）子育て世代包括支援センターの対象者と必須業務

センターは，原則，地域に居住するすべての妊産婦，乳幼児とその保護者を対象とするが，その中でも特に妊娠期から子どもが 3 歳になるまでの子育て期の支援に重点を置く。すなわち，妊産婦や，幼稚園などの集団生活に入る前の乳幼児とその家族に対する予防的な視点を中心としたポピュレーションアプローチを基本とする。

必要職員体制としては，2017 年 3 月発出の厚生労働省通知「子育て世代包括支援センターの設置運営について」において，保健師等を 1 人以上配置すること，担当職員としてソーシャルワーカー（社会福祉士など）のみを配置する場合には近隣の市町村保健センター等の保健師，助産師または看護師との連携体制を確保することが規定されている。

より専門的な支援や多職種の連携による支援が必要なハイリスクの対象者については，地区担当保健師や市区町村の子ども家庭総合支援拠点や児童相談所との連携によって対応する。対象者にとって，不安なことや相談したいことがあった場合には，センターに行けば何らかの支援につながる情報が得られ，支援を受けることができる，ワンストップ拠点として機能することが求められている。

センターでは，以下の 4 つの必須業務を実施する。

#### (1）妊産婦・乳幼児の実情の把握

地域に居住するすべての妊産婦と乳幼児の状況を的確に把握することは，センターの重要機能である。母子保健事業は市町村事業であるため，母子健康手帳の交付方法も市町村によって異なるが，交付時の面談をセンターの看護職およびソーシャルワーカーなど，母子保健の知識を有する職員が行うことが奨励されている。これら面談などによって，センター職員は，地域に居住する妊婦と接点を持つことが可能となり，その実情を継続的に把握することができる。

2022 年第 2 次補正予算から開始された伴走型相談支援事業では，妊産婦の面談（妊娠届出時，妊娠 32～34 週，出産時・産後）の実施主体はセンターであることが明示された。また，伴走型相談支援事業とともにその実施が決定した出産・子育て応援交付金では，2023年4月以降に出産する妊産婦に対し，妊娠届出時と出生届提出時に5万円相当の経済的支援（妊娠期や子育て期に必要なサービスを利用できるようなクーポンや商品券の交付，あるいは現金の支給）を実施する。この支援は，妊産婦・子育て世代の経済的負担を減じるだけではなく，市区町村がこの交付金支給を行うことで，地域に居住する妊産婦とその家族の実態がより把握しやすくなることや，利用者が気軽にセンターとの接点を持ち，必要なときに相談でき，必要な社会的資源へのアクセスと利用が可能となることを意図して，開始されたと考えられる。

また，妊産婦や乳児について把握されるべき情報は，個々の状況によっても異なるが，妊産婦や乳幼児の心身の健康状態などに加え，妊産婦のパートナーとの関係，妊産婦やパートナーの親との関係や親の健康状態，経済状況など，家族全体をとらえることができるような情報をもとにアセスメントを行うことが必要とされる。

### (2) 妊娠・出産・子育てに関する各種相談応需と，必要な情報提供・助言・保健指導の実施

前述のようにセンターには，利用者が妊娠・出産・子育てに関する悩みや相談事があった場合，ここに行けば何らかの支援につながる情報が得られ，支援を受けることができるワンストップ拠点として機能することが求められている。このため，各種相談に応じて，利用者視点での情報提供や具体的助言および保健指導を行うことが，必須業務として位置づけられている。

### (3) 支援プランの策定

必要に応じ，個別の妊産婦等を対象とした支援プランを策定する。妊産婦の実情を把握した結果，対象者に心身の不調や強い育児不安があることや，若年妊婦や一人親などであり，手厚い支援を要することが判明した場合については，保健所，児童相談所，医療施設などと連携するとともに，関連機関や専門家などで構成する関係者協議会またはケース検討会などを設け，協議をもとに支援プランを策定する。

また，策定した支援プランを実施するとともにその評価をし，必要に応じて見直しを行いながら，対象者を包括的・継続的に支援していく。

### (4) 保健・医療または福祉の関係機関との連絡調整

上記のように，手厚い支援が必要な対象者については，連携が必要な関係機関の担当者と協働するが，その連絡調整はセンターが担う。

また，それぞれの対象者の状況に応じた支援を適切に実施するには，日ごろから保健所，児童相談所などの関連部署，医療機関や助産所，地域の

子育て支援活動を実施するNPO法人など，多機関，多職種との「顔の見える関係」やネットワーク作りが必要となる。

### 3）子育て世代包括支援センターにおける助産師の役割

センターで業務に従事する助産師は，母子保健の知識を持つ専門職として，母子健康手帳交付時の妊婦面談など，対象者である妊産婦や乳幼児の相談支援を行う役割を持つ。センターは，地域に居住するすべての妊産婦や乳幼児が気軽に利用できる機能を持つものであって，特別な支援が必要な妊産婦や乳幼児のみが利用するものではないことが，対象者に十分認識されるよう説明を行うとともに，対象者が「何かあったら相談に来たい」と思えるような対応を行うことが必要である。

そのためには，対象者の来訪を歓迎し，面談・支援の際には，相談しやすい雰囲気の醸成や個々の対象者のプライバシーに配慮した環境整備を行う必要がある。また，「子育て世代包括支援センターにおける面談・支援の手引き」で，「面談は利用者と支援者とが互いの顔を見て声を聞く場面である。上から目線の指導ではなく，『積極的な傾聴』，すなわち聴くことと話すことの区別を自覚しつつ利用者との信頼関係構築を目指す対話を行う」[7]と示されているように，対象者が「さまざまなことを聞かれ，自分のことをチェックされている」というような否定的感情を抱くことがないよう，十分配慮した態度で対象者と接することが必要である。

また，対象者に対しては，育児は1人あるいはカップルのみでできるものではなく，不安や困り事などがある場合には，他者や市町村などに支援を求めてよいということを理解してもらうことや，利用できる社会資源を積極的に利用することが望ましいことなどを伝える必要がある。センターの助産師は，こうしたことを伝える上でも最適な立場にあり，対象者の子育てに伴走し，支援をしていく役割を持っている。

#### 引用文献

1）坂梨薫（2010）：産後早期退院の可能性と助産師の役割─産後ケア施設の拡充を視野に入れて．助産雑誌，64（4）：307-312.
2）青山廣子，萩原玲子，丹波恵津子（2010）：産後早期退院と地域における母子の支援─産後ケアセンターでの母子支援．助産雑誌，64（4）：313-319.
3）内閣府（2013）：「少子化危機突破」のための提案（平成25年5月28日少子化危機突破タスクフォース）.
〈https://www8.cao.go.jp/shoushi/shoushika/meeting/taskforce/k_4/pdf/teian.pdf〉
4）厚生労働省：妊娠・出産包括支援モデル事業の取組事例集.
〈https://www.mhlw.go.jp/file/06-Seisakujouhou-11900000-Koyoukintoujidoukateikyoku/h26nshm.pdf〉
5）厚生労働省子ども家庭局長通知「『母子保健法の一部を改正する法律』の施行について（通知）」，令和2年8月5日　子発0805第3号.
〈https://www.mhlw.go.jp/content/000657398.pdf〉
6）内閣府：少子化社会対策大綱（令和2年5月29日閣議決定）.
〈https://www8.cao.go.jp/shoushi/shoushika/whitepaper/measures/w-2020/r02pdfhonpen/pdf/s2-2.pdf〉

7）厚生労働省（2020）：子育て世代包括支援センターにおける面談・支援の手引き（案段階），p.5.
〈https://mhlw-grants.niph.go.jp/system/files/2019/192011/201907006B_upload/201907006B0006.pdf〉

参 考 文 献

・厚生労働省（2017）：子育て世代包括支援センター業務ガイドライン.
〈https://www.mhlw.go.jp/file/06-Seisakujouhou-11900000-Koyoukintoujidoukateikyoku/kosodatesedaigaidorain.pdf〉

5

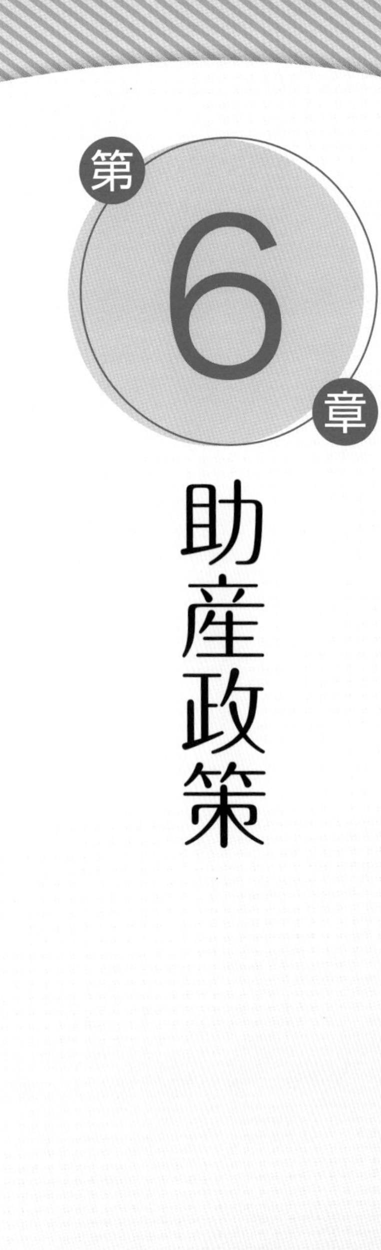

# 第6章 助産政策

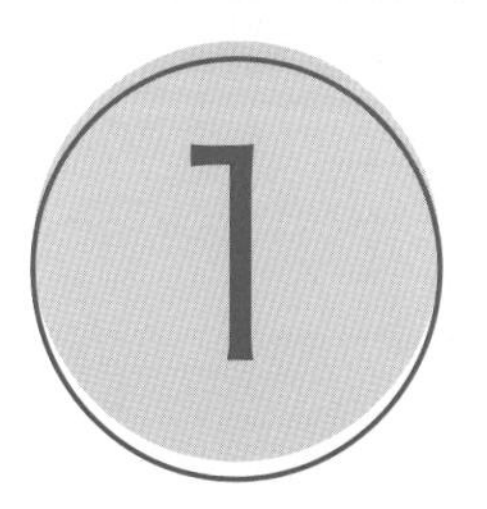

# 1 助産政策の必要性

## 1 政策とは

『日本大百科全書（ニッポニカ）』（川野秀之）によると，政策とは，「個人あるいは集団が，欲求の対象としている財や状態といった特定の価値を獲得し，維持・増大させるために考える行動の案・方針または計画のことをいう」とある。また，「政策は一定の目的のための手段の合理化や合理的判断のための技術的な問題として考えられ，その実現目的から切り離して，いかなる価値を，どのような活動と資源を用いて，どんな方法で実現するかという政策内容自体が争点となりうるし，新たな紛争を生むこともありうる」とある。

大串[1]は，政策とは，社会を効率よく機能させるためのもので，個人の利害を超えて公的に取り組むべき課題を実践するための前提となる方針や行動プランをいい，法律や制度だけでなく，具体的な問題解決の方策など，広い意味での政策は，理想やあるべき姿を実現するための方針から具体的な実施に至るプロセスを含んでおり，〈政策→施策→事業〉というように理念から具体的に変化すること，また，政策は，政策が形成される段階から実施することを前提としているため，プロセスとしてとらえられることが多い旨，述べている。

島崎[2]は，政策とは，制度を変えることといってもほぼ差し支えない旨，述べている。

他方，看護政策とは何か。野村[3]は，看護制度を創設または改変していく政治過程である旨，述べている。

これらのことから，政策とは，特定の価値観に基づき，あるべき方向（目的）を目指し，現状の問題点を改善するための手段・方法といえるだろう。

## 2 助産政策とは

「助産政策」とは，「妊産婦や子育て環境のあるべき姿（目的）に向かって，現在の妊産婦や子育て環境の問題などを改善するために，助産師などが関係者間で政策を形成，実施し，評価を行う一連の過程である」と，ここでは定義する。

## 3 助産政策の必要性

助産師には，法律や制度に従って，事業を実施するという側面がある。しかし，事業を実施しても効果が得られない，妊産婦支援や子育て支援という事業自体を円滑に運営できない，という場合は，あるべき姿とのギャップを解消するための提案などを行う必要がある。この提案をすることが，助産政策に含まれる。

少子化に伴って，出産環境は激変している。この環境の変化が妊産婦に不利益になっている場合は，環境を改善するための提案を行うことも，助産政策を推進する上での助産師の役割なのである。しかし，現場の努力だけでは解決しないさまざまな新たな課題がある。課題を解決するには，現状を改善することが必要だ。そして，妊産婦の置かれている環境や子育て環境を，よりよく，あるべき姿に向かって改善していくには，助産師自身が政策に関心を向けることが重要である。

本書の第3版で「制度・政策への視点」[4]を論じたのは，社会学を学び，妊産婦の置かれている状況を改善したい，子育て支援環境をよりよくしたいという熱意を持って活動を行っている一般市民であった。

また，助産師資格の取得を目指す大学院生による「政治に看護職らの声を」と題した新聞記事[5]では，「授業で看護職が政治に参画する意義や方法について学ぶ機会があった。看護職が政治参画することで，看護の質の向上や効率的な医療資源の分配につながり，また働きやすい環境が整備されて看護職不足が解消すると期待される。しかし，看護職出身の政治家は少なく，現場の看護職も政治に参画する意義を把握していない。政治への関わり方として，①臨床現場の問題から自分に何ができるか考える，②多くの仲間にそれらの問題を伝え，議論・周知する，などの方法を考えた。将来，助産師として勤務する中で，女性たちの悩みを当事者の意見として行政に伝えていきたい。また，同じ看護職の仲間や先輩が行動を起こすことを期待している」と述べられていた。

この記事に書かれていることは，私たち助産師すべてに求められるマインドである。妊産婦の置かれている環境や子育て環境をよりよくするための活動の一歩となるからである。

引用・参考文献

1）大串正樹（2017）：見藤隆子，石田昌宏，大串正樹，北浦暁子，伊勢田暁子，看護職者のための政策過程入門，第2版，日本看護協会出版会，p.4-6.
2）島崎謙治（2011）：日本の医療—制度と政策，東京大学出版会，p.20.
3）野村陽子（2015）：看護制度と政策，法政大学出版局，p.3.
4）福井トシ子編（2023）：新版助産師業務要覧，第3版2023年版，Ⅱ巻（実践編），p.41-49.
5）ミラー「政治に看護職らの声を」．東京新聞，2019年5月17日朝刊．
6）宮川公男（1994）：政策科学の基礎，東洋経済新報社，p.176.

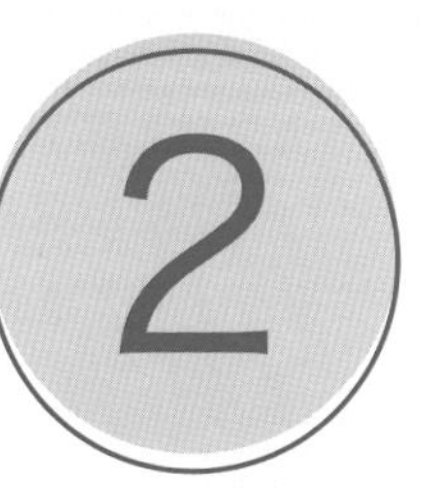

# 2 助産政策が実現される過程

政策はどのように実現されるのだろうか。

まず，問題が確認される。たとえば，法律に裏づけられた制度がある。事業として予算化されている。しかし，現場の運用が進まない。このような場合，運用が進まない理由を明らかにする必要がある。理由を明らかにして，課題を設定するとともに，課題を解決する優先順位を決定する。優先順位を決定したら，政策案を立てる。政策案は，単一ではなく複数立てて比較検討を重ねる。

課題の設定を行う場合に重要なのは，当事者に共感されることである。課題ごとに当事者は異なるが，助産師が政策を立案するときに共感を得る対象は，妊産婦や妊産婦を取り囲む関係者であることが多い。対象の理解が得られることは当然ながら，ステークホルダー（利害関係者）にも理解を得なければならない。理解を得て，共感されなければ，政策を立案しても，実施に至ることはできない。また，ステークホルダーの理解や共感を得ていく過程では，政策を立案する関係者の考え方や熱意が欠かせない。ステークホルダーの立ち位置によっては，それら関係者へ対応の仕方を変化させる必要もある。理解や共感が進めば，政策を実施（実現）し，政策の評価を行う（図 6-1）。

妊産婦に関わる法律としては，医療法，健康保険法，成育過程にある者及びその保護者並びに妊産婦に対し必要な成育医療等を切れ目なく提供するための施策の総合的な推進に関する法律（成育基本法），そして母子保健法などがある。これらの法律によって，妊産婦の置かれている環境が守られることになるはずだが，妊産婦を取り巻く状況は，これら法律によって

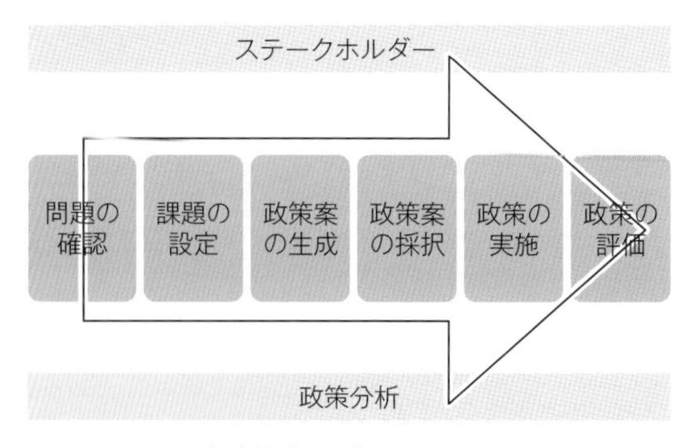


図 6-1　政策策定のプロセス（文献[1]を改変）

も解決できないことがある。法律に位置づけられていても，〈政策 → 施策 → 事業〉というように，理念から具体的に変化する過程で当初の目的に到達できないことがある。

そのため，これら法律を変え，妊産婦の置かれている環境や子育て環境を改善していくための政策を形成し，実現することによって，妊産婦や子育て環境を，そのあるべき姿に近づけることができる（詳細は，Ⅲ巻の第4章を参照）。

## 政策過程における段階

大串[2)]は，政策過程には，次のような段階があると述べている。

これらの段階が発展的に繰り返されるサイクルが実現して，よりよい政策といえる。具体的で効果的な政策ほど，一時的な成果は出るが，時代の変化に弱く，見直しが必要になることが多い。

### (1) 政策形成段階

図 6-1 における「問題の確認」を行い,「課題の設定」をし,「政策案の生成」「政策案の採択」を図るまでがこの段階である。

あるべき姿と照らして，その状況はあるべき姿とどのようなギャップがあるのか，つまり，問題を確認し，課題の設定を行うために，言語化する。ギャップを少なくするには何が必要か，言語化しながら絞り込んでいくことから始めるのである。

問題相関図を作成して言語化していくが，問題を確認する段階と課題の設定を行う段階は，重なり合うこともあるため，行ったり来たりしながら絞り込んでいく。絞り込みながら，解決案を複数考える。解決案は，TPOを考えながら,「政策提言」の形にする。この段階は，政策の原案を作成する段階であり，政治的な駆け引きが行われることもあるため，ダイナミックなプロセスととらえられている。

解決案をもとに，どのような政策があるかを多角的に検討し，政策案を生成する。次いで，課題を解決するために，最も適切な政策案は何かを吟味し，政策案が採択される。政策案から正式な政策へと承認される段階であり，法案なら議決・採択を意味する。これら一連のことが，政策が形成されるプロセスである。

ここで重要なのは，課題の設定を間違わないことである。誰のための課題解決なのか，この課題解決によって誰のどのような状況が改善できるのか，あるべき姿とのギャップが解決できるのかどうか，政策の評価基準（Ⅲ巻の第4章の3を参照）に基づいて吟味する。

このプロセスでは，論理的な説明ができなければならない。そこで，問題であるかどうかを明らかにする段階で，ロジックモデルを活用することが推奨されている（図 6-2，6-3）。ロジックモデルとは，「ある施策がそ

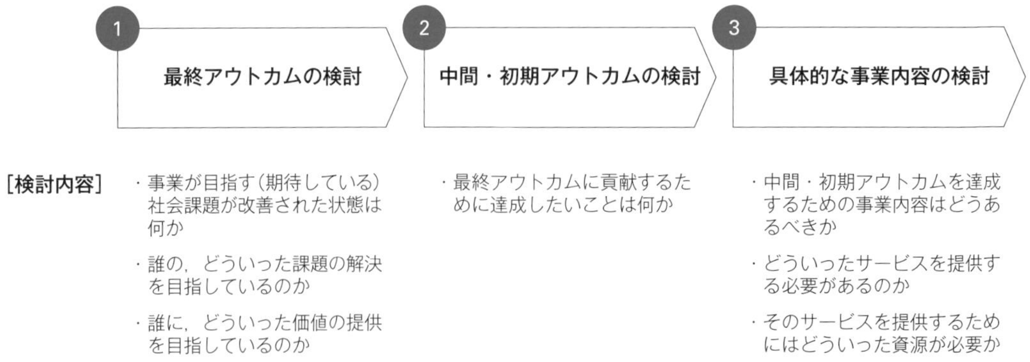

1
最終アウトカムの検討
2
中間・初期アウトカムの検討
3
具体的な事業内容の検討
[検討内容]
・事業が目指す(期待している)社会課題が改善された状態は何か
・誰の，どういった課題の解決を目指しているのか
・誰に，どういった価値の提供を目指しているのか
・最終アウトカムに貢献するために達成したいことは何か
・中間・初期アウトカムを達成するための事業内容はどうあるべきか
・どういったサービスを提供する必要があるのか
・そのサービスを提供するためにはどういった資源が必要か

図 6-2　ロジックモデル作成の流れ[3)]

事業により達成したい状況
最終アウトカム
最終アウトカム実現のために達成したい目的
中間アウトカム
中間アウトカム
中間アウトカム実現のための手段
初期アウトカム
初期アウトカム
初期アウトカム
初期アウトカム実現のための具体的な事業内容
アウトプット
アウトプット
アウトプット
活動
活動
活動
インプット
インプット
インプット

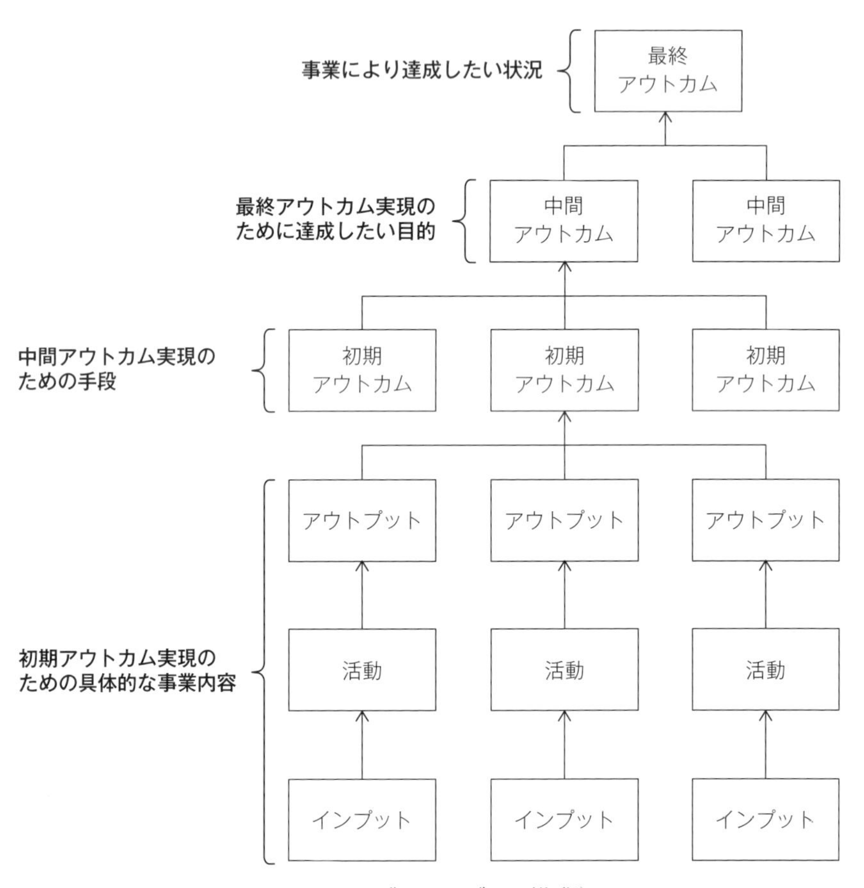

図 6-3　ロジックモデルの構成[3)]

の目的（あるべき姿：筆者挿入）を達成するに至るまでの論理的な因果関係を明示したものである。ロジックモデルを策定することは，事前または事後的に施策の概念化や設計上の欠陥や問題点の発見，インパクト評価等の他のプログラム評価を実施する際の準備，施策を論理的に立案するなどの上で意義のあることである」[4)]といわれている。

### (2) 政策実施段階

こうして採択された政策案が決議などで正当化された後に，具体的に実施される段階である。ここでは，本来の政策目的を達成するために，より具体的な施策や事業として落とし込んでいくことが重要となる。

### (3) 政策評価段階

実施された政策が本来の目的を達成したのか，実施の過程で問題がなかったか，ほかによりよい方法がなかったかなどについて検討する段階であるが，政策の表明や実施により，社会状況は変化する。政策の実施により，政策の効果が具体的に把握できるのである。

### (4) 政策反映段階

評価結果や，実施段階で明らかになった課題が，新たな政策に反映される段階である。

引用文献


1) 宮川公男（1994）：政策科学の基礎，東洋経済新報社，p.176.
2) 大串正樹（2017）：見藤隆子，石田昌宏，大串正樹，北浦暁子，伊勢田暁子，看護職者のための政策過程入門，第2版，日本看護協会出版会，p.7-10.
3) 日本財団：ロジックモデル作成ガイド．〈https://www.nippon-foundation.or.jp/app/uploads/2019/01/gra_pro_soc_gui_03.pdf〉
4) 文部科学省：ロジックモデルについて．〈https://www.mext.go.jp/a_menu/hyouka/kekka/06032711/002.htm〉


6

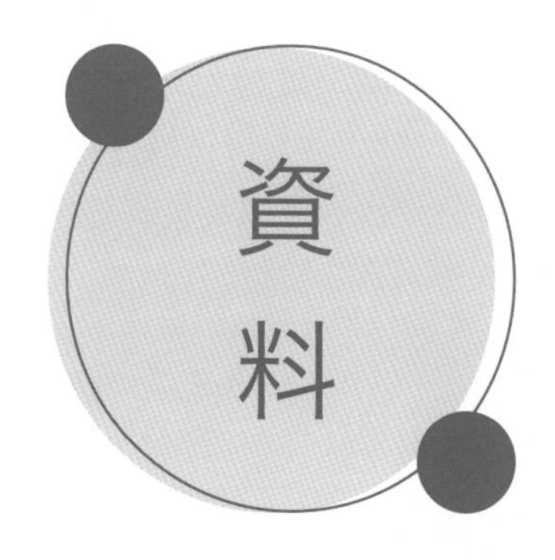


# 資料



収載法令等について

○公布・最終改正
各法令等には，公布年月日・番号および最終改正の年月日・番号・内容（施行前のものも含む）を示しました。

○条文の見出し
見出しのない条文には〔　〕で見出しを付し，原文に付いている（　）と区別しました。

International Definition of the Midwife
# ICM 助産師の定義

国際助産師連盟（ICM）2017 年

助産師とは，「ICM 基本的助産実践に必須なコンピテンシー」および「ICM 助産教育の世界基準」の枠組に基づき，かつ所在する国において正規に認可された助産師教育課程を履修した者で，助産を実践し「助産師」の職名を使用するために登録または法律に基づく免許取得に必要な資格を取得（あるいはその両方）した者で，かつ助産実践の能力（コンピテンシー）を示す者である。

### 業務の範囲

助産師は，社会的責任を担った専門職として認識されており，女性の妊娠，出産，産褥の各期を通じて，サポート，ケアおよび助言を行い，助産師の責任において出産を円滑に進め，新生児および乳児のケアを提供するために，女性とパートナーシップを持って活動する。これには，予防的対応，正常出産をより生理的な状態として推進すること，母子の合併症の発見，医療あるいはその他の適切な支援を利用することと救急処置の実施が含まれる。

助産師は，女性のためだけではなく，家族および地域に対しても健康に関する相談と教育に重要な役割を持っている。この業務は，産前教育，親になる準備を含み，さらに，女性の健康，性と生殖に関する健康，育児に及ぶ。

助産師は，家庭，地域（助産所を含む），病院，診療所，ヘルスユニットとさまざまな場で実践することができる。

2005 年　ブリスベン評議会にて採択
2011 年　ダブリン評議会にて改訂および採択
2017 年　トロント評議会にて改訂および採択
次回改訂予定　2023 年

2017 年　（公社）日本看護協会・（公社）日本助産師会・（一社）日本助産学会訳

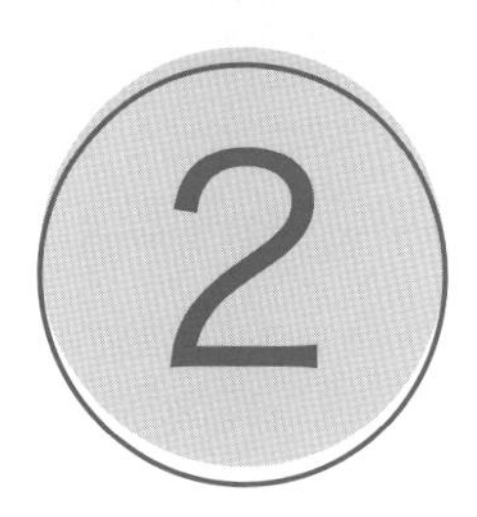

資料

# 2 助産師教育のコア内容における ミニマム・リクワイアメンツの項目と例示

Vol.3（2021－）全国助産師教育協議会

| 大項目 | 中項目 | No | 教育内容（*はミニマム・リクワイアメンツ項目） | 例示 |
|---|---|---|---|---|
| 1 母子の命の尊重 | | *<br>1-1 | 母子両者に関わる倫理的課題の対応 | 1. 母児の2つの生命を同時に取り扱う倫理的配慮とそのケアの特性について1事例を挙げて説明できる。 |
| 2 妊娠期の診断とケア | A. 妊婦と家族の健康状態に関する診断とケア | *<br>2-A-1 | 妊娠の診断プロセスを理解した時期に応じた妊娠を確定する診断方法の選択 | 1. 最終月経が未確定の場合，これまでの月経周期や性交時期，心身の自覚徴候を問診し，免疫学的妊娠検査，超音波検査などから妊娠を確定する的確な診断方法を選択できる。<br>2. 最終月経が6週間以上前にさかのぼる場合，心身の自覚徴候を問診し，児心音の聴取，経腟超音波の所見を確証して妊娠を診断できる。<br><留意点><br>・妊娠を確定する際に，妊娠成立が推定される時期に応じて，どのような診断手法が適切かつ望ましいかを選択できることが重要である。やみくもにあらゆる問診や不要な診察・検査などを排除して，適切な妊娠確定方法を選択できる知識と技能が求められる。また，妊娠の確定を診断する際に，正常な妊娠か異常妊娠の可能性があるかを推定できる知識が求められる。 |
| | | *<br>2-A-2 | 現在の妊娠経過時期（週数）の診断 | 1. 最終月経と現在までの超音波検査法による胎嚢（GS）の確認，頭殿長（CRL），児頭大横径（BPD）の測定値から現在の妊娠週数を診断できる。<br>2. 最終月経が明確に特定できる月経周期28日の場合，ネーゲルの概計算法で分娩予定日を算出し，胎児の諸計測値を参照にして現在の妊娠週数を診断できる。<br><留意点><br>・ARTによる妊娠の場合，胚移植日が特定できる場合は，排卵日（月経周期）や胚移植日から起算した分娩予定日・妊娠週数とし，超音波計測値で変更はしない。 |
| | | *<br>2-A-3 | 妊婦と胎児の生理的状態の診断 | 1. 妊娠8週3日の妊婦で嘔気（＋），体重減少は非妊時から1 kg，尿中ケトン体（－），食事の摂取，排泄など，セルフコントロールの可否，胎児CRLは18 mm，FHRは160–170 bpm，胎児軀幹，四肢などの区分明瞭性等をアセスメントして，妊娠初期の母体と胎児の生理的状態が良好であるか否か診断できる。<br>2. 妊娠26週3日の妊婦の血圧110/70 mmHg，体重増加300 g/週，血液検査および尿一般検査所見は妊娠性変化の範囲内の所見，頸管長30 mm，胎児推定体重は650 g，外表奇形（－）などの情報等からアセスメントし，妊娠中期の母体と胎児の生理的状態が良好であるか否か診断できる。<br>3. 妊娠34週3日の妊婦の生活習慣（栄養・嗜好・動静など）に問題なく，マイナートラブルに対処でき，血液検査および尿検査所見は妊娠性変化の範囲かどうか，胎児の推定体重が2000 g，第1頭位から母体と胎児をアセスメントし，妊娠後期の母体と胎児の生理的状態が良好であるか否か診断できる。 |
| | | *<br>2-A-4 | 妊婦の心理・社会・文化的状態の診断 | 1. 妊娠初期のアンビバレンスな心理的反応および情動特性について，妊婦一般に表れやすい反応かその人固有の背景に伴う反応であるか，あるいは逸脱した心理的反応であるか否かについて総合的にアセスメントできる。<br>2. 妊娠経過にともなうボディイメージに障害なく，胎児への関心の深まりと愛着形成，妊婦役割の遂行状況をアセスメントして妊娠中期の心理・社会的状態が順調であることを診断できる。<br>3. 妊娠後期の情動や出産期待などの心理特性について，個人の特性なのか心理的反応が逸脱しているのかを総合的にアセスメントし診断できる。<br>4. 妊婦の社会・文化的背景や現在の状況について総合的にアセスメントし診断できる。<br><留意点><br>・妊娠時期の特性に応じた必要な情報を総合的にアセスメントし判断できることが重要であり，同時に分娩期・産褥育児期への影響を予測できることが望ましい。また重要他者および家族ダイナミックスの状況も掌握し，健康的な相互関係であるか否か診断する。<br>・経済的な困窮，若年，高齢，特定妊婦，被虐待歴や虐待が疑われる，DV，外国人などの情報に留意して，心理・社会的背景を総合的にアセスメントできることが望ましい。 |

| 大項目 | 中項目 | No | 教育内容<br>(*はミニマム・リクワイアメンツ項目) | 例示 |
|---|---|---|---|---|
| 2<br>妊娠期の診断とケア | A.<br>妊婦と家族の健康状態に関する診断とケア | *<br>2-A-5 | 安定した妊娠生活の維持へのケア | 1. 妊娠 7 週 3 日の妊婦でつわり症状がある場合，食生活の工夫と適切な水分やビタミン類の摂取，体重減少の危険域について説明できる。<br>2. 勤労妊婦の場合，安定した妊娠生活のために業務内容や労働環境がもたらすリスクについてアセスメントし診断できる。<br>＜留意点＞<br>・妊娠に伴う生理的・心理・社会・文化的状態の診断に基づき，健康を逸脱しないで，安定した妊娠生活を維持できる支援を行う。 |
| | | *<br>2-A-6 | 妊婦のマイナートラブルのケア | 1. 起こりやすいマイナートラブルの腰背部痛，便秘，下肢の痙攣，むくみ，静脈瘤に対する対処法について情報提供し，不快症状の軽減への支援ができる。<br>＜留意点＞<br>・妊婦個々の多様な生活側面についてアセスメントし，対処法に選択肢が示せるようにする。 |
| | | *<br>2-A-7 | 妊婦や家族への出産準備・親準備教育 | 1. 妊婦やパートナーが妊娠を受容し，妊婦役割行動・親役割行動を遂行できるか否かを環境要因を含めてアセスメントし，適切な準備教育のプランを立案できる。<br>2. 妊婦が母乳哺育希望をする場合，妊娠中の乳頭・乳房の形態についてアセスメントし，適切な母乳育児の知識が提供できる。<br>3. 妊婦やパートナーが自分たちのバースプランを考えられる情報を提供し，プランの実現に向けてその夫婦に適する支援ができる。 |
| | | *<br>2-A-8 | 現在の妊娠経過からの分娩・産褥の予測 | 1. 妊娠 12 週 3 日，正常分娩を阻むリスク要因（母体合併症，骨盤外計測，軟産道の異常，胎児の発育と健康状態をアセスメントし，自然経腟分娩の可否を予測できる。<br>2. 妊娠 37 週 3 日で問診とレオポルド触診法，自覚症状から胎児の胎位胎向，発育，骨盤内への下降状態が予測できる。また，胎児心拍数モニタリングおよびバイオフィジカルプロファイルスコアから胎児の well-being の診断ができる。<br>3. 内診所見（Bishop score 9 点以上の子宮頸管の熟化），客観的な情報，妊婦の妊娠期陣痛や胎児の下降感，産徴などの自覚症状から分娩開始時期を推定予測できる。<br>4. 妊婦の体型や胎児の発育から総合的にアセスメントして自然経腟分娩の可否を予測できる。<br>5. 現在までの妊娠経過から分娩および産褥経過を予測できる。<br>＜留意点＞<br>・これまでの妊娠経過と現在の健康状態が分娩期および産褥期に及ぼす影響を予測して，今，必要なケア・支援ができる。実際の経過は，各時期が終了した後に，その予測が適切であったか，予測に基づいたケア・支援が適切であったか，以降のステージで評価する。予測と評価は妊娠から産褥までのアセスメントおよびケアの実施と評価に連続性をもたせ，根拠と一貫性のある思考能力を修得できるように留意する。 |
| | | 2-A-9 | 心理的危機に直面した妊婦とその家族のケア | 1. 流早産・胎内死亡に遭遇した時，夫婦や亡くなった児の尊重，寄り添い・傾聴するなど，助産師としての基本的態度がとれる。 |
| | B.<br>出生前診断に関わる支援 | 2-B-1 | 出生前診断に関わる方法の提示 | 1. 各出生前検査の目的と種類，検査実施時期，結果が判明するまでの期間（出生前診断の過程で生じる時間的拘束），利点と問題点，有害事故，経済的負担を説明できる。 |
| | | 2-B-2 | 出生前診断を考える妊婦の意思決定過程への支援 | 1. クライエントの自発性の尊重，誰もが情報や支援を受けられること，情報の開示，支持的態度，心理・社会的・情緒的側面への配慮など，遺伝カウンセリングの特質を説明できる。 |
| | | 2-B-3 | 出生前診断の意思決定をした妊婦や家族への支援 | 1. 出生前検査を受けるか否かの意思決定に対して，その後の相談や継続的な精神的支援の必要性を説明できる。<br>2. 出生前検査結果の異常に対する妊娠の継続，妊娠中絶，胎児治療などの意思決定（結果判明後の変更含む）の利点・問題点を説明できる。<br>3. 心理的外傷，喪失，葛藤などの妊婦および家族の精神的負担と，その精神的負担への配慮について説明できる。<br>4. 妊婦と家族の意思決定に基づいた支援が説明できる。 |

| 大項目 | 中項目 | No | 教育内容<br>(*はミニマム・リクワイアメンツ項目) | 例示 |
|---|---|---|---|---|
| 2<br>妊娠期の診断とケア | C.<br>ハイリスク妊婦の診断とケア | *<br>2-C-1 | ハイリスク妊婦の状態の診断 | 1. 身体的ハイリスク因子の年齢, 産科歴, 既往歴(手術・輸血歴), 合併症妊娠の有無, 家族歴についてアセスメントし, ハイリスク妊婦に該当するかどうかを診断できる。<br>2. 心理・社会的ハイリスク因子, 乳幼児虐待のリスク因子, 特定妊婦(出産後の養育において支援を行うことがとくに必要と認める妊婦)について説明できる。<br>3. 起こりやすい妊娠合併症である妊娠性貧血, 切迫早産, 妊娠高血圧症候群, 妊娠中の糖代謝異常, 多胎, 骨盤位, 血液型不適合妊娠について, 徴候や症状, 検査データ, 胎児の発育・健康状態の特徴からハイリスク状態の程度について説明できる。 |
| | | *<br>2-C-2 | ハイリスク妊婦の重症化を予防するケア | 1. 38歳初産婦, 妊娠28週3日で血圧138/88, 尿蛋白(+)の出現に伴う, 妊娠高血圧症候群への移行と胎児への影響をアセスメントし, 妊婦の日常生活について, 症状の軽減と増悪防止の支援ができる。<br>2. 非妊時BMI 24の34歳初産婦, 妊娠28週5日, 胎児発育は週数相当, 2週前の健診に続き前日健診時も尿糖(+2)のため実施した75 g OGTTで空腹時血糖値94 mg/dlに対して, 糖代謝異常の出現に伴う妊婦と胎児への影響をアセスメントし, 治療および妊婦の食事や活動量(運動)などの日常生活について, 血糖コントロールと増悪防止への支援ができる。 |
| 3<br>分娩期の診断とケア | A.<br>正常分娩 | *<br>3-A-1 | 分娩経過の診断 | 1. 分娩の開始から胎児娩出後2時間までの時期で, 産婦および胎児の新生児を身体的, 心理的, 社会・文化的, 発達的側面から様々な健康診査の技術(問診, 外診, 内診, 検査結果等)を用いて状態を把握し, 正常に分娩が経過できるかを診断できる。<br>2. 産婦の心身の状態と胎児の健康状態が刻々と変化する中で, その一時点の状態を診断するのではなく, 経過の中から母児の状態を把握し, 今後の分娩を予測することができる。<br>3. この時期の診断は, 時期を逸すると母児の生命に影響するため, 健康状態の変化や経過に合わせて, 迅速な診断・修正・変更ができる。<br>4. 母体の健康度, 身体状況などから経腟分娩の可否を判断できる。 |
| | | *<br>3-A-1-1 | 分娩開始の診断 | 1. 産婦が規則的な腹部緊張感を訴えたとき, その開始時間, 間隔, 自覚症状を問診し, 子宮頸管の状態や胎児下降度などの内診所見, 胎児心拍数や破水の有無などから, 正常に分娩が開始したことを診断できる。<br>＜留意点＞<br>・分娩陣痛は周期性であることから一時点での診断でなく経過を観察することで前駆陣痛と鑑別する。自覚症状の問診・触診等多方面からの診察法を組み合わせて診断する必要がある。<br>・内診は産婦にとって羞恥心等の苦痛があるので, 診察時期, 診察手技など, 侵襲の少ない方法を心がける。 |
| | | *<br>3-A-1-2 | 分娩進行状態の診断(分娩第1期から第4期までの診断) | 1. 産婦の外診, 内診等の所見から得た, 分娩の3要素の情報と産婦の自覚症状・活動状況などを関連づけ分娩各期の進行状況を診断できる。<br>2. 初産婦が初発陣痛から10時間経過したとき, 内診所見が子宮口4 cm開大, 展退度30%, Station−2で, 胎児心拍数150−160 bpm/分, 陣痛発作30秒, 間欠6〜8分であるとき, 産婦の自覚症状・活動状況などを関連づけ分娩の進行状況を判断することができる。<br>3. 初産婦が陣痛発作時に努責感を訴えたとき, 陣痛の状態, 先進部下降度・子宮口開大度などの内診所見, 胎児の大きさや予備能力, 産婦の陣痛コントロール状態等から, 情報を総合して分娩進行状態を診断し, フリードマン曲線などを活用して娩出時間を予測できる。<br>4. 経産婦が陣痛発作60秒, 間欠4分, 子宮口6 cm開大, 展退度50%, Station ±0, 矢状縫合は第2斜径に一致(ROA), 未破水, 胎児心拍数140−160 bpm/分, 内診所見は1時間前と変わらない場合, 分娩経過が順調か否かを判断しケアのポイントを述べることができる。<br>5. 分娩直後は母児の身体状態の変化が大きいため, 全身状態・心理的状態をよく観察しアセスメントを行い, 正常からの逸脱の判断ができる。<br>＜留意点＞<br>・分娩進行状態を診断するために必要な情報を入手する適切な診察方法を用い総合的に判断し予測する必要がある。<br>・娩出力の程度, 胎児(健康度・下降度と回旋), 産道(子宮口開大度等), 分娩各期の所要時間, 産婦の自覚症状, 基本的生活行動などの各要素について要素間を関連づけて総合的に判断する。<br>・分娩進行の診断において産婦の自覚症状の情報を欠かせない。産婦に説明しながらインフォームド・コンセントを基盤に, 観察, アセスメントをすすめる。 |

| 大項目 | 中項目 | No | 教育内容<br>(*はミニマム・リクワイアメンツ項目) | 例示 |
|---|---|---|---|---|
| 3<br>分娩期の診断とケア | A.<br>正常分娩 | *<br>3-A-1-3 | 産婦と胎児の健康状態(生理・心理・社会的)の診断 | 1. 分娩の経過にそって，母体が生理的変化(体力，栄養，心拍・血圧，産痛への対処)や心理・社会的反応から逸脱していないこと，胎児が well-being 状態(発育，胎位・胎勢，子宮収縮と心拍変動)にあることを，問診や腹部の触診，胎盤付着部位や羊水量，臍帯など，分娩監視モニター，一般状態の観察などにより，母子ともに順調に経過しているかどうか診断ができる。<br>＜留意点＞<br>・産婦の背景を十分に問診する。<br>・ハイリスクおよびローリスク産婦に応じたモニターの装着時期や観察時間，判断指標，超音波所見などを総合し，診断する。<br>・産婦と胎児の健康状態の診断にあたっては各指標についてアセスメントするだけでなく，指標間の関連，母子間の関連を経過にそって総合的に診断する。また，喫煙などの生活習慣，妊娠中の経過，合併症の有無など分娩前の健康状態と関連づけて診断する。 |
| | | *<br>3-A-1-4 | 分娩進行に伴う産婦と家族へのケア | 1. 分娩開始から8時間経過した初産婦。付き添っている夫から「いつ生まれますか」と問われた場合，分娩進行状態をアセスメントし，児の娩出時間を予測し，産婦や夫の頑張りを認め，安心とエンパワーメントにつながる支援・対応ができる。<br>＜留意点＞<br>・産婦・家族にとって出産の場を共有することが意味深い体験となるよう産婦の意向を汲み，家族関係のダイナミズムに配慮しつつ家族が役割をとれるよう場を整える。 |
| | | *<br>3-A-1-5 | 分娩予測の診断 | 1. 妊娠40週1日の初産婦，胎児の推定体重3000 g，陣痛開始から7時間経過した時点で，陣痛間歇3〜4分，陣痛発作50〜60秒，未破水，内診所見が子宮口開大5 cm，ST ± 0，展退80%，子宮口前方，回旋は小泉門が2時の方向で触診した時の児の娩出時間を予測できる。<br>＜留意点＞<br>・レオポルド触診法などの技術を基本に，子宮底長や腹囲を測定し，児頭大横径(BPD)などを用いて，児の推定体重を予測する。<br>・児の娩出を促進する因子や遅延する因子を正しくアセスメントし，総合的に児娩出時間の予測をする。<br>・産婦の心身の健康状態を基盤として，分娩の3要素とそれに影響を与える因子を総合的に判断し，分娩経過の予測をする。 |
| | | *<br>3-A-1-6 | 分娩進行に伴う異常発生の予測と予防的行動 | 1. 妊娠37週3日の経産婦，第1子が骨盤位で帝王切開になった。今回，2時間前から軽い子宮収縮と月経様の出血がみられ来院したとき，既往歴に着目し，胎児心拍数，子宮収縮状態，産婦の自覚症状を継続的に観察する一方，帝王切開を念頭におき経過観察することができる。<br>2. 陣痛や胎児心拍数，問診や外診(触診)および内診の結果等の情報を総合的にアセスメントして，リスクの予測と予防的行動がとれる。<br>＜留意点＞<br>・産婦の既往歴，自覚症状を丁寧に聴取し，分娩進行に伴う異常発生を適切に予測して，予防的対応に努める。<br>・分娩経過の予測の診断(* 3-A-1-5)から，分娩経過中に起こる異常は何か，またその異常は分娩経過中の第何期に起こる可能性があるのかを診断し，異常の発生が予測される場合に備えて予防的対応に努める。 |
| | | *<br>3-A-1-7 | 経腟分娩の介助 | 1. 妊娠39週3日の経産婦が陣痛発作45秒，間欠60秒，児頭先進部が間欠時にも見えている状態で側臥位ですごしている。産婦の努責にまかせて児が娩出しないためには，どのような介助が望ましいか説明できる。<br>2. 分娩の3要素をアセスメントしながら，状況に応じた安全な努責の誘導ができる。<br>3. 適切な時期に，肛門保護，会陰保護ができる。<br>4. 母児の解剖・生理的機能を最大限に活かし，最小限の侵襲で分娩が終了するよう介助できる。<br>5. 安全に清潔に児を娩出できる。<br>6. 胎盤剝離徴候を確認したら，速やかに胎盤娩出ができる。<br>7. 母親にねぎらいと祝福の言葉をかけ，主体的に臨むことができるような援助ができる。<br>＜留意点＞<br>・自然な経腟分娩には産婦自身の産む力を引き出すことが必要である。そのためにはリラックス法を助言すること，産婦の疲労を最小限にする援助を行うだけでなく，産婦自らが，「産む」実感を得られるよう介助する。胎児の存在・下降感の確認をしつつ娩出力が発揮できるよう，継続的な援助を行う。<br>・胎児娩出後は児に関心が移りがちであるが，胎盤娩出を安全に終えるとともに産婦を労い，分娩第4期[注記3)]の異常を早期に発見し安全に安心してすごすことで順調に産褥期に移行することができる。産婦の身近でバースプランに沿った観察・支援を続けることが重要である。 |

| 大項目 | 中項目 | No | 教育内容<br>（＊はミニマム・リクワイアメンツ項目） | 例示 |
|---|---|---|---|---|
| 3<br>分娩期の診断とケア | A.<br>**正常分娩** | ＊<br>3-A-1-8 | 正常分娩直後の母子の早期接触，授乳，アタッチメント形成への支援 | 1. 妊娠 40 週 3 日，分娩直後の早期接触や母乳育児を希望している褥婦に対し，出生後の児の身体状態・覚醒状態，母親の心身状態を観察・判断しながら，できるだけ母親の希望を含めて，早期にアタッチメント形成を促すケアを提供できる。<br>＜留意点＞<br>・分娩直後は母児の身体状態の変化が大きいため，全身状態・心理的状態をよく観察し，母児にとって安全で心地よい環境を提供できるように配慮する。<br>・早期母児接触時には，適応基準・中止基準を確認し，実施する。 |
| | B.<br>**異常状態** | ＊<br>3-B-1 | 異常発生時の診断と必要な介入 | 1. 妊娠 41 週 2 日の初産婦，子宮口 7 cm 開大，陣痛発作 80 秒，間欠 1–2 分，CTG 上で胎児心拍数基線が 120 bpm，基線細変動 6～25 bpm であるが，陣痛発作から 10 秒経過して胎児心拍数が最下点まで 30 秒以上の経過で，緩やかに下降し，子宮収縮の消退に伴い元に戻る周期的な心拍数低下を認めた場合どのような状態かの説明ができる。<br>＜留意点＞<br>・児心拍低下に対して，データ・レベルに応じた対処の準備をする（母体の体位変換，酸素投与，Dr コール，急速遂娩の準備）。<br>・緊急時の産婦と家族への説明や心理的支援に努める。<br>・産婦の一般状態や表情・訴え，陣痛の強弱・胎児心音の変化，分娩進行度や内診結果などから異常の発生を判断した場合，速やかに報告し対処する。 |
| | | ＊<br>3-B-1-1 | （1）胎児機能不全の診断と介入 | 1. 妊娠 39 週 2 日の初産婦，子宮口 9 cm 開大，陣痛発作 60 秒，間欠 2–3 分。CTG 上で胎児心拍数基線が 120 bpm，基線細変動は正常であるが，毎回の子宮収縮に伴って，心拍数基線から急速に 60～70 bpm まで低下する心拍数減少が 30～60 秒持続し，ほとんどのその徐脈は急速に心拍数基線まで回復する時の支援ができる。<br>2. 胎児心拍図から波型の分類（高度徐脈，遅発一過性徐脈，基線細変動消失）とレベルの判断ができる。<br>3. 胎児心拍図からの波型レベルに応じた対処（酸素投与，体位変換，子宮収縮の抑制，急速遂娩の準備）が判断できる。<br>4. 超音波を用いて胎児呼吸様運動，胎動，筋緊張，羊水量を観察する。Biophysical Profile Scoring（BPS），胎児血流ドプラ波形などの評価方法を述べることができる。<br>＜留意点＞<br>・児の状態に合わせて，モニターの着脱の判断をする。 |
| | | ＊<br>3-B-1-2 | （2）骨盤出口部拡大体位 | 1. 児頭は排臨，仰臥位で努責しているが下降が進行しない産婦に対し，マックロバーツ体位や蹲踞位など骨盤出口部拡大体位をとるよう援助できる。<br>＜留意点＞<br>・産婦の安全に配慮して，体位の変換を介助する。 |
| | | ＊<br>3-B-1-3 | （3）胎盤圧出法 | 1. 妊娠 38 週 3 日の経産婦が 3400 g の男児を出産し 20 分後に胎盤剝離徴候がみられたが，腹圧や軽い子宮底圧迫では胎盤が排出されないとき，膀胱を空虚にした後，リスクと適応を理解しクレーデ胎盤圧出法を行うことができる。<br>＜留意点＞<br>・産婦の主訴や一般状態，出血量，子宮収縮状態，胎盤剝離徴候および娩出された胎盤を観察する。<br>・胎盤圧出法の適応・要約を明らかにして実施する。 |
| | | ＊<br>3-B-1-4 | （4）会陰の切開・縫合 | 1. 初産婦，子宮口全開大から 2 時間経過，陣痛発作 20 秒，陣痛間欠 4 分，陣痛発作時に児頭が 5 cm ほど現れるころ胎児心拍数が 70 bpm と低下，医師が会陰切開の必要性を説明し会陰側切開を施行した。感染予防に留意し縫合術の準備をすることができる。<br>＜留意点＞<br>・会陰が強靭で進展性に乏しく，会陰裂傷が不可避であると判断した場合，報告する。<br>・手術に関して産婦が納得できるような丁寧な説明が行われるよう，切開時・縫合時の医師の説明の場を整える。<br>・切開と縫合について適切な実施時期と方法，および基本的スキルの習得を演習で習得し，卒後研修で洗練する。 |

| 大項目 | 中項目 | No | 教育内容<br>（*はミニマム・リクワイアメンツ項目） | 例示 |
|---|---|---|---|---|
| 3<br>分娩期の診断とケア | B.<br>**異常状態** | *<br>3-B-1-5 | （5）新生児の蘇生 | 1. 妊娠39週3日の経産婦が3000 gの男児を出産し出生直後に，啼泣が弱く，筋緊張が弱いと判断した場合，NCPRアルゴリズムに従って，観察，処置ができる。<br>2. 在胎38週5日の男児，体重2400 g，出生1分後の心拍数が110回/分，不規則な呼吸，筋緊張やや弱い，顔をしかめている，四肢にチアノーゼがあるとき，アプガースコア6点と判断し，対応の説明ができる。<br>＜留意点＞<br>・新生児の出生直後の一般状態，バイタルサインの観察ができ，蘇生処置の要・不要を判断する。<br>・さらに初期蘇生の判断と技術の修得レベルは実習環境の状況に応じて各校で設定する。さらに初期蘇生の判断と技術の修得レベルは実習環境の状況に応じて各校で設定する。 |
| | | *<br>3-B-1-6 | （6）正常範囲を超える出血の診断と必要な処置 | 1. 妊娠37週1日の経産婦，3200 gの女児を分娩し，560 gの胎盤を娩出した。直後から持続的な出血があり，子宮底は臍高で柔軟である。この場合に予測されるリスクとして弛緩出血の可能性を考え，頸管裂傷等との鑑別診断および医師へ連絡しつつ子宮収縮を促す処置を行うことができる。<br>2. 出血量の判断とともに，バイタルサインを測定し，ショックインデックスの判断ができ，出血量に応じた対処の方法が説明できる。<br>＜留意点＞<br>・出血部位・原因の確認ができ，適切な部位の圧迫止血をする。<br>・分娩期はバイタルサインを2～3時間ごとに測定し，産婦の状態が変動しやすい時には，頻回に測定し判断する。<br>・出血量に応じて，産科危機的出血への対応フローチャートに従って必要な処置を行う。<br>・分娩時出血のモニタリング，バイタルサインのモニタリングをし，意識レベル，SI，$SpO_2$を確認して必要に応じ，応援要請（医師に連絡）をする。 |
| | | *<br>3-B-1-7 | （7）子癇発作時の処置 | 1. 妊娠37週0日の経産婦，妊娠中血圧が高く，尿蛋白陽性で経過していた。陣痛発来して入院し，子宮口開大5 cm，頭痛，気分不快，悪心・嘔吐の症状があるとき，アセスメントをし，対応できる。<br>＜留意点＞<br>・子癇を予測し救急セットを準備しておく。<br>・環境を整え転落や外傷・咬傷・誤嚥による気道閉塞等の事故防止をしつつ経過観察する。 |
| | | *<br>3-B-1-8 | （8）骨盤位分娩の介助法 | 1. 妊娠37週0日の経産婦，骨盤位であるが経腟分娩を行うことになり経過観察をしていたところ努責感とともに破水した。胎児心音良好，子宮口全開大，殿部が先進し臍帯脱出はないことを確認し，その後の介助法について説明できる。<br>＜留意点＞<br>・子宮口全開大，胎児臍輪部までの娩出を確認するまで娩出術をせず待機する。<br>・臍輪部娩出後は，医師の娩出術に応じ児頭娩出時に会陰保護を行う。 |
| | | *<br>3-B-1-9 | 急速遂娩時の介補助 | 1. 妊娠37週3日の初産婦，分娩第2期遷延のため吸引遂娩術を行うとき，吸引圧を適切に設定し，児心音を確認し，吸引に合わせて腹圧をかけるタイミングを助言しながら吸引分娩時の会陰保護を行うことができる。<br>＜留意点＞<br>・産婦・家族への説明を丁寧に行う。<br>・必要な物品，器械の点検・準備を常に行う。<br>・児のリスクを予測し，蘇生の準備を考える。<br>・緊急時の帝王切開術の対応も考慮する。<br>・吸引分娩・鉗子分娩の適応と要約を明らかにしておく。<br>・吸引分娩時の総吸引時間は20分以内，吸引圧は67～80 kha，吸引回数は滑脱時も含め5回までとする。<br>・急速遂娩が実施された母児への影響（軟産道や膀胱尿道の損傷，心理面，産瘤・頭血腫・頭蓋内出血顔面の損傷等）の有無をよく観察して援助する。 |

| 大項目 | 中項目 | No | 教育内容<br>(*はミニマム・リクワイアメンツ項目) | 例示 |
|---|---|---|---|---|
| 3<br>分娩期の診断とケア | B.<br>異常状態 | *<br>3-B-2 | 帝王切開前後のケア | 1. 妊娠39週0日の初産婦，身長150 cm，BMI 25，胎児推定体重3500 g，陣痛開始から20時間経過し，疲労がみられる。12時間前に破水，羊水混濁（卄），内診所見が子宮口開大5 cm，ST ± 0，展退80%，子宮口前方，回旋は小泉門が10時の方向で触診した，陣痛発作15秒，陣痛間欠3分，児頭は，胎児心拍数80 bpmと低下，心拍数基線から急速に60～70 bpmまで低下する，心拍数減少が30～60秒持続し，心拍数基線まで回復しないため，医師に報告した結果，緊急帝王切開の指示が出された時の対応と準備ができる。<br>2. 手術中は，手術であると同時に分娩であり，産婦・胎児の2人の命が存在することを意識して，児の娩出まで胎児心拍数を聴取し，児娩出後に児の娩出状態の確認し，安定していたら母子へのケアを行うことができる。<br>3. 緊急帝王切開の場合は，予期的に気持ちの準備や整理をする時間を確保することが困難であり，母子の生命に危険が及ぶことさえあるために，分娩の喪失感や自責の念が生じたり，母親としての自信や自尊心の低下を招くなど，否定的感情に陥ることへの分娩後の心理的援助ができる。<br><留意点><br>・帝王切開分娩には予定と緊急の2種類があるが，手術前から手術後まで一貫した助産管理とケアが必要である。<br>・予定帝王切開の場合は，産婦に対して，帝王切開の適応理由とリスクや予後について医師から説明されるが，夫と話し合うなど，帝王切開の意思決定までの時間を確保する。<br>・緊急帝王切開の場合は，医師の指示を受けて産婦・胎児の健康状態に最大減に配慮して，処置を進める。<br>・緊急帝王切開の場合は，産婦・胎児の健康状態をアセスメントし，産婦・胎児の健康状態が安定するまで，つねに経時的に情報を収集し，胎児心拍数は，児の出産するまで注意深く観察する。<br>・帝王切開の場合は，産科医，麻酔科医，新生児科医，手術室の看護師など専門職者との連携と調整が必要である。<br>・産婦や家族が理解して納得したうえで処置を受けられるように，産婦や家族の気持ちの表出を促したり，処置の内容や胎児の健康状態について，そのつど伝えていく。<br>・手術後は，一般の術後ケアと褥婦と新生児ケアに準じて行う。<br>・褥婦や家族への心理を十分理解したうえで，出産体験をともに振り返り，褥婦や家族が整理して統合できるように援助する。<br>・術後早期に母子双方にとって触れ合い確かめ合う，母子の早期接触がその後の母子関係に重要である。 |
|  |  | *<br>3-B-3 | 施設搬送の必要性の判断 | 1. 妊娠40週5日の初産婦，分娩開始から4時間で分娩第2期にいたった。遅発性徐脈がみられ吸引分娩を行った。児体重2550 g。羊水混濁があり，1分後のアプガースコア5点，5分後6点で呼吸状態の悪化が懸念され，NICUへ搬送となった時の対応として，周囲のスタッフへの応援要請，産婦や家族への説明，他施設へ伝えるべき情報および伝え方について考えられる。<br>2. 妊娠36週3日の産婦が前期破水の訴えで助産所に来院したとき，医師に紹介できる。<br><留意点><br>・異常を感じたときに，すみやかに周囲のスタッフに応援を要請する。<br>・産婦や家族に説明でき，その精神的ダメージに配慮する。<br>・緊急時の連絡先を把握し，他施設の担当者に産婦・出生児の状況を簡潔に伝える。 |

| 大項目 | 中項目 | No | 教育内容<br>（*はミニマム・リクワイアメンツ項目） | 例示 |
|---|---|---|---|---|
| 4<br>産褥期の診断とケア | A.<br>**褥婦の診断とケア** | *<br>4-A-1 | 褥婦の身体的状態の診断とケア | 1. 正常な分娩経過をたどった褥婦の身体的な回復状態の診断を，産褥経過に伴う子宮支持組織を含めた生殖器の復古（子宮収縮状態，腟・外陰部，骨盤底筋群，悪露，腹壁の状態）と全身状態の回復について適切な診断技術を用い総合的な観察を行い診断ができる。<br>2. 産後 2 日目，子宮底高は臍高，硬度やや軟，悪露は赤色で混入物あり，その褥婦の復古状態をアセスメントし，生殖器だけでなく，全身の復古への影響も視野に入れ，産褥経過の予測ができる。<br>3. 産褥 4 日目，子宮底臍下 4 横指，硬度良好，悪露血性少量，会陰部癒合良好，体温 36.5℃，脈拍 63 回/分，血圧 110/78 mmHg，尿 7 回/日で尿意あり，便 1 回/日，Hb11.0 g/dl，食欲あり，授乳は 9～10 回/日で，その間に睡眠はとれている，乳房Ⅱb 型で乳頭・乳輪正常，分泌良好である。退院後は，実家が遠方で両親も働いているため，実家には帰らず夫が家事全般を手伝ってくれる予定の褥婦について，育児や家族関係等の問題の有無を含めて総合的に健康状態を診査できる。<br>5. 心身の順調な産褥経過にある母親の退院時診査について，生殖器の復古状態と全身の回復状態，乳汁分泌状態，乳房トラブルの有無，心理状態と家族関係などから産後 1 カ月健診までの発育健康状態の予測ができる。<br>6. 心身の順調な経過にある新生児の退院時診査では生後 1 カ月健診までの発育・発達状態と母乳性黄疸や体重増加遅延等リスクの有無などを予期し，健康状態を予測できる。<br>7. 母子ともに退院後の順調な回復や発育を保証し得るのか，回避すべき健康上の問題の有無を捉えることができる。<br>＜留意点＞<br>・分娩様式と分娩経過に応じた産褥への影響を推定して判断する。<br>・産褥期の性機能についてホルモン動態をふまえた説明をする。<br>・予期的に卵膜排出を促進するケアおよび産褥復古が阻害されないケアを実施し，身体的のみならず総合的に健康状態を診査する。 |
| | | *<br>4-A-2 | 産婦の分娩想起と肯定的な出産体験への支援 | 1. 出産当時の経産婦が「お産はあっという間に終わってしまい呼吸法もできなかった」というとき，バースプラン立案・実現に向け準備してきた思いや体験について傾聴し，出産想起によってポジティブな出産体験となるよう支援できる。<br>＜留意点＞<br>・一人ひとりの出産体験には独自性があるので，まず傾聴する。<br>・出産の振り返り（バースレビュー）を行うまでに，褥婦が出産体験をどのように自己評価しているかアセスメントする。<br>・出産の振り返り（バースレビュー）では，褥婦の語りの背景にある感情に留意する。<br>・出産の振り返り（バースレビュー）から，肯定的な自己概念を強め，母親としての役割行動に適応していくことができるよう支援する。<br>・産褥期に出産体験を統合し意味づけるために，出産の振り返り（バースレビュー）を行い，出産体験を自由に話し合うことによって，感情を表出し，肯定的な自己概念を構築し，出産体験に価値を見いだせるよう支援する。 |
| | | *<br>4-A-3 | 褥婦の心理的・社会的・文化的状態の診断とケア | 1. 産褥 2 日目で「赤ちゃんがなぜ泣いているのかわからない，どうしていいかもわからない」と訴え，泣きながら児を見つめている初産婦に対して，軽度の抑うつ状態にある状況を発見し，アセスメントできる。<br>2. 退院時，「家に帰ったら上の子もいるし，実家も遠いので一人でやらないといけないんです」と表情が暗く，質問事項をノートに細かく書いて，「これを聞いていかないと帰ってから困りますよね」と言っている経産婦に対して身体情報と精神的情報との関係を見ながら，子どもや家族関係の変化など心理・社会的なストレスを含めて母親の精神状態を 2 週間健診を視野に入れてアセスメントできる。<br>3. 産褥期の育児不安や育児ノイローゼおよびマタニティーブルーを視野に入れて，エジンバラ産後うつ病質問票（EPDS）などの尺度を用いてうつ状態のスクリーニングができる。<br>4. 母親に愛着行動の欠如がある事例の場合，継続的な観察ができて，虐待等が疑われるときは適切な対処がとれる。<br>5. 在日 2 年目で日本語でのコミュニケーションがとりにくく，相談相手は夫のみの外国人の褥婦に対して，産後の生活や育児に関して個別的な支援を考察できる。<br>＜留意点＞<br>・児の泣きに対処できない場合，母親に不安・心配・ストレス等を生じさせるため，「泣き」に対処できる支援を考慮する。<br>・育児不安の徴候や背景要因を理解しておく。<br>・褥婦自身がゆっくり話せる時間や空間を確保し，心の整理につながるように関わる。<br>・家族のサポート状況に留意する。 |

| 大項目 | 中項目 | No | 教育内容<br>(＊はミニマム・リクワイアメンツ項目) | 例示 |
|---|---|---|---|---|
| 4<br>産褥期の診断とケア | A.<br>**褥婦の診断とケア** | ＊<br>4-A-4 | 褥婦のセルフケア能力を高めるケア | 1. 正常な分娩経過をたどった褥婦に対して，心身の状態をアセスメントし，保清行動に対するセルフケア計画を立案し，その能力が高められるような支援ができる。<br>2. 褥婦自身が心身の状態に気付き，不安や心配を言語化できるように支援できる。<br>3. 産褥2日目，体温36.9℃，脈拍58回/分，血圧128/78 mmHg，3時間毎にトイレで排尿している。発汗が多いので毎日シャワー浴を行っている。産褥1日目から母児同室をして，夜間は寝られなかったが日中児の休息と共に休んでいる初産婦に対して，総合的なアセスメントとセルフケアの促進ができる。<br>4. 第1子出産後にくしゃみや咳をした時に尿漏れがあり，走ったり，跳んだりした時も漏れるので尿取りパットが欠かせない経産婦に対してアセスメントし，支援ができる。<br>＜留意点＞<br>・褥婦自身が心身の状態に気付き，不安や心配を言語化できるように支援する。<br>・自分の生活を整える能力を高めるケアを提供する。<br>・産褥期の下肢浮腫に対するセルフケアの提供に際して，何をアセスメントすべきかを判断する際に活かす情報を適切に収集する。 |
| | | ＊<br>4-A-5 | 褥婦の育児に必要な基本的知識の指導と技術支援 | 1. 褥婦に対して基本的な育児知識と授乳・排泄ケア・沐浴などの技術について具体的指導ができる。<br>2. 児との相互作用・児の快・不快の感情を育む母親の関わりなど，個別性を捉えた指導ができる。<br>＜留意点＞<br>・初経産，母児同室，母児異室，産褥日数により考慮する。 |
| | | ＊<br>4-A-6 | 産褥期の乳房管理のための診断とケア | 1. 授乳時適切なラッチ・オンはできているか説明し，適切でないときの状況についてもケアができる。<br>2. 授乳時，適切な吸啜行動であるかをアセスメントすることにより，乳房，乳頭トラブル予防に向けてケアが提供できる。<br>3. 母乳の産生を増やす方法として，頻回授乳の重要性についてアドバイスできる。<br>4. 母乳不足について，本当に母乳の分泌量が少ないのかどうかを母親自身が判断し，適切な母乳栄養を促す支援ができる。<br>5. 産褥4日目で搾乳が必要である褥婦の場合，搾乳の必要性，搾乳の方法，搾乳を実施することで得られる効果，困った時の相談方法等の説明と搾乳技術については適切な方法を選択し実施できる。<br>6. 退院時の褥婦に，退院後搾乳の必要性を判断でき，搾乳ができる技術を指導できる。<br>7. 退院後の児の栄養方法を判断できる。<br>8. 感染症などによる経母乳感染を回避するために断乳を行う場合，効果と欠点を母親と家族に説明し，適切に選択できるように支援する。<br>9. 感染症などによる経母乳感染を回避するために冷凍母乳を与える選択をした場合，適切な搾乳方法を説明し，母親自身の搾乳手技を確認できる。<br>10. 人工栄養の調乳方法，必要量の指導ができる。<br>11. 母乳分泌を停止した後の乳房トラブルの有無をアセスメントし，必要なケアを提供できる。<br>＜留意点＞<br>・WHO/UNICEFの「母乳育児を成功させるための10か条」を基本にする。<br>・母親の母乳の確立を目指すものであって，ケアの方向性はハンドオフである。<br>・母乳哺育は心理・社会的状況に影響を受けるため，母親の意思決定を尊重する。<br>・授乳方法を母親が自己選択できるように情報提供と支援をする。<br>・新生児がどのように乳首を吸啜するのか，吸啜と嚥下の哺乳動作について説明し，適切なポジショニングや吸啜を指導する。<br>・児の抱き方や吸啜の工夫が母親自身でできるように，母親の知識・理解度・経験などに応じた説明する。<br>・薬物療法などで母乳哺育を行えない / 行わない母親の心理を受容し，傾聴的な関わりをする。 |

| 大項目 | 中項目 | No | 教育内容<br>(*はミニマム・リクワイアメンツ項目) | 例示 |
|---|---|---|---|---|
| 4<br>産褥期の診断とケア | A.<br>褥婦の診断とケア | *<br>4-A-7 | 母乳育児支援のための診断とケア | 1. 産褥5日目の退院時，直接授乳で30 g，射乳も見られる初産婦が，「昨日は13回飲ませました。多くないですか？　自宅でもこのままでいいでしょうか」と質問するのに対して，母乳育児継続のために必要な情報収集，アセスメントから適切な説明ができる。<br>2. 2週間健診で，児の体重増加が24 g/日で心配している初産婦に乳房の状態，授乳の状態，児の状態のみならず，母親の心理的および経済状態やサポート状況などの社会的な背景から総合的に状態を判断し，母乳育児支援ができる。<br><留意点><br>・母親の母乳育児に対する考え方や希望を尊重して支援する。<br>・乳汁分泌促進に向けたセルフケアができるよう支援する。<br>・夫や家族の母乳育児に対する考え方について情報収集する。<br>・活用できるサポート資源や社会資源，制度について情報を提供する。 |
| | | *<br>4-A-8 | 産後の家族計画の支援 | 1. 産褥期の性器の解剖・生理機能的変化から，産後の性生活再開の時期と初回性交時の留意点を説明できる。<br>2. 次回妊娠計画に対して女性や家族が選択・意思決定できる情報の提供と資源の活用について説明できる。<br>3. 流産・死産などによる喪失体験を理解し，身体回復に向けて女性自身の次回妊娠への期待が生じるまで，家族を含めた配慮と女性自身が求めるサポートを見極めて提供できる。<br><留意点><br>・医療者の言動は喪失体験をもつ女性や家族にとって次回妊娠への取り組みに大きく影響することを理解できることが重要である。またキーパーソンや家族が協力支援できるようにカウンセリング的対応が望まれる。 |
| | B.<br>新生児の診断とケア | *<br>4-B-1 | 新生児の健康診査とケア | 1. 24時間まで経時的に呼吸，循環機能，体温，分娩侵襲などを観察し，健康状態をアセスメントできる。<br>2. 出生後24時間以内に正常逸脱の危険性を予測できる。<br>3. 健康状態を維持するために清潔・安静・睡眠・安楽・保温・安全・養護などのケアができる。<br>4. 正常出産後の健常新生児あるいは低出生児の場合，身体的発育の一般的標準値にとらわれることなく個々の児の発育経過にあるかどうか健診ができる。<br>5. 退院時(退院前24時間以内)の診察で，全身の診察を行い，早期新生児期の経過が正常であるかを確認し，退院後の順調な発育を保証できるか，母親の育児能力や家庭で安心して養育されるかをアセスメントできる。<br>6. 退院日に体重増加が昨日に比べ±0 g，総ビリルビン濃度13.5 mg/dl で，授乳回数は11回である新生児の退院後に予測される状況を判断し，必要なケアを提供できる。<br>7. 生後14日目の新生児に黄疸の症状が強くなった場合，適切な判断とケアができる。黄疸の状態と便の色，発育の状態と，黄疸のほかに異常が認められるか，否かにより遷延性黄疸でそのまま観察を続けていいのか，灰白色便であれば先天性胆道閉鎖や新生児肝炎が疑われるので医師の診察を請うなどの判断とケアができる。<br>8. 体重増加率や養育者への問診等から児の栄養状態および養育状態が適切であるか判断できる。<br>9. 母乳不足の徴候の有無と母乳の充足状態を判断できる。適正な体重増加と栄養摂取についてアセスメントし，必要な支援を提供できる。<br>10. 新生児に開排制限があった場合，適切な児の抱き方，オムツやオムツカバーのあて方，肌着・長着・ふとん等について使用方法の説明と合わせ，家庭で療養する児をもつ母親や家族に対する心理的なサポートができる。<br><留意点><br>・産瘤，頭血腫，頭蓋内出血，呼吸障害，低酸素状態による合併症，心疾患，低体温，機能性心雑音などについては継続的に観察し，異常徴候を早期に発見できることが重要である。<br>・出生時から退院後の経過をふまえて，1カ月ごろに起きやすい健康上のリスクがないかどうかを判別できる基礎知識を持つ。<br>・先天性股関節脱臼，斜頸，臍・皮膚・陰嚢等の異常などについても注意する。<br>・生後1カ月のこの期間は児の発育や栄養法および環境の調整など養育者の適切な育児に依存することが大きいため，母児双方の健診を通して家庭・地域における健康生活の適否を判断できることが重要である。 |

| 大項目 | 中項目 | No | 教育内容（＊はミニマム・リクワイアメンツ項目） | 例示 |
|---|---|---|---|---|
| 4<br>産褥期の診断とケア | C.<br>ハイリスク母子のケア | ＊<br>4-C-1 | ハイリスク新生児の状態の診断 | 1. 妊娠糖尿病の経産婦が 38 週 3 日で 3800 g の児を経腟で分娩した。児は，呼吸数が 68 回/分で，易刺激性が認められる場合の観察すべき徴候をもとにアセスメントし，医師に現状を報告できる。<br>2. 37 週 2 日で骨盤位のため帝王切開で出生し，出生体重 2900 g，アプガースコア 1 分後 8 点，5 分後 9 点の児を保育器で様子観察していたが，2 時間後も呼吸数が 60～70 回/分，時折，鼻翼呼吸も認められる場合，今後の予測も含めてアセスメントし，医師に連絡できる。<br>＜留意点＞<br>・子宮内から子宮外生活への新生児の適応過程における生理とその異常をアセスメントし，入院加療の必要性を判断する。<br>・ファミリーセンタードケアの理念に基づき，新生児の保育環境を整え，ハイリスク新生児のケアを実施する。<br>・医師に報告するべき新生児の状態を判断する。 |
| | | ＊<br>4-C-2 | 母子分離となった両親と新生児の支援 | 1. 両親が子どもとの接触を数多くできるように働きかけができる。<br>2. NICU に収容された児の母子分離された両親への心理的支援ができる。<br>3. 出生後に小児科入院を余儀なくされた児をもつ両親に対して，母親はどのような不安を抱えているのかを考慮しながら心理状態を理解し，援助できる。<br>＜留意点＞<br>・入院した時から両親が児のケアに参加し，育児がスムーズに行えるように両親が児を積極的に受け入れることができるような支援をする。 |
| 5<br>出産・育児期の家族のケア | | ＊<br>5-1 | 出生児を迎えた生活環境や新しい家族形成に向けた支援 | 1. 初めて新生児を家族のメンバーに迎え入れる両親に，両親のアタッチメント形成が夫婦関係のコミュニケーションをサポートし，養育環境を整備する働きかけができる。<br>2・産褥早期の褥婦に対し，家族の構成と役割関係や家族の三者関係への変化，日常生活時間などの生活環境のアセスメントができる。<br>3. 産後 1 カ月までの新生児と母親・父親・家族のアタッチメント形成が順調であるかアセスメントし，支援ができる。<br>4. 3 歳になる上の子が，オムツをしたいと言い出し，お昼寝をしなくなったので心配と話す経産婦に，その年齢の発達段階を踏まえた対応の仕方を説明し，情緒的な安定が保てるように配慮し，兄弟姉妹関係の形成を支援できる。<br>＜留意点＞<br>・個々の新生児の特性や状態・家族の特性や状態によって応答性は低いことがある。 |
| | | ＊<br>5-2 | 家族間の人間関係のアセスメントと支援 | 1. 産後 20 日目の新生児家庭訪問時，家族メンバーの健康状態と，家族メンバー各々の発達課題のアセスメントができる。<br>2. 1 カ月健診時の母親と家族に対して，児を加えた家族の機能と役割の変化，特に，家事や育児の協力・分担が家族メンバー相互の理解のもとで行われているかアセスメントできる。<br>3. 出生後から生後 4 カ月にわたり，新たな家族を持った夫婦が，親役割を持つ夫婦関係へと適応する状況と，妻・母親と夫・父親の関心事をアセスメントできる。<br>4. 出生後から生後 4 カ月の長期的な視野で，生活を共にする家族の乳児への関心と，育児への関与や役割から生じる人間関係をアセスメントできる。<br>5. 出生後から生後 4 カ月の中で，母親・父親役割とアイデンティティ形成に向けて相互の意見を傾聴し，家族間の意見調整への支援ができる。<br>＜留意点＞<br>・母親は子ども中心の家庭生活を展開し，育児に伴う睡眠時間の減少，食事時間の短縮，家族や支援者による家事の手伝いなど生活全体に変化が生じる。母親の健康状態は育児に伴う身体的側面，精神的側面（マタニティーブルーなど）と，出産体験の感情整理ができているかをアセスメンする。<br>・発達課題では母親の育児行動の自立レベルをアセスメントする。家族メンバー各々の健康状態と，乳児が加わっての家族関係や役割変化・役割形成についてアセスメントする。 |
| | | ＊<br>5-3 | 地域社会の資源や機関を活用できる支援 | 1. 対象の生活圏における母子の支援に関する公的機関・地域育児グループ・自助グループなどの社会資源を把握し，対象が活用できるよう支援できる。<br>＜留意点＞<br>・地域における子育て支援の現状・意義・役割について説明する。 |

| 大項目 | 中項目 | No | 教育内容<br>（*はミニマム・リクワイアメンツ項目） | 例示 |
|---|---|---|---|---|
| 6<br>ウィメンズヘルスケア | A.<br>思春期の男女への支援 | *<br>6-A-1 | セクシュアリティの発達と支援 | 1. 乳房発達によるボディイメージの変化を受け入れられない思春期女性に対して，カウンセリング的対応がとれる。<br>2. 思春期の身体発達，心理・社会的発達状況をアセスメントし，必要な支援を計画・実践・評価できる。<br>3. 高校での思春期教育（性の健康教育）において，性的自己決定力を習得する必要性を認識し，そのための具体的内容の企画・立案ができる。<br>＜留意点＞<br>・思春期の発達課題に伴う悩みや相談内容にはボディイメージの変化，二次性徴の時期，性的アイデンティティの確立，将来への不安，自立への不安，異性への関心，性衝動のコントロール，親・学校・社会への反発，自己価値，若年妊娠，思春期貧血，思春期やせ症，摂食障害，性同一性障害などがあげられる。 |
| | | *<br>6-A-2 | 健康な周産期に向けての学習や支援 | 1. 過度の運動や偏った食習慣，ダイエットから鉄欠乏性貧血（思春期貧血）になった思春期女性に，その危険性，正しい食習慣と適度の運動が大切であることを説明でき，実践可能な個別的支援を計画できる。<br>2. 思春期女性のやせすぎが本人に及ぼす影響，生まれてくる子どもに及ぼす影響を将来的な問題も含めて説明できる。 |
| | | 6-A-3 | 身体発育状態と二次性徴の発現のアセスメントと支援 | 1. 思春期の成長スパートの開始時期，最終身長の時期，成長スパートと体重増加および女性らしい体型の変化について述べることができる。<br>2. ボディイメージの形成に影響を及ぼす要因について述べることができ，肯定的な受け入れのための支援を計画・実践・評価できる知識・技術を持ち，行動できる。<br>3. 二次性徴（乳房発育，陰毛の発生，初経の発来）および身体発育の状態と栄養を中心とする生活状況，遺伝情報等から，医学的介入の必要性についてアセスメントできる。 |
| | | 6-A-4 | 成長発達・月経と生活習慣のアセスメントと支援 | 1. 思春期の心身の成長発達，月経発来の仕組みと対処についての知識獲得への支援ができる。<br>2. 肥満・やせすぎの思春期女性の食習慣・生活習慣・ボディイメージへの願望のアセスメントをし，実践可能な個別的支援を計画できる。 |
| | | 6-A-5 | 思春期男女をとりまく家族や専門職・教育関係者との連携と支援 | 1. 性に関する問題をもつ思春期男女の意思決定に向けて，その家族，専門職・教育関係者に対する介入の必要性や連携と支援について説明できる。 |
| | B.<br>女性とパートナーへの支援 | *<br>6-B-1 | 受胎に関する健康相談と家族計画への支援 | 1. カップルの年齢や健康状態，ライフスタイル，価値観，知識の理解力をアセスメントし，対象の望んだ妊娠ができるような家族計画立案の実際への支援ができる。<br>＜留意点＞<br>・家族計画の意義と目的について理解し，個別的な家族計画の方法についての知識・技術・行動がとれるようにする。 |
| | | *<br>6-B-2 | 適切な受胎調節法を選択できるための支援 | 1. パートナーの協力が得られない成熟女性で妊娠を希望していない場合，IUD・IUS，経口避妊薬の使用など確実な避妊法の知識を提供し，自己選択ができるよう支援できる。<br>＜留意点＞<br>・女性が主体的に実施できる避妊法としては経口避妊薬やIUD，女性用コンドーム，ペッサリー，殺精子剤の使用があるが，その利点・欠点・副作用・禁忌についての知識を持ち，対象に応じて確実な避妊法を自己選択ができるように支援することが重要である。同時に性感染症予防にはコンドームの使用が重要であることへの価値付けを提案できるようにする。 |
| | | *<br>6-B-3 | 個別のニーズに応じた受胎調節法の実地指導 | 1. 避妊の失敗やレイプなどによる緊急避難的場合，緊急避妊の方法・緊急避妊法の利用可能な機関について説明できる。<br>＜留意点＞<br>・避妊の失敗に対しては，今後の確実な避妊法の実地指導が必要であるとともに，レイプの場合には特別なカウンセリング的対応の必要性を理解する。 |
| | | 6-B-4 | 選択した受胎調節法の評価 | 1. IUD・銅付加IUDまたはIUS（黄体ホルモン付加）を選択し実施した成熟女性に対し，月経の変化（月経過多，月経血減少，月経痛）や不正出血，IUDまたはIUSの脱落の有無の確認，骨盤内感染症の危険性の有無などの指導が確実に行えたかなどの継続的な評価ができる。 |

| 大項目 | 中項目 | No | 教育内容<br>(*はミニマム・リクワイアメンツ項目) | 例示 |
|---|---|---|---|---|
| 6 ウィメンズヘルスケア | B.<br>**女性とパートナーへの支援** | *<br>6-B-5 | 妊娠に関する相談機関の紹介と継続的支援 | 1. 生活自立能力のない思春期女性とそのパートナーに対し, 妊娠の継続, 出産・育児, あるいは妊娠中断に関しての相談, 意思決定ができるような情報を提供できる機関の紹介や保護者や医療・福祉機関, 学校, 地域社会と連携した継続的な支援について説明できる。<br>＜留意点＞<br>・妊娠の継続, 中断に対して, 自己の価値観とは区別して, 対象の意思決定を尊重する。<br>・出産場所の選択に迷う夫婦に対し, 病院, 産院, 助産所, 自宅出産の利点・欠点が説明でき, 対象に適した場所・方法が選択できるような知識を必要とする。 |
| | | 6-B-6 | セクシュアリティの尊重と健全な発達の支援 | 1. ライフサイクルからみた性の発達と課題や性の多様性からみた一人ひとりの尊厳と権利について説明できる。<br>＜留意点＞<br>・基本的人権としての性:性の多様性, 自己決定, 性と生殖に関する健康と権利(セクシュアル・リプロダクティブヘルス/ライツ)について理解する。<br>・性の多様性:生物学的性別, 性の自己意識・自己認知, 性別役割, 性的指向についての知識を必要とする。<br>・各ライフステージの性の発達の特徴と課題を理解する。 |
| | | 6-B-7 | セクシュアリティに関する個人の意思決定の支援 | 1. セクシュアリティを自分で決める(自分の尊厳を守る)ことができ, その自己決定を家族やパートナーに伝えることができる(自己決定能力)ための支援について説明できる。 |
| | | 6-B-8 | セクシュアリティに関する集団指導 | 1. セクシュアリティは人間が生まれながらにして持っている自由, 尊厳, 平等に基づく普遍的な人権であることを踏まえて, 集団指導の計画, 実施, 評価ができる。<br>＜留意点＞<br>・人間にとっての性の意義である3つの特質を理解する。<br>・集団指導の知識と技術を理解し実践する。 |
| | | 6-B-9 | 互いを尊重したパートナーとの関係の構築とDV(性暴力等)被害の早期発見と支援 | 1. 互いを尊重した対等なパートナーとの関係性の構築について説明できる。<br>2. 性暴力被害の実態, 性暴力を受けた女性への援助・対応について説明できる。 |
| | | 6-B-10 | 生活自立困難なケースに対する妊娠・出産・育児に必要な情報の提供と支援 | 1. 生活自立能力のないカップルに対し, 妊娠継続・出産・育児に関する相談および意思決定に必要な情報を提供できる機関の紹介, および保護者や医療・福祉機関, 地域社会と連携し, 継続的な支援について説明できる。 |
| | | 6-B-11 | 生活自立困難なケースに対する妊娠中断に関する情報の提供と支援 | 1. 生活自立能力のないカップルに対し, 妊娠中断に関する相談および意思決定に必要な情報を提供できる機関の紹介, および継続的な支援について説明できる。 |
| | C.<br>**不妊の悩みをもつ女性と家族への支援** | 6-C-1 | 不妊検査, 不妊治療の有効性等に関する情報提供 | 1. 不妊検査によって診断される内容とその限界, また治療による妊娠の可能性や治療の副作用等の情報提供について説明できる。 |
| | | 6-C-2 | 不妊検査・不妊治療の自己決定に向けての支援 | 1. カップルが段階的に行われる不妊治療の内容, 方法などを理解し, 納得して治療を受け入れられるよう支援について考察できる。<br>2. カップルが不妊検査を受けるか否かを自ら選択できるように支援することを考察できる。 |

| 大項目 | 中項目 | No | 教育内容<br>(＊はミニマム・リクワイアメンツ項目) | 例示 |
|---|---|---|---|---|
| 6<br>ウィメンズヘルスケア | C.<br>不妊の悩みをもつ女性と家族への支援 | ＊<br>6-C-3 | 不妊治療を受けている対象の理解と支援 | 1. 不妊治療を受けているカップルが治療の経過中に生じる身体的，心理・社会的，経済的状況の変化とその支援について考察できる。<br>＜留意点＞<br>・不妊相談における支援者は，不妊の心理的過程を理解するとともに，対象の状況に応じてカウンセリング的対応と支援を考える。<br>・不妊治療の過程において，性の連帯性，快楽性を損なう場合や性機能障害に陥る場合があることについて理解する。<br>・不妊夫婦が安心して話してもよいという保証を提供できる支援を考察する。<br>・演習レベルにとどめ，助産師の卒後研修の内容として取り扱う。 |
| | D.<br>中高年女性への支援 | ＊<br>6-D-1 | 中高年女性の加齢に伴う生理的変化および生殖器系に起こりやすい健康障害のアセスメントと支援 | 1. 卵巣機能の低下と停止に伴うエストロゲンの減少からくる身体的変化とその症状および心理・社会的変化が説明できる。<br>2. 加齢に伴って変化する生殖機能および骨盤底筋機能，感覚機能，呼吸・循環・消化・排泄機能，運動機能等をアセスメントできる。<br>3. 中高年期に発生しやすい性に関する健康障害を予防するためのヘルスプロモーション活動や日常生活（栄養状態，食生活習慣の改善，運動習慣など）への支援が説明できる。<br>4. 更年期の諸症状の緩和への支援が説明できる。<br>＜留意点＞<br>・セルフコントロールができない身体徴候あるいは生活動静障害については，適切な医療機関等の紹介が必要であることを理解する。 |
| | | 6-D-2 | 健康なセクシュアリティ維持と健康障害の予防への支援 | 1. 中高年期の女性の性生活に関して，これまでの結婚生活の状態，年齢，パートナーの情緒的サポート，女性自身・パートナーの健康障害，過去の多様な心理・社会的ストレス，社会生活上のストレスなどからアセスメントできる。<br>2. 中高年期の女性が加齢に伴う心身の変化を受け止め，自身の望む性生活を送ることができるよう支援することが説明できる。 |
| | | 6-D-3 | 中高年女性の健康障害のアセスメント | 1. 加齢とエストロゲンの減少により中高年女性に発生しやすい異常（更年期障害，乳がん，子宮がん，卵巣がん，骨粗鬆症，肥満，尿失禁，子宮脱など）のアセスメントができる。<br>2. 1. により逸脱していることを確認した場合，婦人科，外科（乳腺），整形外科，内科等医学的治療の必要性について説明できる。 |
| | E.<br>性感染症に関する予防と支援 | ＊<br>6-E-1 | 性感染症予防の啓発活動 | 1. 性感染症を予防するために，性行動の可能性のあるすべての女性が，感染予防について理解し，予防行動がとれるように支援するための教育啓発計画と実践の方策が提示できる。<br>2. A市に居住する15歳以上の女子学生および成人女子を対象とした子宮頸がん予防のための行政・教育機関・医療機関における知識の普及や検査・受診行動への呼びかけ等，啓発活動に向けた取り組みが説明できる。<br>＜留意点＞<br>・性感染症を予防するためには一定の集団や個別的な対応が必要であることを理解する。 |
| | | 6-E-2 | 性感染症の症状・治療とケア | 1. 20歳，38℃の発熱と外陰部の水泡を主訴に外来受診した女性に対し，性感染症の既往歴，パートナーの症状の有無や程度，性行動等について問診し，外陰部の病変や他の症状等について視診を行い，性感染症の罹患の有無，種類や程度，感染経路等についてアセスメントできる。<br>2. 妊娠28週でクラミジア陽性である妊婦のアセスメントを行い，パートナーの理解と支援を得るために必要な援助内容と方法を理解し，援助計画が立案できる。<br>3. HIV感染の検査結果にもとづき健康障害の予防・回避に対する相談と長期にわたる継続支援のあり方が説明できる。 |
| | F.<br>月経障害をもつ女性への支援 | ＊<br>6-F-1 | 月経と心身の状態のアセスメントと支援 | 1. 3カ月以上無月経（続発性無月経）の思春期女性に対し，妊娠の可能性，基礎体温，体重減少，ストレス，ダイエットなど身体的，心理・社会的要因についてアセスメントし，医学的治療の必要性を判断できる。<br>＜留意点＞<br>・医学的治療が必要となる続発性無月経について説明する。 |

| 大項目 | 中項目 | No | 教育内容<br>(＊はミニマム・リクワイアメンツ項目) | 例示 |
|---|---|---|---|---|
| 6<br>ウィメンズヘルスケア | F.<br>**月経障害をもつ女性への支援** | ＊<br>6-F-2 | 月経障害の症状緩和のためのセルフケアと日常生活への支援 | 1. 月経痛を訴える若年女性に対し，月経時の症状や月経状態，身体的，心理・社会的要因をアセスメントし，症状を緩和するための日常生活上の支援ができる。<br><留意点><br>・若年女性の月経痛の多くは機能的なものであり，プロスタグランディンの産生過剰とその過剰反応によるところが大きい。月経痛を緩和する方法として，鎮痛剤の適切な服用，保温，月経体操，月経を否定的に捉えないようにするなどの指導や運動，睡眠・休養，食生活の改善などの日常生活への支援が重要であり，また月経記録をとることにより予期的な対応が効果的である。 |
| | G.<br>**生殖器に健康問題をもつ女性への支援** | 6-G-1 | 乳がん・子宮がんなどによる生殖器喪失に伴う健康状態のアセスメントとケア | 1. 生殖器喪失に伴う，身体的変化，心理的葛藤，喪失感情等をアセスメントすることができる。<br><留意点><br>・生殖器や乳房など男性性・女性性のシンボリックな臓器の喪失はボディイメージに対する不安を生じさせ，性的自己観，性行動に影響することを理解する。 |
| 7<br>**地域母子保健におけるケア** | | ＊<br>7-1 | 妊娠期から産後4カ月程度までの母子のアセスメントと支援 | 1. 母子の妊娠・分娩・産褥1カ月までの健康状態と育児状態をアセスメントし，適切な支援が考えられる。<br>2. 母子の2週間健診の結果をふまえて，1カ月後から4カ月までの健康状態と育児状態を予測し，適切な支援が考えられる。<br>3. 母子への継続的な育児相談や支援の提供につなげられる。<br>4. 児に対して，成長発達に応じて提示されている月数の健診の必要性を説明し，受診につなげられる。<br>5. 児への予防接種について種類や方法，接種時期について説明できる。 |
| | | ＊<br>7-2 | 母子をとりまく保健・医療・福祉関係者との連携・協働と支援 | 1. 対象とする母子と家族が暮らす生活圏の医療機関，保健機関，福祉機関，教育機関での活動内容を把握し，各機関の専門性を活かした活動するための情報交換や関係者の役割行動，関係機関の組織会議など，連携方法の具体例をあげて説明できる。<br>2. 市町村保健センターにおいて，健康・生活問題のプライマリーな相談やサービスを統合したコーディネート機能の活用と施設と地域の相互の連携を図ることにより，適切な支援を提供することを説明できる。 |
| | | ＊<br>7-3 | 居住地域の特性と母子保健活動事業のアセスメント | 1. 対象とする母子と家族が暮らす生活圏の地域特性を述べることができる。<br>2. 母子の健康状態と生活状況に対しての母子保健支援事業が，適切な内容であるかをアセスメントできる。<br>3. 在留外国人への支援の方法が説明できる。 |
| | | 7-4 | 地域組織・当事者グループ等の活動の理解 | 1. 保健センターや保育園，幼稚園，児童館など，子どもを持つ母親向けの育児サークルやピアサポートグループとその活動内容について調べることができる。 |
| | | ＊<br>7-5 | 災害時の母子への支援 | 1. 地震・火災など災害の種類・程度・状況と母子の状態を想定し，母子の避難の判断，方法，避難経路等の対策を説明できる。<br>2. 災害時の国や地域における母子保健対策の内容について調べて説明できる。 |

| 大項目 | 中項目 | No | 教育内容<br>(*はミニマム・リクワイアメンツ項目) | 例示 |
|---|---|---|---|---|
| 8<br>助産業務管理 | A.<br>**周産期医療システムと助産** | *<br>8-A-1 | 病院・診療所・助産所等の特性に応じた助産業務管理 | 1. 助産業務の行われる場所の特性を述べ，継続的な援助システムの観点から各場所における業務計画（業務内容と必要人員，勤務体制，援助方法等）を述べることができる。<br>2. 各場所で行われている業務計画に基づいて，業務内容の分析方法を述べることができる。<br>3. 各場所の業務管理に必要な具体的項目を述べることができる。<br>4. 業務管理の一環として，1名の妊産婦管理（妊娠から産後1カ月まで）のケア内容と必要ケア時間を推測できる。<br>5. 各施設・組織の業務基準に則り，助産ケアの方針を職員に周知し，妊産褥婦・家族に情報提供できる。<br>6. 周産期領域における事象（与薬，医療機器操作，転倒・転落，新生児の連れ去り，取り違え，転落，窒息，感染など）について，リスクを把握・分析し，問題とリスク要因を明確にすることができる。<br>＜留意点＞<br>・場の特性からは，病産院・診療所，助産所の特性から各々の業務内容を挙げ，病産院・診療所では，これからの外来部門や産科棟のあり方を考えられる。具体的には以下の点を確認する。妊産褥婦・家族の権利を尊重し，ニーズに対応した助産ケアを提供することを確認する。助産ケア提供に必要な施設・設備・物品管理の徹底や24時間体制のサービスが提供されるシステムを確認する。組織の理念・目標を明文化している。適切な人事・労務管理がなされているかを評価する視点（就業規則，人員配置，勤務体制，職員の健康診断，業務基準の制定，感染予防対策，事故対策・緊急対策など）を述べる。院内助産システム（助産師外来の運営や，母子の安全性・快適性を主題にした分娩・産褥管理のあり方など）や，そのシステム内での助産師の役割，責務等が展望できる。また。周産期における医療事故の実態から助産業務の安全とその改善点を整理する。助産所では経営管理，産科嘱託医と連携医療機関制度，緊急搬送体制を理解し助産業務の安全対策を考えられる。<br>・安全で快適なケアを提供するために，施設の理念や目標を設定することの必要性を理解する。<br>・運営管理上，必要な人的資源・物的資源の確保，および業務・ケア基準，業務手順を整備する必要性を理解する。 |
| | | *<br>8-A-2 | 周産期医療システムの運用と地域連携 | 1. 受け持ち対象（女性とその家族）ニーズのアセスメントを行い，ニーズに即したケアが適切で有効に行われたかを振り返り評価できる。<br>2. 助産ケアの目的を明確にしてケア計画を立案し，行ったケアの結果から残された問題を明示できる。 |
| | B.<br>**法的規定** | *<br>8-B-1 | 法的規定と管理 | 1. 保健師助産師看護師法に定められた助産師の身分や業務範囲について述べることができる。<br>2. 医療法に定められた助産所の開設に必要な法律的要件を理解でき，届け出なくてはならない項目および手順と方法について述べることができる。 |
| 9<br>専門的自律能力 | | *<br>9-1 | 助産師としてのアイデンティティの形成 | 1. 受け持ち事例のケアを通して，助産師になる喜びや誇りを感じることができる。<br>2. 助産の実習を通して，助産師の役割や要求される人間性を意識化し，自己の助産師像をイメージして述べることができる。<br>3. 助産の倫理，使命，役割等について明確に言語化できる。<br>＜留意点＞<br>・助産師として自律するために，歴史・文化・実践・研究からそのありようを学び，自己の助産師観を培う。 |
| | | 9-2 | 助産ケアを向上させる方策 | 1. 助産師は助産の知識の発展が，人としての女性の権利を保護した上での活動に基づくものであることを保証するための方法や対策をもって助産ケアの向上に努めることの必要性を理解できる。<br>2. 助産師は，専門職の責務を十分に果たすために，業務を評価し，助産ケアの向上に努めることの必要性を理解できる。<br>3. 教育・研究が専門知識，助産ケアの質の保証にどのように役立つかを述べることができる。 |
| | | 9-3 | 助産師の役割と機能の促進に向けた組織的活動 | 1. 母子保健サービスの成果を向上させるために，行政に必要な提言を行う意義について述べることができる。<br>2. 助産業務や助産師教育に影響する政策決定にケア対象者とともに参画することの意義を述べることができる。 |

| 大項目 | 中項目 | No | 教育内容<br>(*はミニマム・リクワイアメンツ項目) | 例示 |
|---|---|---|---|---|
| 9<br>専門的自律能力 | | 9-4 | 専門職能団体の一員としての啓発・支持・支援 | 1. 助産師は，自律性のある専門活動を維持し向上させるために，専門職能団体を組織し社会的活動を行う責務があることを理解できる。<br>＜留意点＞<br>・助産師は，助産師同士の組織をつくり，相互に尊重し助け合い，助産ケアの質の向上に寄与することの必要性を理解する。<br>・社会的ニーズを敏感に受け止め，ケア対象者，他の専門職とのネットワークの中で，研鑽し，協働して活動することの必要性を理解する。 |
| | | 9-5 | 国内外のネットワーク作りへの参加 | 1. 国内および国際的（ICM など）な助産師の専門職能団体の行う社会的な活動を通して，助産師間，ケア対象者，医療職者，関連する職種とのネットワークの実際を学び，助産師としてのネットワーク参加の役割・意義について述べることができる。 |
| | | 9-6 | 変化する社会的ニーズに応じて消費者や多職種との連携および自己研鑽 | 1. 現在提供されている助産ケア・母子保健サービスが社会的ニーズに沿った適切なケアであるかをアセスメントすることができる。<br>2. 社会的ニーズに沿ったケアを提供するためのケア対象者・他専門職種間の連携のあり方について述べることができる。 |
| | | 9-7 | 母子保健サービスの向上への提言 | 1. 助産師の専門職能団体が行う政策決定への参画・行政への提言を通して，母子サービス向上への助産師の役割を考察できる。<br>2. 母子サービス向上のための助産業務や助産師教育について考察し，政策決定への参画，行政に必要な提言について意見を述べることができる。 |
| | | 9-8 | 助産ケアの質保証・科学的根拠に基づく研究 | 1. 安全で信頼のある助産サービスを提供するために，科学的根拠に裏打ちされたものであるか探求し，質保証の必要性・研究のあり方について述べることができる。 |
| | | 9-9 | 研究成果の助産実践への活用 | 1. 提供する助産ケアについて科学的な裏付けを説明でき，実践を通して成果をクリティカルに検証し，再評価・考察できる。 |
| 総計 | | 大項目：9 個，中項目 21 個<br>＊ミニマム・リクワイアメンツ総数：48 個［分娩期の細項目を含む場合は 61 個］<br>助産師教育のコア内容：小項目総計 77 個［分娩期細項目を含む場合は 90 個］<br>注：助産師教育のコア内容は，助産師教育の中核をなす部分で助産師の役割業務を反映する教育の内容である。ミニマム・リクワイアメンツは，教育のコア内容の中でも教育機関や修業年限の違いに関わらず，助産師の資格を取得するのに必要な最小限の教育内容を指すものであり，日本の助産師養成校に共通して保証できる教育内容である。 | | |

2006 年度総括版の一部修正 Ver.［H21 年 3 月］に，「助産師に求められる実践能力と卒業時の到達目標と到達度報告（厚労省 H23 年 3 月）」から 2 項目の教育内容を加えた。

注記 1）診断と判断の使用法：正常な場合は“診断”，異常の可能性がある場合は“判断”あるいは“判別”を使用

注記 2）項目の移動・追加により新 No. に変更した

注記 3）“分娩第 4 期”とは，臨床的に胎盤娩出から 2 時間までをさす

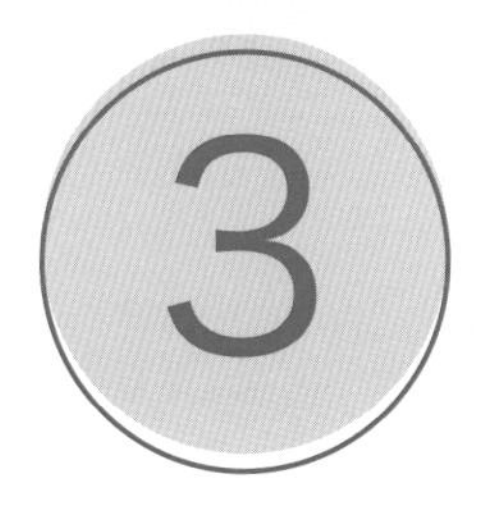

# 日本の助産婦が持つべき実践能力と責任範囲

日本助産学会　将来の助産婦のあり方委員会報告　案 1998 年 12 月 14 日

前文：

助産婦は「女性と共にある」専門職として，女性とその子どもおよび家族の健康や福祉に寄与することを使命とする。専門職としての基本的な姿勢は以下の 11 項目である。

1. 助産婦は，女性と共にあって，女性の権利を推進し，擁護する。
2. 助産婦は，文化的に多様な知識をもち，対象者の意思を尊重し，適切なケアを提供する。
3. 助産婦は，対象者が適切なケアを選択するために必要な情報を提供する。
4. 助産婦は，科学的な証拠に基づく技術を用いて業務を行う。
5. 助産婦は，専門職として倫理的原則に基づいて行った意思決定に対する責任をもつ。
6. 助産婦は，必要な実践能力を維持・向上するために，常に自己の責任において研鑽する。
7. 助産婦は，研究的視点をもって，実践データを蓄積し，その成果を評価して実践に応用する。
8. 助産婦は，助産婦同士および対象者のケアにかかわる他の専門職の専門性を尊重し，協働的に活動する。
9. 助産婦は，後輩の育成を行う職業的責任をもつ。
10. 助産婦は，女性のライフステージ各期の健康課題において，リプロダクティブ・ヘルス／ライツの視点から対応する。
11. 助産婦は，周産期のケアにおいては，以下に示す決められた業務範囲があり，その業務範囲に対して責任をもって行動する。
   (1) 正常な妊娠，分娩，産褥経過をたどる女性と新生児・乳児に対して，主体性をもって継続的に健康管理を行い，対象者のニーズに応じたケアを行う。
   (2) 正常経過から逸脱し，応急処置が必要な場合は，健康の改善と対象者のニーズに応じたケアを行う。この場合，助産婦に委託される医行為・惟医行為注）の範囲について，事前に医師と合議の上で一定の基準を作成し，その基準内で業務を行う。
   (3) 母子の生命の危機にかかわる緊急時には，適切な救急処置を行う。
   (4) 医療管理が必要な場合は，医師の指示のもとに医療チームの一員として活動するとともに，対象者とその家族のニーズに応じたケアを行う。

注）惟医行為とは，医師との合議の上で一定の基準を作成し，その基準内で行う業務をいう。

## Ⅰ　妊娠期のケアとその責任範囲

### A．妊婦・家族のケアとその責任範囲

助産婦は，妊娠成立の診断，妊娠時期の診断，経過の診断を行いながら，妊婦とその家族の健康管理に関する責任を負う。具体的には，妊婦とその家族が心身ともに安定を保ちながら日常生活を営め，親となる準備が整えられるように，コミュニケーション，カウンセリングの技法を用いて，相談，教育，支持等の支援ができる。支援では，過去の妊娠・出産・育児経過，生活環境，生活背景，家族関係，家族や他のサポートネットワーク，妊娠に伴う情緒的変化，母性行動等のアセスメントにより，女性の意思，要望を反映できるように，支援計画，実施，評価を行う。

1. 妊娠の診断を行う。
   ①問診によるアセスメント
   ②基礎体温法からのアセスメント
   ③試薬を用いての免疫学的妊娠反応
   ④双合診によるアセスメント
   ⑤超音波法（経腹，経腟）
2. 妊娠時期の診断を行う。
   ①月経歴
   ②胎児の発育状態（子宮底長）
   ③身体的診査
   ④超音波法
3. 妊娠経過の診断を行う（妊娠中の一般的スクリーニング）。
   ①母体の健康状態
   ・問診，外診，計測診，内診
   ②胎児の健康状態
   ・胎児心拍数，胎動パターン，CTG，超音波法（胎位，胎盤の位置，胎児発育の状態，羊水量）
   ③臨床検査
   ・検査の実施－血圧，尿蛋白，尿糖
   ・臨床検査の判断－血液一般，性感染症
4. 妊婦の心理的・社会的側面の診断を行う。
   ①妊娠中の情緒状態
   ②母性行動

③性意識，性行動の変化
④家族や他のサポートネットワーク
⑤生活環境，健康習慣
⑥職業

5. 安定した妊娠生活の維持に関する診断と，女性の意思決定や嗜好を考慮した日常生活上のケアを行う。
①妊婦のセルフケア能力のアセスメントと能力に応じた支持
②健康状態に応じた健康の維持・増進・予防的ケアと逸脱状況に応じたケア
・日常生活（就労，スポーツを含む）のアセスメントと相談
・栄養状態のアセスメントと相談
・マイナートラブルのアセスメントと相談
・心理・社会的リスク者（未婚妊婦など）の支持
・母乳哺育意識のアセスメントと相談
・心理的・社会的，情緒的変化に対する相談
③健康逸脱徴候のアセスメント
・妊娠中に生じやすいリスク，発生しやすい異常の識別により，逸脱の確認後，医師に診断と治療をゆだねる。
④経済生活の安定のために，必要な公的・私的諸制度の紹介

6. 妊婦や夫・家族への出産準備，親準備教育を行う。
①妊娠期の発達課題をアセスメントし，個人または集団教育の企画・実施・評価
②出産準備教育の企画・実施・評価
③親準備教育の企画・実施・評価

7. 流早産，胎児異常，子宮内胎児死亡，分娩進行中および出生直後の新生児の死亡などにより心理的危機に陥った妊産婦とその家族へのケアを行う。
①対象者のニーズに応じた説明，状況の現実的な理解への支援
②感情表出への支援
③障害児への愛着形成の支援

### B. 出生前診断と診断後の対応への支援

助産婦は，胎児の健康に不安を抱く女性とその家族に対して，出生前診断に関する最新の情報提供と，検査時のケアおよび出生前診断の経過中の精神的支援を行う。その際に，胎児および女性とその家族のQOLと福祉を考慮に入れて，助産婦は医師，臨床心理士，メディカル・ソーシャルワーカー，検査技師，カウンセラーなどの他職種や，セカンドオピニオン等のメンバーと共に支援を行う。

この領域の支援を行う助産婦は，必要な専門の卒後教育を受けて，一定水準の能力を維持して行う。

1. 最新の研究結果に基づいた情報を提供する。
①出生前診断の目的，検査の種類，方法とその精度，予測される危険性など
②胎児の異常が発見された場合に行う，治療の種類とそれぞれの目的と方法，成功率，予測される危険性など
③胎児の異常が発見されても治療法がない場合，予測される状況，対応の種類とそれぞれの目的と方法，予測される危険性など
④児の療育支援状況に関する福祉対策やグループ活動など

2. 出生前診断の経過中に伴う意思決定に対して，また意思決定したことに対する相談や精神的支援を行う。
①検査を受けるか否かの意思決定
②検査結果の異常に対する意思決定
・妊娠の継続，妊娠中絶，胎児治療など。

3. 出生前診断の経過中に生じる精神的負担については相談に応じ，児の出生後の療育や次子の妊娠までの継続的な支援を行う。
①精神的な負担
・時間的拘束，プライバシーの侵害，自己価値観の低下，罪責感，劣等感，心理的外傷，喪失，葛藤など。

4. 出生前診断や児の治療に伴う経済的負担についての情報を提供し，利用可能な社会資源を提供する。

5. 異常児を妊娠・出産した既往歴がある女性や，児の健康に不安を抱く未妊婦とその家族に対して，遺伝相談を中心にしたカウンセリングによる支援を行う。

## Ⅱ 分娩期のケアとその責任範囲

助産婦は，いかなる出産の場においても，分娩進行状態の診断を行い，分娩進行に応じて適切な助産技法を活用して，母子共に安全に，かつ産婦とその家族が納得のいく出産体験ができるよう支援し，ケアの管理責任を負う。助産婦は，適時適切な言語・非言語的な心理的サポート，リラクゼーション，女性にとって楽な呼吸へのサポート，マッサージ・圧迫などの直接的身体のケア，胎児娩出の介助，会陰保護，娩出直後の新生児の呼吸確立への援助などの技法を用いてケアを行う。出産後に産婦と共に出産体験に基づいて相互評価を行う。

1. 分娩開始の診断を行う。
①問診
②分娩開始の徴候

2. 分娩進行状態の診断を行う。
①妊娠経過などによるアセスメント
②身体的診査（外診，胎児下降に応じた胎児心音聴取部位，触診による子宮収縮の測定と有効性）
③全身の変化（発汗，表情，発語，行動，姿勢など）
④内診（子宮口開大，展退，先進部，胎児下降状態，回旋，胎胞の有無，子宮頸管の位置・硬さ，胎児と産道の適合状態など）
⑤分娩監視装置のデータの判読など

3. 産婦と胎児の健康状態の診断を行う。
①健康状態アセスメント
・胎児：胎児心拍数の性状，胎動，分娩監視装置のデータの判読
・超音波診断（羊水量，胎児の大きさの推定，胎盤付着位置など）
・産婦：身体的疲労，精神状態（情緒的変化），産痛に対する対処行動など

4. 分娩進行に伴う産婦とその家族のケアを行う。
①基本的ニードの充足と快適さをもたらすケア
・水分や栄養の補給，排泄，体位，休息，保清，出産環境の配慮，家族とのコミュニケーションなど
②産痛の緩和と安楽をもたらす技法
・リラクゼーション，呼吸法，マッサージ，圧迫，罨法，アロマテラピー，温浴，足浴など
③心身共に分娩を円滑に進める技法
・分娩の見通しの提供，エネルギーバランスのアセスメントと調整，分娩進行を促す体位の選択，体力消耗のアセスメントと休息の支援，家族メンバーの参加方法への支援など
④分娩時に行われる医療処置（薬剤の使用，急速遂娩術など）の情報を提供し，産婦の選択に基づいた対応
⑤家族の心情の洞察，および産婦と家族の出産体験への支援

5. 分娩進行に伴う母児両者の異常発生予防と早期発見を行う。
①正常経過からの逸脱のアセスメント
・産婦の心身の状態，パルトグラムによる分娩進行の監視，異常な陣痛パターンと胎児心音パターン，破水の時期と羊水量・性状，母体出血の時期と量，胎児下降と回旋など
②分娩児に必要な検査の適応とその判断
・生化学検査（肝機能，血液凝固系，血算，CRP），CST，超音波法，ME使用による継続監視

6. 自然な経腟分娩の介助を行う。
①産婦の意思・主体性を尊重した介助
②産婦およびその家族と協働する介助
③緊急事態に対処できる態勢を整えた介助

7. 異常発生時の判断と臨時応急の手当てを行う。
①全身状態の観察（身体状態と意識状態）とバイタルサインの測定（心電血圧モニターなど）
②異常発生時の判断と適切な介入，医師への連絡
・子宮内胎児蘇生，仰臥位低血圧徴候時の体位変換，急激な子宮内圧下降予防のための対処，過換気症候群への対処など
③クリステレル胎児圧出法，胎盤圧出法，会陰切開・縫合
④新生児仮死の蘇生
・保温，呼吸誘発・気道確保，用手的人工換気，気管内吸引，心マッサージなど
⑤分娩時出血の処置
・双手圧迫法，子宮頸部圧迫法，血管確保，ショック体位など
⑥子癇発作時の処置
・気道確保，転落防止と刺激の遮断，血管確保，胎児管理など
⑦緊急時の骨盤位分娩介助
⑧急速遂娩術の介補
・クリステレル胎児圧出法，吸引分娩，鉗子分娩，帝王切開
＊臨時応急の手当てとしては医師との約束のもとに血管確保，薬剤の投与，会陰縫合を行う。

8. 異常発生時，医療チーム員として適切な判断によって行動する。
①必要な人員の招集
②役割分担と協働
・医師への連絡，病院内看護職との連絡（介入依頼を含む）
③家族への連絡と対応，産婦とその家族への説明
④関連する部門への連絡および協働

9. 異常発生時，他の医療施設への搬送の必要性を判断し，搬送時には適切に行動する。
①関連する医療機関への連絡および協働
②情報の共有
③継続したケアの提供
④事後の経過およびケアの相互評価

10. 分娩の評価を行う。
①出産後に，産婦と出産体験に基づいた相互評価

## Ⅲ　産褥期の母子のケアとその責任範囲

### A．褥婦のケアとその責任範囲

助産婦は，母乳哺育が完了するまで（産後約1年6か月）の全身復古に関する経過の診断とケアを行いながら，母乳哺育を含めた健康管理の責任を負う。

母親としての自立を図れるように，母親の情緒的，心理社会的，性的変化への適応と新しい体験への支援を行う。さらに，母子関係・家族関係の絆を深められるような，家族構成員への支援を行う。

1. 産褥経過の診断を行う。
・診断を行う時期：毎日の経過診断，退院時の診断，母子訪問時の診断，1か月時の診断，産褥経過のアセスメント
①一般状態スクリーニング
②子宮復古の状態
・触診，双合診

③悪露の性状・量
④外陰部・肛門の状態
・創の状態，発赤腫脹
⑤乳房の状態
・乳腺の発育状態，乳房・乳頭の状態，母乳分泌状態，授乳状態，トラブル発生の有無

2. 母親の心理的・社会的側面の診断を行う。

心理的・社会的側面の評価
①家族の健康状態，経済状態，人間関係，物理的環境
②生育歴：親子関係
③現在の精神状態
・表情，言動，睡眠状態，食事摂取量など
④妊娠の受容
⑤分娩経過の受容
・分娩体験の想起
⑥心身のリスクをもった妊娠
⑦新生児への期待と実際のギャップ

3. 産褥期の身体回復にてらして，褥婦のセルフケア能力を高め，育児の基本が習得できるように援助する。

①基本的ニードの充足と快適さをもたらすケア
・水分や栄養の補給，排泄，体位，休息，運動，保清，環境の整備，家族とのコミュニケーションなど
②育児の基本の習得を促すケア
・出生直後の母親が新生児に接する環境の整備
・母親が新生児の一日の生理的変化のパターンを知るための援助
・母親が基本的な新生児の養育技術を学習する援助
③母親が子どもとの新しい生活のペースに慣れるための援助

4. 正常な産褥復古経過からの逸脱を判断し，適切なケアを行う。

①母体の回復レベルに応じた日常生活が送れないことによる不適応症状
・子宮復古不全，妊娠中毒症後遺症，出血，感染，持続的貧血，外陰部の創など
②産褥復古促進のための支援方法
・不快症状に対する援助，骨盤底筋を鍛える体操など
③育児行動により派生する心理的不安のアセスメントと心理社会的サポート
・マタニティーブルーなど

5. 母乳哺育の支援を行う。

①母乳哺育の意思に関するアセスメント
②母乳哺育に対する家族の理解度のアセスメントと助言
③乳房の状況判断に応じたセルフケアが行えるような支援
・乳汁分泌の促進と抑制，トラブルへの対応など
④子どもの状況（体重増加，行動など）の判断とそれに応じた対応
⑤生活環境や職業に応じた社会制度活用のアセスメントと助言
⑥母乳哺育を継続的に支援する人的なネットワークの形成
⑦母乳哺育に関する最新の研究結果に基づく情報の提供

6. 母乳哺育を行えない／行わない母親への支援を行う。

①妊娠中から何らかの要因で母乳哺育の選択ができない母親への支援
②出産後に何らかの要因で母乳哺育が行えない母親への支援
③母乳哺育を希望しない母親への支援

### B. 新生児のケアとその責任範囲

助産婦は，新生児に対して，妊娠・分娩の影響や，胎外生活に移行するための生理的適応に伴う特殊なニードを査定し，新生児の心身の健康を最大にするためのケア管理の責任を負う。

助産婦は，母親および家族が，新生児の成長各期を通じて適切なケアを行えるよう支援する。

1. 胎外生活への移行期のアセスメントとケアを行う。

①母親の生活背景と健康状態（妊娠経過，分娩経過）の確認
・生理学的・社会的・心理的リスク因子
②出生直後のアセスメントとケア
健康状態の評価
・アプガースコアの判定，呼吸状態の判定，先天奇形，臍血管の確認，胎内環境のアセスメント（胎盤計測），外傷，在胎週数・成熟徴候，身体計測値，反射，運動など
・胎児循環から新生児循環への移行の援助保温，気道確保，体位など
・両親の新生児への関心・表現の反応に見合ったケア
③出生後2時間以内のアセスメントとケア
健康状態の評価
・身体的評価，在胎週数・成熟徴候，バイタルサイン，初回排便／排尿，血糖値（必要時）
・新生児の環境の整備（保温）
・感染予防（点眼，臍処置），清潔出生後30分以内の早期授乳の支援
④両親の新生児に対する愛着行動のアセスメントと愛着を促すケア
愛着行動の評価
・新生児に対する非言語的・言語的行動
・積極的な愛着表現
両親が愛着行動をとりやすい環境の整備

2. 胎外生活への移行後のアセスメントとケアを行う。

①生理学的アセスメント
・適応現象の確認，体重測定，排便・排尿，バイタルサイン
②スクリーニングテスト
・先天性代謝異常，先天性股関節脱臼，経皮的ビリルビン測定，血清総ビリルビン，神経学的アセスメント（原始反射）
③両親の育児能力のアセスメントと育児支援
・育児の役割形成への助言
・育児の基本となる成長・発達の判断
・育児技法の助言と育児能力発達への支援
育児能力の評価
・産褥期における両親のアタッチメント
・行動の確認
・両親の乳児発達に対する理解
・乳児の健康管理の継続計画
・乳児疾患の早期発見に対する理解
新生児のニードの理解
・出生前から分娩時のアタッチメントの状態
・生理的な新生児のニード
・アタッチメントに寄与する新生児の特徴の確認
・アタッチメントに影響を与える新生児の状態
④子どもとのコミュニケーションのとり方への支援
・支持・共感的態度で母親を情緒的に支援
・育児の楽しみ，喜び，たいへんさなど育児の多面的な視点からの支援
3. 出生後１か月間の母子とその家族の支援を行う。
①保健所・保健センターと出産施設との連携
②産褥母子訪問，産褥電話相談，産褥入院

### C. ハイリスク母子へのケアとその責任範囲

助産婦は，高度医療の発達に伴い発生する超未熟児などのハイリスク児の救命から，児の発育・発達に対応して，継続的に分娩予定日から出生後１年ごろまで，児の発達水準に対応した育児ができるよう，母親・家族への支援を行う責任を負う。

支援には，児の虐待の予防を意図したフォローアップや，消費者のネットワーク形成を促すかかわりを施設内助産婦や地域の助産婦，保健婦，福祉関係者との連携を通して行う。

1. 親（両親）の心理的な衝撃を癒すための支援を行う。
2. 親（両親）のアタッチメント形成に向けての支援を行う。
①両親の心理的な傷つきを癒す精神的な支援
②新生児を支える両親が，新生児への愛情を表現できる環境整備
オープンシステム，早期授乳，早期接触（カンガルーケアなど），育児参加など
3. 高度医療環境下にある新生児の養護に，両親がかかわるケアシステムの形成を行う。
①継続看護
②医療と保健福祉とのネットワーク
③新生児家庭訪問指導
④消費者のネットワーク形成など
4. 家族の次回の妊娠の計画を十分に受け止め，それに向けた支援を行う。

## Ⅳ 女性のケアとその責任範囲

助産婦は，女性の健康の保持・増進を促し，女性自らが自己の健康管理を行えるよう支援する。具体的には，リプロダクティブ・ヘルス／ライツの視点から，女性全般のライフステージに対応した課題に向けて，コミュニケーション，カウンセリング，教育，相談の技法を用いて，健康教育，知識の普及・啓発，健康相談，保健指導を行い，健康をめぐるさまざまな問題に対処する責任を負う。

支援に際しては，個人の自由とプライバシーの権利，教育を受ける権利，特にリプロダクティブ・ヘルス／ライツに関する情報を得る権利や，ヘルスケアを受ける権利を保証する。

この領域の支援を行う助産婦は，必要な専門の卒後教育を受けて，一定水準の能力を維持して行う。

### A. 思春期女性への支援

助産婦は，思春期にある女性の二次性徴に伴う身体，精神・心理機能の調整に関し，この時期特有な変化を理解して，適切な助言と指導を行い，正常な成長・発達に向けた支援を行う。

支援では，対象の成長発達段階に応じた理解力，判断力，思考力，表現力や生活行動能力をアセスメントし，かつ精神・心理面の変化と危機，身体の成長・発達と二次性徴，性機能の発達と性機能障害の早期発見，発生しやすい異常や問題行動を理解して，健康逸脱のアセスメントを行う。

その上で，保健・医療関係者と相談し，思春期女性にかかわる家族，パートナー，学校，地域社会と協力して，健康改善に向けて対象のニーズに応じた支援を行う。

1. 年齢に応じた身体発育状態にあるかのアセスメントを行う。
身長，体重，乳房発達，発毛，体型，月経など
2. 二次性徴の発現に遅れがある場合，医学的な介入の必要性の有無を判断し，必要時，医師に紹介する。
3. 成長発達に関係する生活習慣のアセスメントを行い，必要な支援を行う。
食習慣，睡眠，運動，保温，たばこ，酒，薬物など
4. 思春期特有の悩みをもつ女性に対してカウンセリングや相談を行うとともに，思春期女性への対応に悩む家族や教師に対しても，必要時には支援を行う。

ボディイメージの変化，二次性徴の時期，性的アイデンティティの確立，将来への不安，自立への不安，仲間集団との関係，異性への関心，性衝動のコントロール，親・学校・大人社会への反発，自己価値など

5. 家庭，学校，地域社会などで，人間の性機能，性行動に関する知識を，適切な場面，教材，人材を活用して提供する。さらに，思春期の女性が自己の責任において性に関する意思決定を行い，かつ各個人の多様な意思決定を尊重する姿勢を育てるための支援を行う。
6. 生殖能力を有する思春期の女性とパートナーに，男女の生理・心理，人権尊重，パートナーシップ，家族計画，家庭・生活運営，親準備などについて習得または学習のための支援を行う。
7. 性暴力予防のための地域・学校の活動に参画する。
8. 性暴力の被害者に対して，医学的な介入の必要性を判断し，適切な機関に紹介するとともに，カウンセラー，学校，保護者などと連携をとりながら継続的に支援を行う。
9. 生活自立能力のない思春期の女性とパートナーには，妊娠の継続・出産・育児，または妊娠の中断に関する意思決定を行うために必要な情報を提供する。さらに保護者，パートナー，医療福祉機関，学校，地域社会の理解と支援が得られるよう継続的に援助を行う。

### B. 家族計画に関する支援

助産婦は，対象者自らが，自己のリプロダクティブ・ヘルス／ライツの理念に基づいて，家族計画を立案し，受胎調節を実行できるように支援する。

支援では，対象者の年齢，健康状態，知識の理解や対処能力をアセスメントし，その対象に適した避妊と受胎に関する情報を提供し，指導，実施，評価を行う。

1. 女性とそのパートナーの身体的，心理的・社会的側面をアセスメントし，適切な家族計画が立てられるよう支援する。
2. 女性とそのパートナーが受胎するための健康相談やカウンセリングなどを行う。
3. 女性とそのパートナーが，適切な受胎調節法を選択できるよう知識を提供し，方法選択の支援を行う。
4. 女性とそのパートナーのニーズに応じて，選択した避妊法の実地指導を行う。
   - 基礎体温法，コンドーム，ゼリー，避妊フィルム，ペッサリー，IUD，経口避妊薬など
5. 選択した受胎調節法が，女性とそのパートナーのQOLを高めているか，または適当かどうかを評価する。

### C. 不妊の悩みをもつ女性と家族への支援

助産婦は，妊娠を希望しても妊娠が成立しない悩みをもつ女性とその家族に対して，コミュニケーション，カウンセリング，相談の技法を用いて，情報を収集し状況を把握する。その上で，卵巣・子宮（卵管）の機能状態，パートナーとの人間関係，性生活，日常生活行動などを理解し，妊娠を成立させる要因のアセスメントを行い，妊娠成立に向けて，または不妊状態を受け入れる過程など，対象の状況とニーズに応じた支援を行う。

1. 不妊に悩む女性と家族に対するカウンセリングを行い，その女性と家族の対処能力を高める。
2. 不妊に悩む女性や家族が，医師から提示された検査・治療などの選択肢から，自分たちのニーズに適したものを選べるように支援し，治療の方向性に関する自己決定を促す。
3. 夫婦の健康状態改善や，人間関係を円滑にし性生活の調整ができるように支援する。その上で，一定期間基礎体温の測定を行い，性生活のタイミングを把握できるよう支援する。
4. 不妊治療に伴う検査や治療法の有効性（成功率，失敗率），苦痛の有無（身体的，心理的，経済的，時間的），限界と見通し，施行後のフォローアップなどに関する情報をすべて提供する。
5. 不妊治療の経過中に，対象に生じている身体的，心理的，社会的，経済的な状況を理解し，必要な支援を行う。
6. 不妊治療の開始，継続，中断・中止に関する自己決定を支援する。

### D. 中高年女性への支援

助産婦は，中高年期にある女性に特有な卵巣機能の低下と停止に伴う身体・精神心理機能の変化を理解して，その調節に関して適切な助言と指導を行い，日常生活の質を損なわないように支援する。

支援では，精神・心理面の変化と危機，加齢と身体機能，発生しやすい疾患を理解して健康逸脱のアセスメントを行い，医師と相談しながら健康改善に向けて対象のニーズに応じた支援を行う。

1. 中高年女性の加齢に伴う身体機能のアセスメントを行う。
   - 加齢と循環器系，呼吸器系，消化器系，代謝系，泌尿器系，性腺・内分泌系，皮膚・骨筋肉系など
2. 中高年女性の精神心理面のアセスメントを行う。
   - 人生に対する疑問や不満，喪失感，将来の不安，新しい可能性を妨害するもの，葛藤の再現など
3. 中高年期に発生しやすい健康障害の予防と生活上の支援を行う。

①健康レベルに応じた予防的支援と逸脱状況に応じたケア
②問診（生育歴，家庭や職場環境，精神的側面，愁訴）
③日常生活への支援（栄養状態，食生活習慣，運動習慣

など）

4. 中高年期の性生活に関するアセスメントを行い，必要な支援を行う。
 ・結婚生活の状態，年齢，若いときに体験した性から得た喜び，パートナーからの情緒的サポート，パートナーの健康障害，過去の多様な心理・社会的ストレス，社会生活上のストレスなど
5. 加齢に伴う心身の変化を受け止め，自己の健康管理ができ，これからのQOL（生活の質）を整えるための支援を行う。
6. 中高年女性に発生しやすい異常のアセスメントを行い，症状緩和のためのケアを行う。異常を生じやすいリスク，発生しやすい異常の識別により逸脱の確認後，整形外科，内科などとの連携を図り，医師への診断と治療を任せる。
 ・発生しやすい異常：更年期障害，乳がん，子宮がん，卵巣がん，骨粗鬆症，肥満，尿失禁，子宮脱など
7. 乳がん，子宮がん，卵巣がんなどの性器摘出術に伴う性的自己概念・性的人間関係・性機能の変化のアセスメントを行う。さらに喪失に伴う不安，悲嘆，屈辱感などに対するケアを行う。

### E．女性の性感染症に関する予防と支援

助産婦は，女性の性感染症に関する健康状態を理解し，女性が健康管理を行えるように支援する。女性の性感染症に関し，最新の情報を提供しながら，保健医療チームと共に治療や援助を行い，健康の維持・増進を図る。

1. 性感染症（STD）の可能性のアセスメントを行う。
 ①問診：健康歴，既往歴，現病歴，家族歴の把握，感染の危険がある性交の有無
 ②性器分泌物の判断
 ③自覚症状：陰部掻痒感，陰部痛，腹痛，腰痛
2. 検査結果に応じた対応の選択について，女性とそのパートナーの意思決定への相談や精神的な支援を継続的に行う。
3. 性感染症の疑いがある場合，医師への紹介を行い，本人がパートナーの支援と理解が得られるような援助を行う。
4. 母子感染の予防のための啓発活動ができ，必要な検査について判断できる。

風疹，トキソプラズマ，ATLA，B型・C型肝炎，GBS，HIV，ヘルペス，クラミジアなど

5. 性感染症予防のために，地域への啓発活動に参画するともに，ニードに応じた個別の対応を行う。

### F．月経障害をもつ女性への支援

助産婦は，女性の月経障害に関する健康状態を理解し，女性が健康管理を行えるように支援する。女性の月経障害に関し，最新の情報を提供しながら，保健医療チームと共に治療や援助を行い，健康の維持・増進を図る。

1. 月経障害に関する治療の必要性の有無のアセスメントを行う。
 ①問診：健康歴，既往歴，現病歴，家族歴の把握，月経歴（月経量，月経周期）
 ②自覚症状：月経痛，不定愁訴
2. 月経障害を緩和するための日常生活の支援を行う。
 ①生活習慣の改善：食事（塩分，刺激物，嗜好品，糖，水分，油物），体操
 ②月経記録をとり予期的な対応を行うよう助言
 ③心理状態の把握と支援

## Ⅴ 家族ケアとその責任範囲

助産婦は，妊娠，出産，子育てが円滑に行え，かつ家族の絆を深めて，家族が生活変化への適応ができるように，家族のもつセルフケア機能を引き出すような支援の責任を負う。これには，地域社会のシステムを活用できるよう，コミュニケーション・カウンセリング・相談の技法を用いて教育や支援を行う。

1. 家族の生活環境や生活背景をアセスメントする。
2. 家族の現状の発達課題をアセスメントする。
3. 新しい家族を迎えた家族システムの変化への適応状態を判断する。
4. 家族成員内の人間関係の変化を判断し，必要に応じて支援を行う。
 ①評価の対象
 ・親子関係，夫婦関係，兄弟姉妹関係，二世代間の親子関係
 ②評価の観点
 ・役割変化，勢力構造・依存関係の変化，価値観の変化，意思決定パターンの変化，葛藤処理パターンの変化，コミュニケーションパターンの変化
 ③家族成員個々のセルフケア能力の促進
5. 家族が地域社会システムを理解し活用できるよう支援する。
 ①子どもと女性に関する保健・医療・福祉関係機関の活用
 ②地域の公的・私的ボランティア制度の活用
 ③家族と地域社会のネットワーク形成の促進

## Ⅵ 地域母子保健におけるケアとその責任範囲

助産婦は，子ども・女性・家族に関する健康指標を地域特性と関連づけてアセスメントし，地域の母子の健康レベルに応じて，健康診査や相談，訪問の技法を用いて支援する責任を負う。さらに，専門的立場から，母子とその家族

の住環境，職場環境，育児環境の改善に向けて社会や行政などへの資料提供や提言を行う。

1. 地域医療機関単位・専門職団体の一員として行動する
   ①地域の子どもと女性に関する健康指標を生活環境・生活様式に関連させてアセスメントする。
   ②地域の子どもと女性の健康ニーズを把握する。
   ③子どもと女性に関する保健・医療・福祉関連機関や関係者と連携し，コミュニケーションをとり，それらの情報を女性に紹介し還元する。
   ④健康問題やニーズの解決のための方策を行政機関・団体などに提言する。
2. 消費者グループ支援，消費者グループネットワークづくり，および助産婦と消費者グループのネットワークづくりを行う。
   ①セルフケアグループ（妊婦，育児，ハイリスクグループ）を医療機関や地域単位で形成を促し，支援する。
   ②地域にあるセルフケアグループのネットワークづくりを通して，各グループの活性化を図る。
   ③助産婦と消費者グループのネットワークづくりを通して，助産ケアの改善のために，共同で計画・実施・評価する。
3. 行政が行う地域母子保健事業の一員として行動する。
   ①妊産婦，乳幼児等の個別の健康診査や相談，訪問指導を行う。
   ②市町村保健センターなどで行う，妊産婦，1歳6か月児，3歳児等の健康診査に参画する。
   ③妊産婦および乳幼児等に対する一貫した母子保健事業を実施し，行政と共に評価する。

## Ⅶ　専門職としての自律を保つための行動と責任

助産婦は，自律性のある専門活動を維持し向上させるために，専門職能団体に参画して社会的な活動を行う責任をもち，かつ自ら研鑽し資質を高める責務を有する。それには，助産ケアの改革や質の保証のために研究し，積極的に活動領域を超えた助産婦間や，消費者，他職種との相互交流ネットワークに参画する。

1. 助産婦は，専門的な組織活動を通して，専門領域での助産婦の役割と機能の促進に参加する。
2. 助産婦は，専門職の責務を十分に果たすために，実践業務を評価し，助産ケアの水準を向上させる。
3. 助産婦は，専門職者として，助産ケアの改革や質の保証のために，実践データを蓄積し，証拠に基づく助産技術を提供するために研究を行う。
4. 助産婦は，研究によって得られた結果を評価し，解釈し，批判的に応用する。
5. 助産婦は，研究によって得られた結果を教育プログラムおよび継続教育プログラムに活用する。
6. 助産婦は，活動領域を超えた助産婦同士のネットワークをつくり，助産ケアの質の向上に寄与する。
7. 助産婦は，時代とともに変化する社会的なニーズを敏感に受け止め，消費者，他職種とのネットワークの中で研鑽し，かつ相互評価をする姿勢をもつ。
8. 助産婦は，個々人のかかわりおよび助産婦同士のネットワークの中で，相互に尊重して支持し，いたわる。
9. 助産婦は，助産業務や助産婦教育に影響する政策決定に関与する。
10. 助産婦は，女性と子どもに対する母子保健サービスの成果を向上させるために，必要な提言を行う。

※ 1998年の委員会報告のため，助産師は「助産婦」として掲載

（日本助産学会（1999）：日本助産学会誌，12（2）：75-84より）

資料

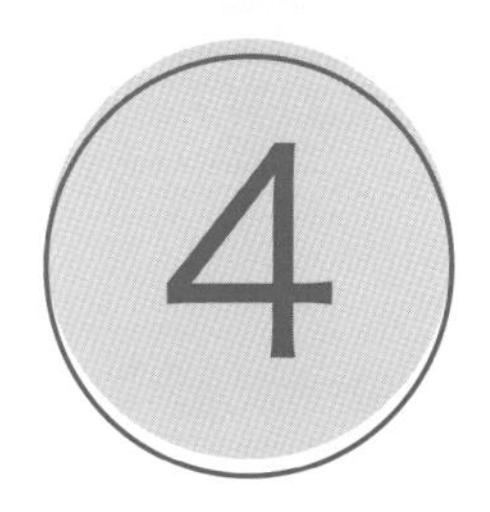

# 助産師のコア・コンピテンシー2021

日本助産師会　2021年

## コンピテンシー1:〈倫理的感応力(※1)〉

「助産師は，対象一人ひとりを尊重し，そのニーズに対して倫理的に応答する。」

**解説**　助産師は，対象となる一人ひとりの女性と子どもおよび家族を尊重し，敬愛と信頼に基づく相互関係を基盤として活動することによって，生命の尊重・自然性の尊重・智の尊重という助産師の基本理念を，行動として具体化する専門職である。そのために助産師には，対象となる女性と子どもおよび家族の生命や人間としての尊厳と権利を最大限に尊重するために相手のニーズを的確にくみ取り反応する能力，女性と子どもおよび家族との間に信頼関係を築きつつ平等で最善のケアを提供する能力，女性と子どもおよび家族に関する情報の保護を徹底しケア対象者のプライバシーを守る能力が求められる。

**実践の基準**　助産師は，

1.1　助産師の倫理綱領に沿って実践を行う。

1.2　女性と子どもおよび家族の生命，人間としての尊厳と権利を尊重し擁護する。

1.3　女性と子どもおよび家族に対して，国籍，人種，宗教，社会的地位，ライフスタイル，ジェンダー，性的指向および性自認などによるいかなる差別を設けずに，平等にケアを提供する。

1.4　女性と子どもおよび家族との間に信頼関係を築き，最善のケアを提供する。

1.5　個人のプライバシーを守るために，女性と子どもおよび家族に関する情報の保護を徹底する。

1.6　女性と子どもおよび家族が有益で十分な情報に基づき意思決定する力をエンパワーできるように支援する。

1.7　女性と子どもおよび家族の知る権利と自己決定する権利を尊重するとともに，女性と子どもおよび家族が自ら選択した結果を受け止めることを支援する。

1.8　自己の決定と行動に対して責任をもち，女性と子どもおよび家族へのケアに関する説明責任を果たす。

1.9　自己の信仰，価値観などが助産実践に影響を及ぼすことを自覚する。

1.10　助産師同士の組織を作り，互いに情報を共有し，ケアの質向上を図る。

1.11　女性と子どもおよび家族に必要なケアを提供するために，多職種と連携する。

1.12　自己の健康管理および健康の保持・増進に努める。

1.13　専門職としての助産師の役割を認識し，品位と社会的信頼の保持に務める。

**(※1)倫理的感応力**

対象となる人々の行為や言動の意味を心に感じ，倫理的に応答する能力。「倫理的に応答する」とは，対象とかかわる中で援助を必要とするニーズを見極め，対象と情報を共有しながら対象にとってより善い選択ができるように支援していくこと。

## コンピテンシー2:〈マタニティケア能力〉

「助産師は，分娩を核とするマタニティサイクルにおいて，安全で有効な助産ケアを提供する。」

**解説**　助産師は，妊娠期，分娩期，産褥期，乳幼児期における，母子および家族のケアの専門家である。よって，もてる知識や技能を統合し，全期を通じて母子および家族に必要なケアを提供する。自己の責任のもとに正常な分娩を介助し，新生児および乳幼児のケアを行う。支援にあたっては，女性の意思や要望を反映できるように，支援計画・実施・評価を行い，ケアの向上に努める。母子にとって安全で，満足な分娩が行えるように支援する。

高度医療の発達に伴い発生するハイリスク児の誕生から乳幼児期にいたるまで，継続的に児の発達水準に対応した育児ができるように，他の専門職種との協働において母親および家族を支援する。また，出生前診断などの先端医療に関して，医師や他の専門職種との連携をとおして支援する。

**実践の基準**　助産師は，

2.1　妊娠期の母子を身体的，心理的，社会的側面から助産診断し，安定した妊娠生活を維持するためのケアを提供する。

2.2　妊娠，出産(分娩場所や分娩方法の決定を含む)，育児に関する必要な情報を提供し，女性の意思決定を支援する。

2.3　妊娠，出産，育児に関するニーズを把握し，個別および集団教育の企画，実施，評価を行う。

2.4　妊娠経過に伴って正常から逸脱する妊産婦について，医師や他の専門職と協働し支援する。

2.5　分娩の開始ならびに分娩進行，母子の健康状態の助産診断を行う。

2.6　母子とその家族に対して分娩進行に伴うケア，支援を行う。

2.7　母子が本来持っている力を発揮できるよう分娩の生理的なプロセスを促し，経腟分娩の介助を行う。

2.8　異常発生時の判断と臨時応急の手当てを行い，適切な時期に適切な医療が受けられるよう医師や他の専門職と連携し，ケアを行う。

2.9　母親の状況に応じて，妊娠，分娩の振り返りを行い，その体験を傾聴する。

2.10　産褥期の女性の健康状態を，身体的，心理的，社会的側面から助産診断し，安定した産褥期の生活を維持するためのケアを提供する。

2.11　産褥期の進行性変化や退行性変化を促し，褥婦のセルフケア能力を高め，母乳育児を含めた育児行動の基本が習得できるように支援する。

2.12　母子とその家族が地域社会の資源や制度を理解し，活用できるように支援する。

2.13　新生児の胎外生活への生理的適応状況を判断し，スムーズな移行を支援する。

2.14　母親とその家族に対して，児へのボンディング形成を支援する。

2.15　母親とその家族が，乳幼児の成長発達に応じた育児ができるよう支援する。

2.16　母子が生活する地域の特性を踏まえ，母子とその家族の状況に応じて，健康診査や相談，訪問を通して，対象の健康維持，増進を支援する。

2.17　ハイリスク妊産褥婦に対して，医師や他の専門職と連携，協働して，身体的，心理的，社会的側面からケアを行う。

2.18　ハイリスク児の誕生から乳幼児期まで，医師や他の専門職，ピアサポーターなどと連携，協働し，母親と子どもとその家族を支援する。

2.19　出生前診断に関わる意思決定および精神的支援を医師や他の専門職と協働し行う。

2.20　流早産，胎児異常，子宮内胎児死亡，死産，新生児の死亡などにより心理的危機に直面した妊産褥婦と家族へのケアを行う。

### コンピテンシー 3:〈ウィメンズヘルスケア能力〉

**「助産師は，女性の生涯を通じた支援者であるとともに，相互にパートナーシップを築く。」**

**解説**　助産師は，女性の健康の保持・増進を促し，女性が自己の健康管理を行えるよう日常生活上のケアを通して支援する。具体的には，リプロダクティブ・ヘルス／ライツの視点から，女性のライフステージや遺伝などの家族全体に関わる課題において，健康教育，知識の普及・啓発，健康相談，保健指導を行い，健康をめぐるさまざまな問題に女性が対処できるよう支援する。

**実践の基準**　助産師は，

3.1　女性自ら健康を維持増進するためのセルフケアが行えるよう多職種と連携，協働し支援する。

3.2　思春期にある者の，二次性徴特有の変化やセクシュアリティの多様性を踏まえ，対象者が自己決定し行動できるように支援する。

3.3　女性がパートナーと共に自ら家族計画を立て，受胎調節が行えるよう支援する。

3.4　不妊の悩みを持つ女性とパートナー，その家族に対して，対象の状況とニーズに応じて支援する。

3.5　ハイリスク児を妊娠・出産した既往歴のある女性や，児の健康に不安を抱く女性とそのパートナーや家族に対して，多職種と協働し継続的に支援を行う。

3.6　中高年期にある女性特有の身体的，心理的，社会的な変化を理解し，日常生活の質を高められるよう，健康促進の支援を行う。

3.7　女性に対する暴力を発見し，多職種や関係機関と連携し支援する。

3.8　妊娠したことに葛藤を抱える女性の状況とニーズに応じて，多職種や関係機関と連携し支援する。状況に応じて，パートナーも支援対象とする。

3.9　女性とパートナーの健康が促進できるようプレコンセプションケアを行う。

### コンピテンシー 4:〈専門的自律能力〉

**「助産師は，専門職としてのパワーを組織化し，社会に発信する。」**

**解説**　助産師は，自律した専門職者として施設を自ら経営または経営管理に参画して，緊急時の適切な対応や医療事故防止に努め，保健・医療・福祉に貢献する。助産師には，自律性のある専門活動を維持し向上させるために，専門職能団体を組織して社会的な活動を行い，情報を発信するとともに，助産領域の研究に参画し，助産師間やケア対象者，医師，他の専門職との相互交流を通じて，助産ケアの改革や質の向上を目指す能力が必要である。後輩助産師を育成する能力や，継続的に自己研鑽する能力も，自律性のある専門活動を維持・発展させるために重要である。

**実践の基準**　助産師は，

4.1　自己が実施したケアを内省し，自己や他者の評価を踏まえ，助産実践能力を向上させる。

4.2　業務内容を客観的な指標を用いて定期的に評価し，助産実践の水準を向上させる。

4.3　科学的根拠に基づく助産実践（Evidence Based Practice in Midwifery：EBPM）を行うとともに，研究によるデータを蓄積し，成果を実践に活用する。

4.4　安全で快適なケアを提供するために，組織の理念や目標に沿った助産ケア提供の基準や手順を整備し，組織の合意を得る。

4.5　経営的な視点を持ち，必要な人的および物的資源を確保するとともに，業務内の人間関係の調整や業務の改善を行う。特に，施設を管理する者は，健全な財務運営を図る。

4.6　助産実践に必要な法制度を理解しその規定に則って実践する。また，文書や記録を適切に管理する。

4.7　緊急時の対処やハイリスク妊産婦，児へのケア提供体制と，医療事故，感染防止，災害対策等の医療安全管理体制を整備し，多職種や多機関との連携を図る。

4.8　後輩助産師の育成及び専門職としての成長を支援するために，積極的に助産師教育活動に携わる。

4.9　職能団体を組織し，専門職として社会的役割を推進する。

4.10　社会の動向やニーズを踏まえ，多職種とのネットワークを築き協働し，活動する。

4.11　母子保健サービスの向上のため，助産業務や助産師教育に関する政策提言や行政の政策や方針決定過程にケア対象者とともに参画する。

4.12　安全で質の高い助産実践を行うため，最新の知識や技能の習得，維持向上を図り，専門職として継続的に自己研鑽する。

4.13　社会の動向や施策を注視するとともに，常に最新の知見に基づき，個人および組織内の業務，体制の改善を図る。

4.14　女性と子どもおよびその家族に必要な支援を行うため，医療，保健，福祉分野に関する専門的知識を学び，多職種や多機関と連携する。

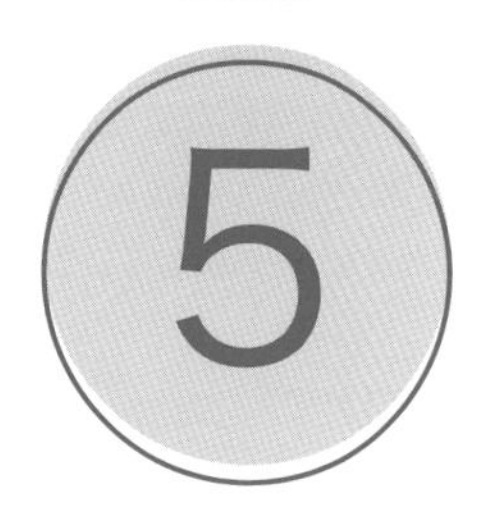

Essential Competencies for Midwifery Practice 2019 UPDATE

# 助産実践に必須のコンピテンシー 2019年改訂

国際助産師連盟（ICM） 2019年

## はじめに

国際助産師連盟（International Confederation of Midwives：ICM）によるこの「助産実践に必須のコンピテンシー（Essential Competencies for Midwifery Practice）」は，ICMの定める「助産師」の資格称号[1)]を使用して助産実践を始めようとする個人に求められる，最低限の知識・技能・専門職としての行動を表したものである。4つのカテゴリーからなる枠組みの中で示されるコンピテンシー（competency：実践能力）は，必須と考えられ，かつ「就業前助産教育に期待される成果を表している」[2)]。ここに示すコンピテンシーは，「世界保健機関（WHO）が使用している臨床実践に関する信頼できる各種の指針文書」[3-9)]と関連付けられているほか，ICMの「基本文書（Core Documents）」および「所信声明（Position Statement）」[10)]とも連携している。

指針文書は，絶え間なく前進する研究に基づいて見直しが行われる。ICMの必須のコンピテンシーに関する声明も，性と生殖，妊産婦・新生児のヘルスケア，助産実践に関連する新たなエビデンスが得られるのに伴って評価され，修正される。本文書で示すコンピテンシーは，このような見直しのプロセスを通じて改訂されたものである。

## 見直しのプロセス

ICMの「基本的助産実践に必須なコンピテンシー（Essential Competencies for Basic Midwifery Practice）」は，2002年に初めて作成され，2010年と2013年に改訂されている。その後2014年から2017年にかけて，コンピテンシーの再検証のため，ブリティッシュ・コロンビア大学（UBC）のチーム[11)]が主導し，助産教育者のコアワーキンググループ[12)]と利害関係者からなる特別チーム[13)]が支援する調査研究が行われた。この調査研究プロセスには，文献のレビュー，助産コンピテンシーに関係する政策とその他の文書の主題分析，3回のオンライン調査を含む修正デルファイ法の調査，コンピテンシーの提示のための概念的枠組みの作成が含まれている。フランス語・英語・スペイン語で行われた3回のオンラインデルファイ調査は，ICM加盟協会（ICMの全地域と言語グループを含み，低・中・高所得国を網羅），助産教育者，助産規制担当者，ICM常任委員会，ICM理事会，利害関係者から抽出した包括的な回答者をサンプルにしている[14)]。

2017年4月，ICM理事会は，最終報告書案および改訂されたコンピテンシー（新しいコンピテンシーの枠組み案を含む）を調査チームから受領した。これに対し評議会のメンバーからは，「コンピテンシー」の最終版では，英語を母国語としない多様な利用者にとっても平易で入手・利用しやすく，測定可能なコンピテンシーであることを重視するよう要望があった。後継の理事会（2017年～2020年任期）は，改訂された「コンピテンシー」の仕上げのプロセスを監督する目的で小委員会を設置した。この小委員会では2名の顧問と1名のラーニングデザイナー（learning designer）[15)]と1名の助産教育専門家[16)]に対し，多様な利用者を想定した平易さと入手・利用のしやすさと測定可能性を向上させることを目標として，枠組み案（2017年）の形式とコンピテンシー案とを再検証するよう委託した。変更は2017年のコンピテンシー案を基に，統合的なアプローチを維持することとされた。顧問らは枠組みを再設計するとともに，ICMの基本文書[17)]と所信声明を参照して一致を確保しつつ，「コンピテンシー」の表現や構成を修正した。「コンピテンシー」のビジュアルデザインはLaerdal Global Health社のチームが担当した。最終版は2018年4月に完成し，5月に理事会が承認した。

改訂された「コンピテンシー」（2018年）は，2018年10月中旬に配布され，ICMは加盟協会やパートナー団体から広範囲にわたる建設的なフィードバックを得た。また，一部の回答者からは，分娩と出生直後のアイコン（※）に描かれている女性はより上体を起こした出産姿勢をとるべきだという指摘や，緊急事態の管理における助産師の自律性と役割をより強調すべきだというフィードバックもあった。これらを受け，細部の修正を加え，改訂された文書（2019年1月付）が発表された。

さらに，2019年8月，英語版の「コンピテンシー4.e（「技能と行動」の部分）」に誤りがあったため，修正が加えられた。フランス語版・スペイン語版の「コンピテンシー4.e」には誤りがなかった。同時に，特定の状況におかれた助産師は中絶を実施できることを明確にするため，「コンピテンシー2.i」に「追加的な技能」が追加された。この「追加的な技能」は，前の2013年版「ICMコンピテンシー」には掲載されていたものである。そのほか，2019年10月に，合併症を予防・早期発見し症状を安定させる助産師の役割を強調する目的で，「コンピテンシー3.b」に軽微な編集が加えられた。

### コンピテンシーに対するアプローチ

改訂された「コンピテンシー」は，助産師の実践のすべての側面に応用される一般的なコンピテンシーと，妊娠前・妊娠中，分娩・出生直後，産後の各時期のケアに特有のコンピテンシーという，相互に関係しあう4つのカテゴリーの枠組みで構成されている。

改訂された「コンピテンシー」は，ICMの助産師の「定義（Definition）」と「実践範囲（Scope of Practice）」[18]に加え，ICMの「理念（Philosophy）」と「助産ケアのモデル（Model of Midwifery Care）」も反映した，総体的な立場の声明として書かれている。つまり，「コンピテンシー」は以下を推進するものとなっている。

- 助産実践の範囲全体およびあらゆる環境において実践する助産師の自律性
- 生理機能を支援し正常出産を推進する助産師の役割
- 女性の人権とインフォームド・コンセントと意思決定を擁護する助産師の役割
- 不必要な介入の削減など，エビデンスに基づく実践を推進する助産師の役割
- 緊急時の介入の提供など，必要に応じて，評価・診断・行動・介入・相談・紹介を行う助産師の役割

「コンピテンシー」は統合的な立場の声明であり，業務を一覧したものではない。例示は説明のためであり，網羅的な一覧ではない。

助産教育者に対しては，助産学生がそれぞれのコンピテンシーの中で統合された知識を学び，技能と行動を身に付けられるような，カリキュラムを構築し学習活動をデザインすることが期待される。

### コンピテンシーの枠組み

「コンピテンシー」は以下に示すような，相互に関係する4つのカテゴリーで構成されている。

#### 1. 一般的なコンピテンシー

このカテゴリーのコンピテンシーは，医療従事者としての助産師の自律性と説明責任，女性や他のケア提供者との関係，助産実践のあらゆる側面に応用されるケア活動に関する能力である。一般的なコンピテンシーはすべて，助産ケアのあらゆる側面において活用されることを意図しているのに対し，カテゴリー2，3，4のコンピテンシーはそれぞれリプロダクションプロセスの特定部分に関する能力であり，一般的なコンピテンシーのサブセットであって独立したものと捉えるべきでない。教育や研修を提供する者は，あらゆるカリキュラムに一般的なコンピテンシーを組み入れなければならない。カテゴリー2，3，4のコンピテンシーを評価する際には，カテゴリー1のコンピテンシーの評価を含まなければならない。

#### 2. 妊娠前・妊娠中のケアに特有のコンピテンシー

このカテゴリーのコンピテンシーは，女性と胎児のヘルスアセスメント，健康と福祉の推進，妊娠中の合併症の発見，予期しない妊娠をした女性のケアに関する能力である。

#### 3. 分娩・出生直後のケアに特有のコンピテンシー

このカテゴリーのコンピテンシーは，分娩中の女性に対して生理的なプロセスと安全な出産を促すアセスメントとケア，新生児への出生直後のケア，母子の合併症の発見と管理に関する能力である。

#### 4. 女性と新生児に対する継続的なケアに特有のコンピテンシー

このカテゴリーのコンピテンシーは，母親と児の継続的なヘルスアセスメント，健康教育，母乳育児の支援，合併症の発見，家族計画についての情報提供や支援に関する能力である。

### 枠組みの構造

以下の図は，枠組みの構造を視覚的に表現したものである。

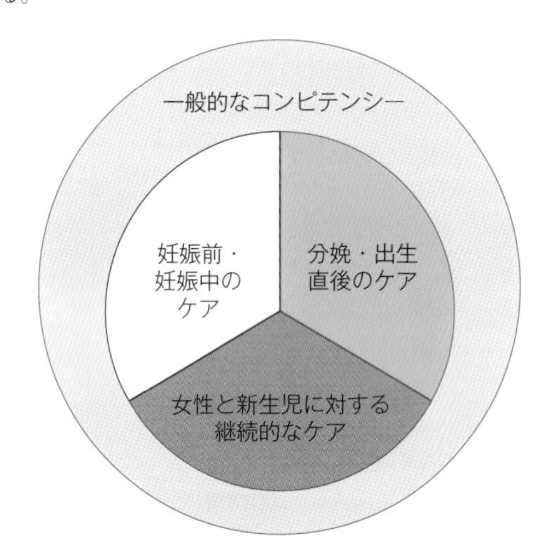


### コンピテンシーの構成要素

**カテゴリーの番号とタイトル**

**カテゴリーの概説**

カテゴリーの概説は，それぞれのカテゴリーの主な焦点を示している。上位にある概説は，カテゴリーと各コンピテンシーの間の橋渡しの役目をし，より高次の分類（すなわち，カテゴリー）と実際のコンピテンシーに関する詳細な情報（すなわち，コンピテンシーの詳説と関連する構成要素・指標）との間の関係を明らかにするものである。

### コンピテンシーの番号とタイトル

**コンピテンシーの指標**

それぞれのコンピテンシーの下に指標（indicator）の一覧が掲載されており，そのコンピテンシーのパフォーマンス基準を達成するために必要な**知識**（knowledge）・**技能**（skill）・**行動**（behaviour）を概説している。技能と行動はコンピテンシーの観測可能な構成要素であるため，指標の設定においてはまとめて扱っている。態度（attitude）は簡単には観察・測定ができないため，態度に関する指標は定められていない。

**本文書のことば**

本文書のコンピテンシーと指標は，ことば遣いを明瞭に，測定が可能で，翻訳がしやすいように吟味されている。コンピテンシーや指標の測定が容易になるよう，できるだけ具体的な動詞を用いた。すべてのコンピテンシーと指標は，以下を念頭に書かれている。

- コンピテンシーと指標の間の連携を示す
- 求められるレベルに適切で，測定可能な動詞を含む
- 明確で，難解な用語のない，一貫したことばを使う
- 理解しやすいよう十分な詳細を提供する

**上級・選択的・状況特有の指標とコンピテンシー**

これまで「上級（advanced）」「選択的（optional）」あるいは「状況特有（context-specific）」と定められていたコンピテンシーや指標は，この必須のコンピテンシーの枠組みにおいては別のカテゴリーとして扱わない。そうした扱いは，すべての助産師に期待されるコンピテンシーを定義することと概念的に矛盾する。ICMは，「必須」と考えられる範囲を越えて拡大させたコンピテンシーを将来的に策定する必要があるかどうか，今後検討していく。

※**編集部注**：本書では，各カテゴリーのアイコン（イラスト）は割愛とする。
〈https://www.nurse.or.jp/nursing/international/icm/basic/standard/pdf/kj-13.pdf〉

## カテゴリー1．一般的なコンピテンシー

このカテゴリーのコンピテンシーは，医療従事者としての助産師の自律性と説明責任，女性や他のケア提供者との関係，助産実践のあらゆる側面に応用されるケア活動に関する能力である。一般的なコンピテンシーは，カテゴリー2，3，4のそれぞれ全体に応用される。

### 1．a　自律的な実践者として自身の決定と行為について責任を負う

**知識**

- 説明責任と透明性の原則
- 自律性の原則と概念
- 自己評価と内省的実践の原則
- 個人の信条とその実践への影響
- エビデンスに基づく実践の知識

**技能と行動**

- 専門職に対する社会的信頼を失わない行動をとる
- 自己評価，相互評価，その他の質向上の活動に参加する
- 最善のケアを提供する助産師の責任と，自己決定する女性の自律性とのバランスをとる
- 関連する法律・倫理・エビデンスに基づいたケアの提供における助産師の役割を説明する

### 1．b　助産師としてのセルフケアと自己研鑽に関する責任を負う

**知識**

- 特に施設内や地域社会において，個人の安全を管理するための方策

**技能と行動**

- 時間管理・不確実性・変化およびストレスへの対処に関連した自己管理の技能を発揮する
- 様々な実践の場で個人の安全に関する責任を負う
- プロトコル，ガイドライン，安全な実践に関する最新の技能と知識を維持する
- 継続的に専門教育に参加し，実践を最新の状態を保つ（例：死亡率や政策の検証など，ケアの向上を目指してエビデンスを実践に応用する学習機会に参加する）
- 個人の技能・知識・経験の限界を把握し対処する
- 地域および国レベルの職能団体に参加することを含め，助産という専門的職業を推進する

### 1．c　ケアの様々な側面を適切に委任し，監督する

**知識**

- 業務の委任に関する方針と規則
- 他者を監督するための支援的方策
- プリセプター・メンター・監督者・ロールモデルとしての助産師の役割

**技能と行動**

- エビデンスに基づく臨床実践ガイドラインに沿って実践が行われるように，監督する
- 臨床のプリセプターやメンター，ロールモデルとしての役割を担って助産教育に関与することにより，専門職と

しての成長を支援する

### 1. d　研究を実践の参考として活用する

**知識**

・研究とエビデンスに基づく実践の原則
・母子保健に関連する疫学的概念
・実践に関する世界的な勧告とそのエビデンス（例：WHOのガイドライン）

**技能と行動**

・女性および同僚と研究の結果について話し合う
・研究に参加することにより助産分野の研究を支援する

### 1. e　助産ケアの提供においては個々の基本的人権を擁護する

**知識**

・人権を保護する法律または規範（またはその両方）
・性と生殖に関する健康と権利
・性のアイデンディティと性的指向の発達
・助産実践の範囲にある倫理と人権の原則

**技能と行動**

・性と生殖に関する健康と権利について，女性に情報を提供する
・助産実践の範囲と女性の権利・責任について，女性に情報を提供する
・相反する倫理的原則や権利がある複雑な状況において，個人に情報と支援を提供する
・ICMの理念および倫理綱領，医療従事者に関する国内基準に沿って実践する
・ジェンダーに配慮したケアを提供する

### 1. f　助産実践を管轄する法律と規制要件，行動規範を遵守する

**知識**

・それぞれの管轄における助産に関する法律と規則
・国・州・地域の助産実践の基準
・倫理原則
・ICMとその他の助産の理念・価値観・倫理綱領

**技能と行動**

・法的要件および倫理原則に沿って実践する
・助産師登録を維持する要件を満たす
・女性と児のケアについて口頭情報・文書記録の秘密を守る
・保健当局が求める方法でケアの記録を保持する
・出生と死亡の届け出について地域の報告規制を完全に順守する
・法律・規則・倫理綱領の違反があった場合には，適切な措置を講じる
・必要に応じて，ケアを提供する間に発生した事故および有害な転帰を報告・記録する

### 1. g　女性がケアに関する個人的な選択を行うことを促進する

**知識**

・セクシャリティと性行為，結婚，妊娠・出産の過程，育児をめぐる文化規範と慣習
・エンパワーメントの原則
・個人・グループ・地域社会に対する健康情報の伝達方法

**技能と行動**

・女性本人が中心となってケアの意思決定ができるよう提唱し女性を支援する
・ケアの過程全体を通じて，女性が自分のニーズ・知識・技能・感情・好みを把握できるよう支援する
・女性の意思決定を支援するため，性と生殖に関する健康についての情報と先を見越した助言を提供する
・女性と協力して，本人の嗜好や決定を尊重する包括的なケア計画を策定する

### 1. h　女性・家族，医療チーム，地域社会のグループとの効果的な対人コミュニケーションを行う

**知識**

・助産師とその他の母子保健医療提供者の役割と責任
・効果的なコミュニケーションの原則
・医療チームの中で効果的に働くための原則
・出産と生殖に関する健康の文化的慣習と信条
・危機的状況（例：悲嘆と喪失，緊急事態）におけるコミュニケーションの原則

**技能と行動**

・偏見のない共感的な態度で他者の話を聞く
・他者の視点を尊重する
・多様な意見や見方の表出を促進する
・最大限のコミュニケーションを行うために，女性または説明者にとって好ましいことばを使う
・職業上の関係とそうでない関係の間に，倫理的で文化的に適切な境界を設ける
・女性・家族・地域社会に対する文化的な配慮を行動で示す
・近親を亡くした女性や家族に対する配慮や共感を行動で示す
・他のケア提供者（学生を含む）や地域社会のグループ・機関との間のチームワークや多職種協働ケアを促進する
・関連のネットワークを構成する個人・機関・施設と協力

関係を確立・維持する
・情報を正確かつ明瞭に伝達し，個人のニーズに対応する

### 1. i　施設および地域社会（女性の自宅を含む）において正常な分娩経過を促進する

**知識**
・生殖と新生児の正常な生物的・心理的・社会的・文化的側面
・正常な経過を促す実践および妨げる実践
・施設および地域社会における女性のケアに関する方針とプロトコル
・様々な環境における資源の利用可能性
・医療施設および出産場所に関する地域の考え方と活用

**技能と行動**
・正常な分娩経過に価値を置く方針と職業文化を推進する
・女性と児に個別性のあるケアを提供するため，人的および臨床ケア資源を利用する
・顔見知りの助産師が継続して女性にケアを提供する

### 1. j　健康状態のアセスメント，健康リスクのスクリーニング，母子の一般的な健康と福祉の推進を行う

**知識**
・生殖に関する女性の健康ニーズ
・生殖のプロセスにおいてリスクとなる健康状態
・児の健康ニーズと一般的なリスク

**技能と行動**
・性と生殖に関する健康へのニーズの包括的なアセスメントを実施する
・リスク要因とリスク行動についてアセスメントを行う
・臨床検査や画像スクリーニング検査を指示・実施・解釈する
・健康と福祉の促進において，エビデンスに裏付けられた批判的思考および臨床的推論を行う
・女性と家族のおかれた個別の状況に合わせた健康情報と助言を提供する
・女性と協力してケア計画を策定し実施する

### 1. k　生殖と新生児に関する一般的な健康問題の予防と治療を行う

**知識**
・セクシャリティと生殖に関係する一般的な健康問題
・新生児の一般的な健康問題と正常からの逸脱
・一般的な健康問題の治療
・環境的疾患・感染性疾患の罹患・感染を予防・管理する方策

**技能と行動**
・女性と児にとって安全で衛生的な状態を維持・推進する
・一貫した普遍的予防策（universal precaution）を講じる
・一般的な健康問題の対処・治療について女性に選択肢を提供する
・健康増進と続発性合併症の予防のため，適切に技術と介入を使用する
・把握された健康問題の管理のために，相談または紹介（他の助産師との相談を含む）が望ましい状況を認識する
・他のケア提供者やサービスに紹介することについての意思決定に女性本人を含める

### 1. l　異常や合併症を認識し，適切な治療や紹介を行う

**知識**
・健康状態に関連する合併症・病理的状態
・緊急介入・救命的治療
・助産の実践範囲と自身の経験の限界
・合併症の管理に関して医師とその他の専門職に繋げるために利用できる紹介システム
・遅滞なく資源を利用するための地域社会・施設の計画およびプロトコル

**技能と行動**
・緊急事態に対応するための最新の知識，救命技能，装備を維持する
・助産ケアを超えた専門的知識を必要とする状況を認識する
・問題の本質，講じた措置，必要に応じた紹介について女性とのコミュニケーションを維持する
・迅速な介入の必要性を判断し，適切に対応する
・地域社会の状況を考慮しつつ，タイムリーで適切な介入，多職種間の協議，またはタイムリーな紹介を行う[19)]
・紹介を行う際は，他のケア提供者に口頭または文書による正確な情報提供を行う
・可能かつ適切な場合は，意思決定に協力する

### 1. m　身体的・性的な暴力・虐待を経験した女性のためのケア

**知識**
・暴力や虐待に伴うことの多い社会文化的・行動的・経済的状況
・女性と子どもを支援するための地域資源
・情報開示のリスク

**技能と行動**

・プライバシーと守秘義務を守る
・暴力が明らかになっているかどうかに関わらず，どこで支援が得られるかの情報をすべての女性に提供する
・家庭と職場での安全について日常的に尋ねる
・身体的外観，情緒，薬物乱用など関連するリスク行動から，虐待の徴候を認識する
・思春期にある女性とレイプを含むジェンダーに基づく暴力の被害者に対して，特別な支援を提供する
・地域資源を利用し，必要に応じて安全な環境を探す手助けをする

## カテゴリー 2. 妊娠前・妊娠中のケア

このカテゴリーのコンピテンシーは，女性と胎児のヘルスアセスメント，健康と福祉の推進，妊娠中の合併症の発見，予期しない妊娠をした女性のケアに関する能力である。

### 2. a　妊娠前ケアを提供する

**知識**

・生殖と性の発達に関係する女性・男性の解剖学と生理学
・ヒトのセクシャリティの社会文化的側面
・生殖器のがん，その他妊娠に影響する糖尿病・高血圧・甲状腺疾患・慢性感染症などの健康問題に関するエビデンスに基づくスクリーニング

**技能と行動**

・性と生殖に関する健康に関連するサービスの利用を妨げている障害を特定し，その軽減を支援する
・栄養状態，現在の予防接種の状況，薬物使用など健康に関わる行動，既存の疾患，既知の催奇形物質への暴露について評価を行う
・性感染症とその他の感染性疾患，HIV，子宮頸がんについてスクリーニングを行う
・鉄や葉酸など栄養補助，食事摂取，運動，必要に応じた追加の予防接種，リスク行動の是正，性感染症の予防，家族計画，避妊法などについて，カウンセリングを行う

### 2. b　女性の健康状態を判断する

**知識**

・月経・排卵周期の生理学
・総合的な健康歴の要素（妊娠に対する心理社会的反応や家庭における安全を含む）
・全身の理学的検査の要素
・血液・生体検体のスクリーニングにより発見される感染症や遺伝性疾患などの健康状態

**技能と行動**

・妊娠を確認し，問診・身体検査・臨床検査また／あるいは超音波診断により在胎週数を推定する
・総合的な健康歴を聴取する
・全身の理学的検査を行う
・臨床検査を行うために生体検体を採取する（例：静脈穿刺，指先穿刺，尿検体，腟スワブ）
・スクリーニングによって発見される可能性がある症状について情報を提供する
・予防接種の状況を評価し，必要に応じて追加接種する
・所見とリスクについて女性と話し合い，ケア計画を協力して決定する

### 2. c　胎児の健康を評価する

**知識**

・胎盤の生理学，発生学，胎児の成長と発達，胎児の健康（well-being）の指標
・エビデンスに基づく超音波診断の利用ガイドライン

**技能と行動**

・母体の腹部検査により胎児の大きさ，羊水量，胎位，胎児の活動，心拍を評価する
・追加のアセスメント・検査が望ましいかどうかを判断し，必要に応じて紹介する
・胎動を評価し，女性に胎児の活動について尋ねる

### 2. d　妊娠の経過を観察する

**知識**

・妊娠期の生理的・身体的変化
・妊娠に必要な栄養
・妊娠期の一般的な心理的反応および心理的苦痛の症状
・エビデンスに基づく妊娠期のケアの方針とガイドライン（妊婦健診の回数を含む）[20]

**技能と行動**

・妊娠期間を通じて女性の身体的・精神的健康，家族関係，健康教育のニーズについてアセスメントを行う
・正常な妊娠経過について女性，そのパートナー，家族，その他の支援者に情報を提供する
・妊娠に伴う一般的な不快症状に対応する方法を助言する
・危険な徴候（例：性器出血，早産の徴候，早産，破水），緊急時への備え，いつどこに支援を求めるべきかについて，情報（文書やイラストを含む）を提供する
・妊娠経過に合わせて所見を再検討し，ケア計画の見直しを女性とともに行う

### 2. e　健康を改善する健康行動を推進・支援する

**知識**

・社会的・環境的・経済的な悪条件が母体と胎児の健康に与える影響
・栄養不良と過度な肉体労働の影響
・喫煙と受動喫煙，飲酒，薬物依存の影響
・処方薬の胎児に対する影響
・経済的支援，食料の入手，薬物乱用リスクを最小化するためのプログラムに関する地域資源
・母子感染の予防・リスク軽減の方策（HIV 感染に対する新生児期の授乳方法を含む）
・ジェンダーに基づく暴力，精神的虐待，身体的ネグレクトの影響

**技能と行動**

・健康行動の改善を促すため，女性を精神的に支援する
・リスク状況が母体と胎児に与える影響について，女性と家族に情報を提供する
・支援と治療について女性と協議し，適切な個人または機関への紹介を提案する
・治療やプログラムへの参加に関して女性の決定を尊重する
・妊娠中の節煙・禁煙を勧告し利用できる資源を特定する

### 2. f　妊娠・出産・授乳・育児・家族の変化に関して予期的な指導を行う

**知識**

・個人や家族のそれぞれのライフサイクルの時点によって，様々に異なる情報ニーズ
・個人やグループに情報を提供する方法
・自身や乳児，家族に対する母親の感情や期待を引き出す方法

**技能と行動**

・出産教育プログラムに参加し，女性と支援者を紹介する
・情報を正確かつ明瞭に伝え，個人のニーズに対応する
・分娩の開始，いつケア提供者に連絡すべきか，分娩の進行について，女性・パートナー・家族が準備できるように指導する
・避妊，新生児のケア，児の健康に対する完全母乳の重要性など産後のニーズについて情報を提供する
・過度な不安や機能不全の関係などの，別の専門的見解や紹介を必要とするニーズや問題を特定する

### 2. g　妊娠合併症の発見・安定化・管理・紹介を行う

**知識**

・切迫流産，流産，子宮外妊娠など，妊娠初期の合併症
・胎児の問題，発育不全，胎位異常，早産
・子癇前症，妊娠糖尿病，その他の全身性疾患を含む，母体の病的状態の徴候・症状
・出血，けいれん，敗血症など緊急事態の徴候

**技能と行動**

・緊急事態においては安定化を図り，必要に応じて治療を受けるため紹介する[21)]
・協力して合併症のケアにあたる
・生命維持に必要な身体機能を支援するため救命ケア（例：静脈内輸液，硫酸マグネシウム，抗出血剤）を行う[22)]
・必要に応じて献血者を募る
・必要に応じて高次医療施設に搬送する

### 2. h　適切な出産場所の計画について女性と家族を支援する

**知識**

・異なる出産場所の設定における出産転帰に関するエビデンス
・それぞれの場所で利用できる選択肢（気候，地理，移動手段，施設の資源などの制限）
・その地域に適用される方針とガイドライン

**技能と行動**

・様々な選択肢・優先事項・緊急時の対応について女性および支援者と話し合い，その決定を尊重する
・出産場所が施設外の場合は，その場所の準備に関する情報を提供する（例：医療施設への移動や入院）
・あらゆるタイプの出産環境が利用できるよう推進する

### 2. i　予期しない妊娠または望まない時期の妊娠をした女性をケアする

**知識**

・予期しない妊娠または望まない時期の妊娠についての意思決定の難しさ
・緊急避妊
・人工妊娠中絶に関する法的な選択肢：薬剤による中絶および中絶手術の適用対象および利用可能性
・中絶を誘発するために用いられる薬剤：特性，効果，副作用
・安全でない中絶のリスク
・中絶処置後に適した家族計画の方法
・中絶処置中および処置後に必要な（身体的・精神的）ケア

と支援

**技能と行動**

・妊娠の確認と在胎週数の判定：在胎週数が不明の場合あるいは子宮外妊娠の症状がある場合には，超音波診断を紹介する
・妊娠の継続あるいは終了の選択肢について女性と話し合い，最終的な決定を尊重する
・妊娠を継続する場合には支援となる妊娠中のケアを提供する：必要に応じて諸機関や社会福祉サービスに繋げて支援を求める
・産科歴・病歴・社会的背景から，投薬や吸引法の禁忌を把握する
・中絶処置についての法規，適用対象，利用可能性について情報を提供する
・中絶処置，合併症の可能性，疼痛管理，いつ支援を求めるべきかについて情報を提供する
・希望があれば中絶処置の提供者に紹介する
・中絶後のケアを提供する
 －問診，超音波，hCG 値から子宮内容物の排出を確認する
 －避妊の選択肢を検討し，避妊法を直ちに開始する
 －中絶に対する精神的反応を探る

**追加的な技能**

・人工妊娠中絶を誘発するため，実践範囲とプロトコルに従って（実践する地域においてその権限が与えられている限り），適切な投与量の薬剤を処方，調剤，供給または投与する
・妊娠満 12 週までの子宮の手動真空吸引法を実施する
・以下の 2 つのいずれかの状況において，助産師は追加的な技能を実施する
 a）助産師がより幅広い実践範囲の看護を実施することを選択する場合，かつ／または，
 b）母子のアウトカムを改善するため，助産師が特定の技能を実施しなければならない場合

## カテゴリー 3．分娩・出生直後のケア

このカテゴリーのコンピテンシーは，分娩中の女性に対して生理的なプロセスと安全な出産を促すアセスメントとケア，新生児への出生直後のケア，母子の合併症の発見，緊急事態の安定化，必要に応じた紹介に関する能力である。

### 3．a　生理的な分娩と出生を推進する

**知識**

・母体の骨盤と胎児の解剖学：多様な胎向での分娩のメカニズム
・分娩の生理的な開始と進行
・エビデンスに基づく分娩時ケアの方針とガイドライン（正常な分娩・出生直後におけるルーチン介入の回避を含む）[23, 24]
・出生に関する文化的・社会的信条や伝統
・分娩進行の徴候と行動：分娩進行を妨げる要因
・分娩中に胎児の状態を評価する方法

**技能と行動**

・女性自身が選択した出産環境で，方針とプロトコルに沿ってケアを提供する
・関連する産科歴・病歴を聴取する
・女性と胎児に焦点を絞った身体検査を実施し解釈する
・必要に応じて臨床検査をオーダーし解釈する
・分娩に対する女性の身体反応・行動反応を評価する
・分娩と出生直後の期間を通じて，女性と支援者に情報・支援・励ましを提供する
・丁寧な 1 対 1 のケアを提供する
・自由に動いたり，上体を起こしたりすることを勧める
・栄養と水分を与える
・陣痛に対応する方法（例：呼吸法，入浴，リラックス法，マッサージ，必要に応じて薬剤の使用）を利用するよう女性に提案し支援する
・母子の状態を示すパラメータ（例：バイタルサイン，子宮収縮，子宮頸部の変化，胎児下降）を定期的に評価する
・分娩の進行を示す分娩監視装置を，所見の記録と合併症（例：分娩遷延，胎児の問題，母体の疲弊，高血圧，感染症）の発見に用いる
・分娩停滞を予防するために非薬物療法または薬剤を適切に使用して，子宮収縮を強める
・不必要なルーチン介入（例：人工破膜，電気的胎児心拍数モニタリング，口を閉じたいきみの誘導，会陰切開）を予防する

### 3．b　安全で自然な経腟分娩の管理と合併症の予防を行う

**知識**

・安全で自然な経腟分娩の管理
・分娩第 3 期の管理に関するエビデンス（子宮収縮薬の使用を含む）
・予想される合併症と迅速な処置（例：肩甲難産，出血過多，胎児の問題，子癇，胎盤遺残）
・緊急対応技能の研修プログラム（例：BEmONC[26]，HMS[27]）に含まれる緊急事態の管理
・胎盤剝離の徴候：正常な胎盤，卵膜，臍帯の外観
・修復および縫合が必要な会陰および腟の外傷の種類

**技能と行動**

・女性が自分で選択した体位で出産できるよう支援する
・清潔な環境，清潔な必要器具や暖房を確保する
・いきみ方を指導して娩出をコントロールし，ルーチンとしての会陰切開を回避する
・適切な介助を行い，頭位・顔位・骨盤位の分娩の進行を促す産婦の体位を用いる
・胎児仮死の場合の早急な出産
・臍帯結紮を遅らせる
・臍帯巻絡を解除する
・出生直後の新生児の状態を評価する
・母子接触と暖かい環境を提供する
・胎盤と卵膜を娩出し遺残がないかの確認を行う
・子宮の硬さを評価し，確実な子宮収縮を維持し，母体の出血量を推定・記録し，子宮収縮薬の投与を含む出血過多の管理を行う
・腟と会陰の外傷を診察し，必要に応じて，方針とプロトコルに従って修復を行う
・確認された症状の治療または安定化のため，最良の措置を講じる
・何らかの合併症がある場合，必要に応じて，継続的な治療のために紹介を行う

### 3. c　出生直後の新生児へのケアを提供する

**知識**

・胎外環境への正常な移行
・新生児の状態を評価するためのスコアシステム
・移行を補助する緊急処置の必要性を示す徴候
・HBS[25]などの研修プログラムに含まれる呼吸と循環を確立させるための介入
・健康な新生児の外観と行動
・新生児の在胎週数の評価法
・在胎週数に対して小さい児および低出生体重児のニーズ

**技能と行動**

・出生後数分間に新生児の状態を評価するための標準化された方法（アプガールなど）を使用し，必要に応じて紹介する
・呼吸と酸素供給を確立・支援する処置を開始し，必要に応じて継続的な治療のため紹介する
・生後1時間以内に，授乳と母子のアタッチメント（ボンディング）を開始できる安全で暖かい環境を提供する
・母親・家族の面前で新生児に全身の理学的検査を行い，所見と予想される変化（四肢の色，頭の応形機能）を説明する。異常所見については紹介する
・方針とガイドラインに沿って，新生児の予防措置（例：眼感染，出血性疾患）を行う
・母親によるケア，頻回授乳，注意深い観察を推進する
・新生児のケアにパートナー・支援者の参加を促す

## カテゴリー4．女性と新生児に対する継続的なケア

このカテゴリーのコンピテンシーは，母親と児の継続的なヘルスアセスメント，健康教育，母乳育児の支援，合併症の発見，緊急時の安定化と紹介，家族計画サービスの提供に対応している。

### 4. a　健康な女性に出産後のケアを提供する

**知識**

・出産後の生理的変化，子宮復古，乳汁分泌開始，会陰・腟組織の治癒
・産褥期に一般的な不快症状とその緩和法
・休息，支援，授乳を助ける栄養の必要性
・母親の役割，家族に児が加わることに対する精神的な反応

**技能と行動**

・妊娠・分娩・出生の経緯を検証する
・乳房の変化と子宮復古を評価するため，焦点を絞った身体検査を行う。出血量とその他の身体機能を監視する
・母親になることや児のケアの負担についての気分や感情を評価する
・必要に応じて，子宮収縮および会陰外傷の疼痛管理の対策を提供する
・新生児のニーズに母親が対応できるようにするセルフケア（例：十分な食事，栄養補助，通常の活動，休養期間，家事の補助）に関する情報を提供する
・出産直後に適した安全な性行為，家族計画の方法，妊娠の間隔について情報を提供する

### 4. b　健康な新生児に対するケアを提供する

**知識**

・新生児の外観と行動：胎外生活への適応に関連する循環・呼吸の変化
・生後数週間・数カ月の成長と発達
・代謝，感染症，先天性異常についてのスクリーニングのプロトコル
・児の予防接種に関するプロトコル・ガイドライン
・新生児の割礼に関するエビデンスに基づく情報：家族の価値観・信条・文化規範

**技能と行動**

・児の成長と発達行動を監視するため，頻繁に児の診察を行う
・新生児の外観と行動について正常範囲の差異と病的状態

とを識別する
・予防接種を行い，必要に応じてスクリーニング検査を行う
・児にとっての安全な環境，頻回授乳，臍帯の扱い，排尿・排便，スキンシップについて両親に情報を提供する

### 4. c　母乳育児を推進し支援する

**知識**
・乳汁分泌の生理学
・新生児の栄養ニーズ（低出生体重児を含む）
・授乳の社会的・精神的・文化的側面
・授乳のメリットに関するエビデンス
・授乳中の薬剤・薬物の使用の適応と禁忌
・授乳補助製品の把握

**技能と行動**
・新生児の授乳に関する女性の選択を尊重しつつ，早期の完全な母乳育児を推進する
・児のニーズ，授乳の頻度と期間，体重増加についての情報を提供する
・少なくとも生後6カ月までの授乳について支援と情報を提供する（仕事との両立，母乳量の維持，母乳の保存を含む）
・授乳の問題（例：乳腺炎，母乳量の不足，乳汁鬱滞，不適切な含ませ方）を把握・管理する
・複数の新生児に授乳する女性に対して情報を提供する
・必要に応じて，女性が授乳の支援を受けられるように紹介する
・家族や地域社会で母乳育児を推奨する

### 4. d　女性の産後の合併症を発見・治療・安定化させ，必要に応じて紹介する

**知識**
・以下に関する徴候と症状
　－早期の介入が有効な場合がある産褥期の症状（例：子宮復古不全，貧血，尿閉，局部感染）
　－専門性の高い医療提供者・施設に紹介が必要な合併症（例：血腫，静脈血栓症，敗血症，産科瘻孔，失禁）
　－緊急対応と専門ケアが必要な生命を脅かす合併症（例：出血，羊水塞栓，けいれん，脳卒中）
・産後うつ，不安，精神病の徴候と症状
・周産期死亡後の悲嘆の過程

**技能と行動**
・合併症の可能性と，いつ支援を求めるべきかについて女性と家族に情報を提供する
・合併症の徴候と症状を発見するため，産褥期の女性を評価する
・産後うつと児のケアに関する一過性の不安とを識別し，自宅で支援が得られるかどうかを評価し，精神的な支援を提供する
・死産，新生児死亡，重篤な新生児疾患，先天性の症状を経験した女性と家族にカウンセリングと継続的ケアを提供する
・把握された症状の治療・安定化のため第一線の処置を提供する
・必要に応じて患者の紹介または搬送（またはその両方）を手配する

### 4. e　新生児の健康問題を発見・安定化・管理し，必要に応じて紹介する

**知識**
・先天性異常と遺伝子疾患
・早産児・低出生体重児のニーズ
・母親の薬物使用からの離脱症状・治療
・HIV，B型・C型肝炎などの母子感染の予防
・一般的な健康問題や合併症の徴候と症状，その緊急治療および継続治療

**技能と行動**
・異常な所見を評価・認識する
・低出生体重児のケアのプロトコル（例：体温維持，栄養，状態のモニター，必要に応じて「カンガルーケア」）を実施する
・新生児の状態について母親やサポーターに情報を提供する
・特別なケアのため新生児が母親から離された場合には，支援をする
・新生児に特別なケアの必要性があることを示す兆候を認識する
・リスクのある新生児を安定化させ，救急施設に移送する

### 4. f　家族計画についての情報提供や支援をする

**知識**
・生殖と性の発達に関連する女性・男性の解剖学と生理学
・ヒトのセクシャリティの社会文化的側面
・自然避妊法・バリア法・ホルモン剤避妊法・インプラント式避妊法などの家族計画の方法，緊急避妊薬，不妊手術，それぞれに考えられる副作用・妊娠リスク・禁忌[28-30]
・家族計画の方法を指導する際に利用できる文書またはイラストによる資料[31, 32]
・HIV陽性の女性またはカップルに対する妊娠の選択肢

**技能と行動**
・家族計画の知識，希望する子どもの数や間隔，避妊法に関する懸念や誤解についての話し合いを行い，プライバ

シーと情報の秘密を守る
- 避妊法の使用歴，病状，社会文化的価値，避妊法の選択に影響する嗜好を聴取する
- 情報に基づく意思決定を支援するため，様々な避妊法の使用法・有効性・費用に関する情報を提供する
- 実践の範囲とプロトコルに沿って避妊法を提供する，あるいは他の医療提供者に紹介する
- 避妊法の使用・満足度・副作用を継続的に評価する
- 女性またはパートナーに不妊手術を紹介する

注


1) 国際助産師連盟(2017)：ICM「助産師の定義」(オンライン版).〈https://www.internationalmidwives.org/our-work/policy-and-practice/icm-definitions.html〉［2018.12.20］
2) Butler *et al.*(2017)：国際助産師連盟「基本的助産実践に必須なコンピテンシー」の更新，最終報告書案（ICM 内部報告書，未発表），p.2.
3) 世界保健機関（2016）：WHO 勧告「幸せな妊娠のための産前ケア（Antenatal Care for a Positive Pregnancy Experience）」.
4) 世界保健機関（2018）：WHO 勧告「幸せな出産のための分娩時ケア（Intrapartum Care for a Positive Childbirth Experience）」.
5) 世界保健機関（2013）：WHO 勧告「母親と新生児のための産後ケア(Postnatal Care of the Mother and Newborn)」.
6) 世界保健機関リプロダクティブヘルス研究部（Department of Reproductive Health and Research：WHO/RHR），ジョンズ・ホプキンス・ブルームバーグ公衆衛生大学院（Johns Hopkins Bloomberg School of Public Health）コミュニケーションプログラムセンター（Center for Communication Programs：CCP）(2018)：健康知識プロジェクト「家族計画：提供者のための全世界共通ハンドブック（Family Planning：A Global Handbook for Providers）」.
7) 世界保健機関（2015）：「避妊法の利用に関する医学的適格性基準(Medical Eligibility Criteria for Contraceptive Use)」，第 5 版.
8) 世界保健機関（2016）：「避妊法の利用に関する選択的実践の勧告（Selected Practice Recommendations for Contraceptive Use)」，第 3 版.
9) 世界保健機関（2017）：「人権基準にもとづいた避妊情報とサービスにおけるケアの質：医療提供者のためのチェックリスト（Quality of Care in Contraceptive Information and Services, based on Human Rights Standards：A Checklist for Health Care Providers)」.
10) 国際助産師連盟：ICM 所信声明（オンライン版).〈https://www.internationalmidwives.org/our-work/policy-and- practice/icm-position-statements/〉［2018.12.20］
11) Michelle M. Butler, Judith Fullerton, Cheryl Aman（BMW 学生 Melanie Dowler, Tobi Reid, Caitlin Frame の補助）：国際助産師連盟「基本的助産実践に必須なコンピテンシー：最終報告書（案）」の更新，UBC 助産課程，2017 年 4 月.
12) Michelle Butler, Judith Fullerton, Mary Barger, Carol Nelson, Camilla Schneck, Marianne Nieuwenhuijze, Rita Borg-Xuereb（ICM 理事), Rafat Jan（ICM 理事), Atf Gherissi, Lorena Binfa, Mizuki Takegata, Caroline Homer：国際助産師連盟「基本的助産実践に必須なコンピテンシー：最終報告書（案）」の更新，UBC 助産課程，2017 年 4 月.
13) Jim Campbell（世界保健人材アライアンス理事兼事務局長［Director and Executive Director of the Global Health Workforce Alliance］), Fran McConville（WHO 母子保健委員会［Maternal & Child Health Committee］)，Gloria Metcalfe（Jhpiego MNH 顧問)，Gerard Visser（FIGO Safe Motherhood 委員会委員長)，Petra ten Hoope-Bender（UNFPA)，Sarah Williams（Save the Children)，Joeri Vermeulen（欧州助産連盟［European Midwifery Association］事務局長)，Kimberley Pekin(NARM & MANA)，Joy Lawn（小児科医)，Sarah Moxon（新生児専門看護師)：国際助産師連盟「基本的助産実践に必須なコンピテンシー：最終報告書（案）」の更新，UBC 助産課程，2017 年 4 月.
14) Butler *et al.*(2017)：国際助産師連盟「基本的助産実践に必須なコンピテンシー：最終報告書（案）」の更新，UBC 助産課程，2017 年 4 月.
15) Carolyn Levy：「ブランクデザインとプロジェクト管理（Blank Design and Project Management)」.
16) Karyn Kaufman マクマスター大学名誉教授（元マクマスター大学教授，助産学科長).
17) 国際助産師連盟：ICM「方針と実践（Policy and Practice)」（オンライン版).〈https://www.internationalmidwives.org/ourwork/policy-and-practice/〉［2018.12.20］
18) 国際助産師連盟：ICM「定義（Definitions)」(オンライン版).〈https://www.internationalmidwives.org/our-work/policy-and-practice/icm-definitions.html〉［2018.12.20］
19) 世界保健機関(2017)：「妊娠・出産における合併症の管理：助産師と医師のためのガイド（Managing Complications in Pregnancy and Childbirth：A Guide for Midwives and Doctors)」，第 2 版.
20) 世界保健機関（2016）：WHO 勧告「幸せな妊娠のための産前ケア」.
21) 世界保健機関(2017)：「妊娠・出産における合併症の管理」.
22) 同上.
23) 世界保健機関（2018）：WHO 勧告「幸せな出産のための分娩時ケア」，ライセンス：CCBY-NC-SA 3.0 IGO.
24) 世界保健機関(2017)：「妊娠・出産における合併症の管理：助産師と医師のためのガイド」，第 2 版.
25) 基本的緊急産科新生児ケア（Basic Emergency Obstetric and Newborn Care).
26) お母さんの命を救え(Helping Mothers Survive)プログラム.
27) 赤ちゃんの命を救え(Helping Babies Survive)プログラム.
28) 世界保健機関リプロダクティブヘルス研究部（WHO/RHR)，ジョンズ・ホプキンス・ブルームバーグ公衆衛生大学院コミュニケーションプログラムセンター（CCP）(2018)：健康知識プロジェクト「家族計画：提供者のための全世界共通ハンドブック」.
29) 世界保健機関（2015）：「避妊法の利用に関する医学的適格性基準」，第 5 版.
30) 世界保健機関（2016）：「避妊法の利用に関する選択的実践勧告」，第 3 版.
31) 世界保健機関（2017）：「人権基準にもとづいた避妊情報とサービスにおけるケアの質：医療提供者のためのチェックリスト」.
32) 世界保健機関（2015）：「避妊法の利用に関する医学的適格性基準」.


（公社）日本看護協会・（公社）日本助産師会・（一社）日本助産学会訳

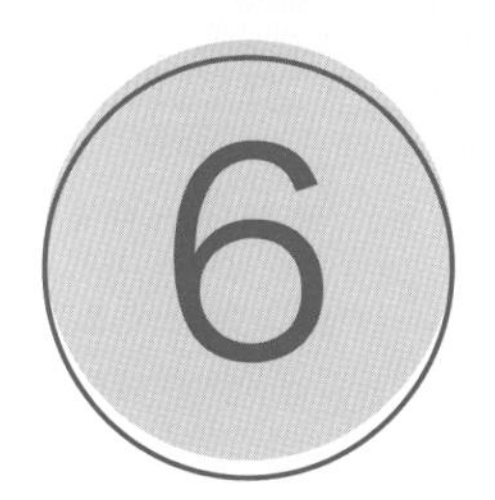

International Code of Ethics for Midwives

# 助産師の倫理綱領

国際助産師連盟（ICM）2014年

## 前文

国際助産師連盟（ICM）の目的は，専門職としての助産師の育成や教育，適切な活用を通じ，世界中の女性や乳児および家族に提供されるケアの水準を向上させることである。この目的に沿い，ICMは，助産師の教育，実践，研究を行う上での指針として以下の倫理綱領を示している。この倫理綱領は，女性を人権を持つ人として尊重し，全ての人々のための正義と保健医療へのアクセスにおける公平性を追求するもので，社会を構成する全ての人々による，お互いへの敬意や信頼，権利の尊重といった相互関係に基づいている。

倫理綱領は，家族や地域社会内の女性と新生児の健康や福祉を増進するため，ICMのミッションや助産師の定義，ICM世界基準に沿って助産師の倫理的義務を示すものである。このようなケアには，妊娠前の時期から更年期，そして，人生の終末までを通じた女性のリプロダクティブ・ライフサイクルを含む場合もある。これらの義務には，どのように助産師が他者と関わり，助産を実践し，専門職としての責任と職務を担い，そして助産師がどうあるべきかという点に関連して，ICMの目的と目標を達成する助産師の倫理的な義務が含まれる。

## 綱領

### I. 助産における関係性

a. 助産師は，一人一人の女性とのパートナーシップを築き，女性が情報を得た上での意思決定や，発展する医療ケアに関する計画への同意，自己の選択による結果への責任を引き受けられるように，関連情報を共有する。

b. 助産師は，女性あるいは家族が，自らが受けるケアについての決定に積極的にかかわる権利を支援する。

c. 助産師は，それぞれの文化・社会において女性と家族の健康に影響を与える問題に対して，女性および家族が自らの考えをのべられるようにその力を高める。

d. 助産師は，女性と共に，医療サービスに対する女性のニーズを明確にし，優先順位や供給状況を考慮した上で資源が確実に公平な形で配当されるよう，政策機関や資金提供機関と協働する。

e. 助産師は，専門職としての役割を果たす上で互いに支援，支持し合い，自己および他の助産師の自尊心を積極的に育む。

f. 助産師は，他の医療職種と敬意を持って協働し，女性のケアに対するニーズが助産師の能力を超える場合には，必要に応じて相談や紹介を行う。

g. 助産師は，実践において関係する人々の協働が必要であることを認識し，内在する対立の解決に積極的に努める。

h. 助産師は，道徳的価値をもつ人間として自己に対する責任があり，道徳的に自己を尊重し，人格を保つ義務がある。

### II. 助産の実践

a. 助産師は，女性および出産をむかえる家族にケアを行う際に，文化的多様性を尊重するとともに，その文化における有害な慣習をなくすよう働きかける。

b. 助産師はいかなる場合においても妊娠・出産によって女性や女児が傷つくことがあってはならないという最低限の認識を奨励する。

c. 助産師は，あらゆる環境や文化において安全な助産実践を行うための能力を維持するため，最新で根拠に基づいた専門的知識を活用する。

d. 助産師は，保健医療を求める女性に対し，彼女たちがいかなる状況にあっても，心理的・身体的・感情的・信条的なニーズに応える（不当差別の禁止）。

e. 助産師は，あらゆるライフステージの女性，家族，他の保健医療専門職に対して，健康増進の効果的な役割モデルとして行動する。

f. 助産師は，助産師としてのキャリア全体を通し，自己の成長や，知的・専門的成長を積極的に目指し，その成長を自らの助産業務に反映させる。

### III. 専門職としての助産師の責任

a. 助産師は，プライバシーの権利を保護するため，クライアント情報の秘密を守り，法律で義務付けられている場合を除き，その情報を共有する場合には適切な判断に基づいて行う。

b. 助産師は，自己の決定と行動に対する責任を有し，女性へのケアの結果について，説明する責任がある。

c. 助産師は，自らが道徳的に強く抵抗を感じる活動に対し，参加しないことを決定することができる。しかし，助産師個人の良心を重視することにより，女性に必要不可欠な医療サービスを受ける機会を奪うことがあってはならない。

d. 助産師は，サービスの依頼に対して助産師自身の道徳的な抵抗感がある場合には，そのサービスを提供できる医療機関に女性を紹介する。

e. 助産師は，倫理や人権の侵害が女性や新生児の健康にもたらす悪影響について理解し，そのような侵害をなくすよう働きかける。

f. 助産師は，全ての女性および出産を迎える家族の健康を増進する医療政策の策定と実施に携わる。

### IV. 助産の知識と実践の発展

a. 助産師は，助産の知識の発展は，人としての女性の権利を保護する活動に裏付けられるものであることを保証する。

b. 助産師は，助産師間の相互評価や研究など様々な過程を通じて，助産の知識を発展させ，共有する。

c. 助産師は，助産師を目指す学生への正式な教育や，助産師の継続教育に貢献する。

2008 年，グラスゴーでの国際評議会において採択
2014 年，プラハでの国際評議会において見直し，採択
次回見直し予定：2020 年

（公社）日本看護協会・（公社）日本助産師会・（一社）日本助産学会訳

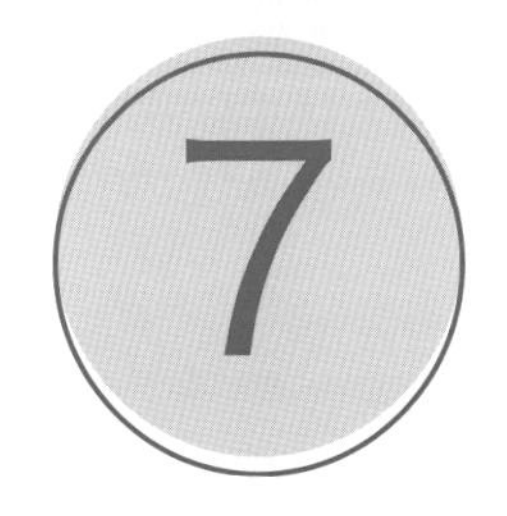

# 看護職の倫理綱領

日本看護協会　2021 年

## 前文

人々は，人間としての尊厳を保持し，健康で幸福であることを願っている。看護は，このような人間の普遍的なニーズに応え，人々の生涯にわたり健康な生活の実現に貢献することを使命としている。

看護は，あらゆる年代の個人，家族，集団，地域社会を対象としている。さらに，健康の保持増進，疾病の予防，健康の回復，苦痛の緩和を行い，生涯を通して最期まで，その人らしく人生を全うできるようその人のもつ力に働きかけながら支援することを目的としている。

看護職は，免許によって看護を実践する権限を与えられた者である。看護の実践にあたっては，人々の生きる権利，尊厳を保持される権利，敬意のこもった看護を受ける権利，平等な看護を受ける権利などの人権を尊重することが求められる。同時に，専門職としての誇りと自覚をもって看護を実践する。

日本看護協会の『看護職の倫理綱領』は，あらゆる場で実践を行う看護職を対象とした行動指針であり，自己の実践を振り返る際の基盤を提供するものである。また，看護の実践について専門職として引き受ける責任の範囲を，社会に対して明示するものである。

## 本文

### 1. 看護職は，人間の生命，人間としての尊厳及び権利を尊重する。

すべての人々は，その国籍，人種，民族，宗教，信条，年齢，性別，性的指向，性自認，社会的地位，経済的状態，ライフスタイル，健康問題の性質によって制約を受けることなく，到達可能な最高水準の健康を享受するという権利[1]を有している。看護職は，あらゆる場において，人々の健康と生活を支援する専門職であり，常に高い倫理観をもって，人間の生命と尊厳及び権利を尊重し行動する。

看護職は，いかなる場でも人間の生命，人間としての尊厳及び権利を尊重し，常に温かな人間的配慮をもってその人らしい健康な生活の実現に貢献するよう努める。

### 2. 看護職は，対象となる人々に平等に看護を提供する。

看護における平等とは，単に等しく同じ看護を提供することではなく，その人の個別的特性やニーズに応じた看護を提供することである。社会の変化とともに健康や生き方への意識も変化し，人々の看護へのニーズは多様化・複雑化している。人々の多様で複雑なニーズに対応するため，看護職は豊かな感性をもって健康問題の性質や人々を取り巻く環境等に応じた看護を提供し，人々の健康と幸福に寄与するよう努める。

また，看護職は，個人の習慣，態度，文化的背景，思想についてもこれを尊重し，受けとめる姿勢をもって対応する。

### 3. 看護職は，対象となる人々との間に信頼関係を築き，その信頼関係に基づいて看護を提供する。

看護は，高度な知識や技術のみならず，対象となる人々との間に築かれる信頼関係を基盤として成立する。

よりよい健康のために看護職が人々と協調すること，信頼に誠実に応えること，自らの実践について十分な説明を行い理解と同意を得ること，実施結果に責任をもつことを通して，信頼関係を築き発展させるよう努める。

また，看護職は自己の実施する看護が専門職としての支援であることを自覚し，支援上の関係を越えた個人的関係に発展するような行動はとらない。

さらに，看護職は対象となる人々に保健・医療・福祉が提供される過程においては，対象となる人々の考えや意向が反映されるように，積極的な参加を促す。また，人々の顕在的潜在的能力に着目し，その能力を最大限生かすことができるよう支援する。

### 4. 看護職は，人々の権利を尊重し，人々が自らの意向や価値観にそった選択ができるよう支援する。

人々は，知る権利及び自己決定の権利を有している。看護職は，これらの権利を尊重し，十分な情報を提供した上で，保健・医療・福祉，生き方などに対する一人ひとりの価値観や意向を尊重した意思決定を支援する。意思決定支援においては，情報を提供・共有し，その人にとって最善の選択について合意形成するまでのプロセスをともに歩む姿勢で臨む。

保健・医療・福祉においては，十分な情報に基づいて自分自身で選択する場合だけでなく，知らないでいるという選択をする場合や，決定を他者に委ねるという選択をする場合もある。また，自らの意思を適切に表明することが難しい場合には，対象となる人々に合わせて情報提供を行い，理解を得たうえで，本人の意向を汲み取り，その人にとって最善な合意形成となるよう関係者皆で協働する。さらに，看護職は，人々が自身の価値観や意向に沿った保健・医療・福祉を受け，その人の望む生活が実現できるよう，必要に応じて代弁者として機能するなど，人々の権利の擁護者として行動する。そして，個人の判断や選択が，そのとき，その人にとって最良のものとなるよう支援する。

### 5. 看護職は，対象となる人々の秘密を保持し，取得した個人情報は適正に取り扱う。

看護職は，個別性のある適切な看護を実践するために，対象となる人々の秘密に触れる機会が多い。看護職は正当な理由なく，業務上知り得た秘密を口外してはならない。

また，対象となる人々の健康レベルの向上を図るためには個人情報が必要であり，さらに，多職種と緊密で正確な情報共有も必要である。個人情報には氏名や生年月日といった情報のみならず，画像や音声によるものや遺伝情報も含まれる。看護職は，個人情報の取得・共有の際には，対象となる人々にその必要性を説明し同意を得るよう努めるなど適正に取り扱う。家族等との情報共有に際しても，本人の承諾を得るよう最大限の努力を払う。

また，今日のICT（Information and Communication Technology：情報通信技術）の発展に伴い，さまざまなソーシャルメディアが普及している。これらを適切に利用することにより，看護職だけでなく，人々にとっても健康に関する有用な情報をもたらすなどの恩恵がある。看護職は，業務上の利用と私的な利用を区別し，その利用に伴う恩恵のみならず，リスクも認識する。また，情報の正確性の確認や対象となる人々と看護職自身のプライバシー権の保護など，細心の注意を払ったうえで情報を発信・共有する。

### 6. 看護職は，対象となる人々に不利益や危害が生じているときは，人々を保護し安全を確保する。

看護職は，常に，人々の健康と幸福の実現のために行動する。看護職は，人々の生命や人権を脅かす行動や不適切な行為を発見する立場にある。看護職がこれらの行為に気づいたときは，その事実に目を背けることなく，人々を保護し安全を確保するよう行動する。その際には，多職種で情報を共有し熟慮したうえで対応する。

また，保健・医療・福祉の提供においては，関係者による不適切な判断や行為がなされる可能性や，看護職の行為が対象となる人々を傷つける可能性があることを含めて，いかなる害の可能性にも注意を払い，人々の生命と人権をまもるために働きかける。非倫理的な実践や状況に気づいた場合には疑義を唱え，適切な保健・医療・福祉が提供されるよう働きかける。

### 7. 看護職は，自己の責任と能力を的確に把握し，実施した看護について個人としての責任をもつ。

看護職は，自己の責任と能力を常に的確に把握し，それらに応じた看護実践を行う。看護職は自己の実施する看護について，説明を行う責任と判断及び実施した行為とその結果についての責任を負う。

看護職の業務は保健師助産師看護師法に規定されている。看護職は関連する法令を遵守し，自己の責任と能力の範囲内で看護を実践する。また，自己の能力を超えた看護が求められる場合には，支援や指導を自ら得たり，業務の変更を求めたりして，安全で質の高い看護を提供するよう努める。さらに，他の看護職などに業務を委譲する場合は自己及び相手の能力を正しく判断し，対象となる人々の不利益とならないよう留意する。

### 8. 看護職は，常に，個人の責任として継続学習による能力の開発・維持・向上に努める。

看護職には，科学や医療の進歩ならびに社会的価値の変化にともない多様化する人々の健康上のニーズに対応していくために，高い教養とともに高度な専門的能力が求められる。高度な専門的能力をもち，より質の高い看護を提供するために，免許を受けた後も自ら進んでさまざまな機会を活用し，能力の開発・維持・向上に努めることは，看護職自らの責任ならびに責務である。

継続学習には，雑誌や図書などの情報や自施設の現任教育のプログラムの他に，学会・研修への参加など施設外の学習，eラーニング等さまざまな機会がある。看護職はあらゆる機会を積極的に活用し，専門職としての研鑽を重ねる。

また，自己の能力の開発・維持・向上のみならず，質の高い看護の提供を保障するために，後進の育成に努めることも看護職の責務である。

### 9. 看護職は，多職種で協働し，よりよい保健・医療・福祉を実現する。

看護職は，多職種で協働し，看護及び医療の受け手である人々に対して最善を尽くすことを共通の価値として行動する。

多職種での協働においては，看護職同士や保健・医療・福祉の関係者が相互理解を深めることを基盤とし，各々が能力を最大限に発揮しながら，より質の高い保健・医療・福祉の提供を目指す。

また，よりよい医療・看護の実現と健康増進のためには，その過程への人々の参画が不可欠である。看護職は，対象となる人々とパートナーシップ[2]を結び，対象となる人々の医療・看護への参画のみならず，研究や医療安全などでも協力を得て，ともにより質の高い保健・医療・福祉をつくりあげることを促進する。

**10. 看護職は，より質の高い看護を行うために，自らの職務に関する行動基準を設定し，それに基づき行動する。**

自らの職務に関する行動基準を設定し，それに基づき行動することを通して自主規制を行うことは，専門職としての必須の要件である。この行動基準は，各々の職務に求められる水準やその責務を規定したものであり，看護職の専門的価値を支持するものである。

このような基準の作成は組織的に行い，個人としてあるいは組織としてその基準を満たすよう努め，評価基準としても活用する。また，社会の変化や人々のニーズの変化に対応させて，適宜改訂する。

看護職は，看護職能団体が示す各種の基準や指針に則り活動する。また，各施設では，施設や看護の特徴に応じたより具体的・実践的な基準等を作成することにより，より質の高い看護を保障するように努める。

**11. 看護職は，研究や実践を通して，専門的知識・技術の創造と開発に努め，看護学の発展に寄与する。**

看護職は，常に，科学的知見並びに指針などを用いて看護を実践するとともに，新たな専門的知識・技術の開発に最善を尽くす。開発された専門的知識・技術は蓄積され，将来のより質の高い看護の提供に貢献する。すなわち，看護職は，研究や実践に基づき，看護の中核となる専門的知識・技術の創造と開発，看護政策の立案に努めることで看護学の発展及び人々の健康と福祉に寄与する責任を担っている。

また，看護職は，保健・医療・福祉のあらゆる研究参加に対する人々の意向を尊重し，いかなる場合でも人々の生命，健康，プライバシーをまもり，尊厳及び権利を尊重するとともに，適切な保健・医療・福祉の提供を保障する。

**12. 看護職は，より質の高い看護を行うため，看護職自身のウェルビーイング[3]の向上に努める。**

看護職がより質の高い看護を提供するためには，自らのウェルビーイングをまもることが不可欠である。看護職が健康で幸福であることが，よりよい看護の提供へとつながり，対象となる人々の健康と幸福にも良好な結果をもたらす。

看護職は，自身のウェルビーイングの向上のために，仕事と生活の調和（ワーク・ライフ・バランス）をとることやメンタルヘルスケアに努める。

さらに，看護職の実践の場には，被曝，感染，ハラスメント，暴力などの危険が伴う。そのため，すべての看護職が健全で安全な環境で働くことができるよう，個人と組織の両方の側面から取り組む。

**13. 看護職は，常に品位を保持し，看護職に対する社会の人々の信頼を高めるよう努める。**

看護は，看護を必要とする人々からの信頼なくしては存在しない。常に，看護職は，この職業の社会的使命・社会的責任を自覚し，専門職としての誇りを持ち，品位を高く維持するように努める。

看護に対する信頼は，専門的な知識や技術のみならず，誠実さ，礼節，品性，清潔さ，謙虚さなどに支えられた行動によるところが大きい。また，社会からの信頼が不可欠であり，専門領域以外の教養を深めるにとどまらず，社会的常識などをも充分に培う必要がある。

さらに，看護職は，その立場を利用して看護職の信頼を損なうような行為及び不正行為はしない。

**14. 看護職は，人々の生命と健康をまもるため，さまざまな問題について，社会正義の考え方をもって社会と責任を共有する。**

看護職は，人々の生命，尊厳及び権利をまもり尊重する立場から，生命と健康に深く関わるあらゆる差別，貧困，さまざまな格差，気候変動，虐待，人身売買，紛争，暴力などについて，地球規模の観点から社会正義の考え方をもって社会と責任を共有する。常に，わが国や世界で起きているこれらの問題についての知識を更新し，意識を高め，それらについて社会に発信するよう努める。また，これらの問題の潜在的な状況から予防的に関わり，多職種や関係機関で連携し看護職として適切な対応をとる。

さらに，看護職は保健・医療・福祉活動による環境破壊を防止する責務を果たすとともに，清浄な空気と水・安全な食物の確保，騒音対策など，人々の健康を保持増進するための環境保護に積極的に取り組む。そして，人々の生命の安全と健康がまもられ平和で包摂的な社会の実現を目指す。

**15. 看護職は，専門職組織に所属し，看護の質を高めるための活動に参画し，よりよい社会づくりに貢献する。**

看護職は，いつの時代においても質の高い看護の提供を通して社会の福祉に貢献するために，専門職としての質の向上を図る使命を担っている。保健・医療・福祉及び看護にかかわる政策や制度が社会の変化と人々のニーズに沿ったものとなるよう，看護職は制度の改善や政策決定，新たな社会資源の創出に積極的に取り組む。

看護職は看護職能団体に所属し，これらの取り組みをはじめとする看護の質を高めるための活動に参加することを通してよりよい社会づくりに貢献する。

**16. 看護職は，様々な災害支援の担い手と協働し，災害によって影響を受けたすべての人々の生命，健康，生活をまもることに最善を尽くす。**

災害は，人々の生命，健康，生活の損失につながり，個人や地域社会，国，さらには地球環境に深刻な影響を及ぼす。看護職は，人々の生命，健康，生活をまもる専門職として災害に対する意識を高め，専門的知識と技術に基づき保健・医療・福祉を提供する。

看護職は，災害から人々の生命，健康，生活をまもるため，平常時から政策策定に関与し災害リスクの低減に努め，災害時は，災害の種類や規模，被災状況，初動から復旧・復興までの局面等に応じた支援を行う。また，災害時は，資源が乏しく，平常時とは異なる環境下で活動する。看護職は，自身の安全を確保するとともに刻々と変化する状況とニーズに応じた保健・医療・福祉を提供する。

さらに，多種多様な災害支援の担い手とともに各々の機能と能力を最大限に発揮するよう努める。

註

1　WHO（World Health Organization：世界保健機関）は「世界保健機関憲章」前文において，「人種，宗教，政治信条や経済的・社会的条件によって差別されることなく，最高水準の健康に恵まれることは，あらゆる人々にとっての基本的人権のひとつ」（公益社団法人日本WHO協会仮訳）としている。これを参考に，本倫理綱領は，到達可能な最高水準の健康を享受することは人々の権利であるという考え方を基盤にしている。

2　ここでいう，保健・医療・福祉におけるパートナーシップは，看護職と対象となる人々がよりよい健康や生活の実現に向かって対等な立場で協力しあう関係のことを示している。

3　1948年に出された「世界保健機関憲章」において“Health is a state of complete physical, mental and social well-being and not merely the absence of disease or infirmity.”と述べられている。これを参考に，本倫理綱領においては，ウェルビーイングを身体的，精神的，社会的に良好な状態であることと意訳し，使用している。ウェルビーイングを一語の日本語に翻訳することが難しいこと，また，意味するところが曖昧であることから日常的に使用される言葉ではない。そのため，本倫理綱領では看護職のウェルビーイングへの親和性を高めるためカタカナ表記とした。

# 看護研究における倫理指針

日本看護協会　2004年（一部改変）

## 0　前文

日本看護協会（以下，「本会」という。）は，看護の専門職能団体であり，自らの提供する看護実践の質に対する自主規制を行う責務を有する。本会は，1988年に看護師の行動指針である「看護師の倫理規定」を示したが，看護専門職を取り巻く状況の変化に対応すべく，2002年度からこの見直しと改訂に取り組み，2003年8月に新たな「看護者の倫理綱領」を公表し，普及啓発に努めてきた。

また，本会は，看護実践に根ざした看護研究の支援を通して看護者の学術研究の振興に努め，人々の健康と福祉に貢献することを目的として，本会の事業の一つとして日本看護学会を運営している。本学会は各専門領域別に開催しているが，いずれの領域においても看護研究における倫理的配慮の必要性が増している。そこで，本会の学会委員会は，2002年度から看護研究における倫理的配慮について検討し，2003年3月に報告書「日本看護学会における研究倫理の現状と課題」を示した。これを受けて，2003年度看護倫理検討委員会は，諮問事項に基づき2003年6月から2004年2月まで計7回に亘り検討を行い，本指針を作成した。作成にあたっては，「看護者の倫理綱領」（2003年），「ICN看護師の倫理綱領」（2000年），ICN「看護研究のための倫理のガイドライン」（1996年）等の他，厚生労働省「臨床研究に関する倫理指針」（2003年7月）を参照し，これらの内容と矛盾しないものとした。

## 1　指針作成の目的

本指針は，看護者が専門職としての社会的責任において，看護研究を行う際，あるいは研究に関与する際の倫理的配慮についての基本的な考え方を示すものであり，以下の3点を目的としている。

1）看護ケアの提供者である看護者が，看護ケアの受け手を対象として行う研究の倫理的指針となる。

2）看護ケアの対象者が研究の対象となる際に，ケア対象者の権利を擁護する指針となる。

3）医療機関等の組織が，研究の倫理的な側面について審査を行う際に活用できる指針となる。

本指針において看護者とは，看護職の免許によって看護を実践する権限を与えられた者であり，保健師，助産師，看護師，准看護師を総称していう。

## 2　本指針の適用範囲と活用方法

### 2-1　対象

ケアの受け手を対象として研究を行う看護者をはじめ，研究のフィールドを提供する施設の看護管理者や，自ら研究は行わないが研究対象者を担当している看護者等，研究に関わるすべての看護者を対象とする。

### 2-2　扱う範囲，事柄

本指針は，看護者が研究のプロセスの全段階においてケア対象者の権利を擁護できるよう，留意すべき倫理的配慮について示したものである。また，研究が実施される施設において，組織として倫理的な基準を明確にする上で参考となる考え方を示したものである。

本指針は，研究のプロセスを通して研究対象者の権利を擁護できるように記載し，また，巻末には同意書やチェックリスト等の具体的な参考資料を添付するなど，具体的かつ研究のすべての段階で活用できる指針とした。

### 2-3　活用方法

看護者自らが研究を行う際，あるいは，看護研究の場の提供や看護研究の倫理的な審査を行う際に，研究の対象となる人の権利擁護について，本指針の内容に準拠しているか確認するなど，研究を行う際の倫理的な指標として活用することを期待する。

### 2-4　勧告のレベル

本会の会員及び会員の所属する施設においては，看護研究を行うにあたって，本指針の内容を遵守し，倫理的な配慮を十分行うことを期待する。

## 3　本指針の基本理念

### 3-1　ケア提供者である看護者がケアの受け手を対象に行う研究の特徴

看護者は，看護を取り巻く社会状況を視野に入れ，より質の高い看護を提供していく責務を常に負っている。このため，日頃から看護の専門的知識・技術の開発のために研鑽し，看護の発展に寄与することが求められる。実践科学である看護の研究では，ケアの受け手を対象として研究を行うことが必要となる。また，その研究成果こそが，看護の質の向上に寄与すると言っても過言ではない。

しかし，その一方で，ケアの受け手である人々は，健康障害をはじめとする障害のある人々であり，さまざまな脆弱性を有しているばかりでなく，ケアの提供者と受け手の関係性から研究への参加を拒否することが困難な立場におかれていることを忘れてはならない。

したがって，看護研究を行うにあたっては，研究の対象となる人の生命，健康，プライバシーを守り，尊厳および権利を尊重するという一般的な研究倫理の適用に加えて，特に研究対象が脆弱性を有することを念頭においた倫理的配慮が必要となる。

### 3-2　研究を行う看護者の基本姿勢

看護者は，研究を行うにあたって，研究の対象となる人からの協力なくしては実施できないことを認識し，その人に敬意をもって対応することが重要である。

また，看護者は，研究を行うにあたり研究結果をどのように実践に活用できるか，看護にどのように貢献するかなどを慎重に吟味し，不必要あるいは不適切な研究によって，対象者に負担や不利益を課してはならない。また，研究はさまざまな専門職者の支援や先人の知識を基盤として可能となることから，先行研究を十分吟味し，研究に対して謙虚な姿勢で臨むことが必要である。

### 3-3　看護者がケアの受け手を対象に研究を行う際の倫理的配慮

看護者がケアの受け手を対象に研究を行う場合は，特に，次の5点に留意しなければならない。

1）看護者の第一義的責任はケアの受け手に対する看護の提供にあり，この責任は看護研究を遂行することに優先する。研究の遂行を優先することによって，看護ケアの提供がおろそかになるようなことがあってはならない。

2）遂行しようとする看護研究は，対象となる人々の安全や安寧を損なうものでないこと，看護の質向上や看護に貢献する意義あるものであることを十分に検討しなければならない。

3）研究への参加について説明を行う際は，ケア対象者が研究参加を断りにくい立場におかれていることを十分に認識したうえで，本人の意思を確認し，同意を得る必要がある。

4）研究の全プロセスを通して，研究対象となる人の権利が擁護されるように，常にその人の言語的・非言語的な意思表示やサインを汲み取り，対象者の意思を慎重に確認する必要がある。

5）看護者は通常の職務と研究活動を明瞭に区別する必要がある。看護者は，研究のためのケア提供やデータ収集であることを認識し，その旨を説明したうえで行う必要がある。研究の場合は，情報収集の手続き，個人情報および記録類の取り扱いが通常の職務の場合と異なることを認識し，対処しなければならない。

## 4　看護研究を行う上での倫理の原則

看護ケア提供者には，日本看護協会の「看護者の倫理綱領」，また，看護実践上の倫理的概念である「アドボカシー（擁護），アカウンタビリティ（責任と責務），協同，ケアリングの原則」に則った看護を展開することが期待されている。それゆえに，看護ケアが提供されている場における研究に対する倫理的配慮では，「善行（無害），人間としての尊厳の尊重，誠実，公正，真実性，機密保持の倫理原則」のみならず，「アドボカシー（擁護），アカウンタビリティ（責任と責務），協同，ケアリングの原則」に準拠することが必須である。

したがって，看護者が研究を行うにあたっては，研究の全プロセスにおいてこれらの倫理の原則を同時に考慮することが求められる。

## 5　看護研究プロセスの各段階における研究倫理

看護者は，研究を行うにあたり，前述のような基本理念と倫理の原則に則して，研究プロセスの各段階で遭遇する倫理的課題に対応することが求められる。ここでは，研究プロセスの各段階において特徴的な倫理的課題への対応を示す。

### 5-1　研究準備段階

看護者は，研究の準備段階において，以下の事項について確認及び対応を行う。

①研究課題に関する専門的知識，研究方法に関する知識・技術を備えていることが必要である。また，必要に応じて自ら指導を求めることも重要である。

②研究課題に関する先行研究や関連文献の検討を行い，研究の意義・必要性を明確にする。

③研究によって得られる利益（研究対象者・社会）と不利益のバランスについて検討する。

### 5-2　研究計画書作成段階

看護者は，研究計画書を作成する際，以下の事項について確認及び対応を行う。

①研究に先立って，研究計画書を作成する。（研究計画書に含む内容を表1に示す。）

②研究計画書には，研究の対象となる人に対して，研究実施のプロセスを通してどのような倫理的な配慮を行うのかを明記する。

③研究計画書には，研究の対象となる人から同意を得る方法を明記する。

④研究計画書に記載した研究方法等が，看護研究における倫理の原則に準拠していることを確認する。

⑤研究計画書について倫理審査委員会等の第三者による審査を受ける。

⑥研究のフィールドとなる組織・機関から許可を得る。

**表1　研究計画書に含む内容**

1. 研究者氏名，研究者の所属組織，共同研究機関の名称
2. 研究計画書の提出日時
3. 研究の目的
4. 研究の背景・意義（先行研究及び関連文献の検討を含めて記述する。）
5. 研究方法
   1）研究対象者（募集方法，公平な選定方法）
   2）研究期間
   3）データの収集方法・手順
   4）データの分析方法
   5）結果の公表予定
6. 倫理的配慮
7. 同意書の手続き
   ・同意を得る方法を明記し，研究の説明書や同意書を添付する。
   ・同意書へのサインが困難な場合には，その理由と代諾者の選定方針を記述する。
8. 研究の実施計画

添付資料1. 研究の同意書
添付資料2. 調査用質問紙・インタビューガイド・介入プロトコール等
添付資料3. 計画書に関係する引用・参考文献

### 5-3　研究実施段階

看護者は，研究を行うにあたり，以下の事項について確認及び対応を行う。

#### 5-3-1　研究の説明

①研究の対象となる人に，研究の目的，内容，手順，研究参加により期待される利益及び研究参加に伴う不快，不自由，不利益，リスクなどをわかりやすく説明する。（研究の同意書に含む内容は表2に示す。）

②対象となる人が理解しやすく，また，いつでも内容を確認できるように，書面を用いて説明する。

③研究へ参加しない場合であっても，不利益を受けないことを説明する。研究に不参加であっても，公平にケア提供が行われることを保障する。

④対象となる人の状況を十分考慮し，説明を行う時期に配慮する。特に，入院・入所時，手術・検査前または直後，退院時等，対象者が断りにくい状況，身体的苦痛や不安が強くなりやすい状況等を避ける。

⑤担当看護者による説明を行わないなど，研究対象者と説明者の関係性を考慮し，断りにくい状況を避ける。

⑥研究対象者が質問できる機会をつくり，対象者の質問に十分に答える。また，研究を行う看護者の連絡先，連絡方法を伝え，いつでも質問に答える準備があることを説明する。

⑦研究への参加に同意するか否かは，本人の自由意思によって決定できるよう，同意を確認するまでに時間的余裕を持つ。また，第三者と相談したうえで決めてよいことを説明する。

**表2　研究の同意書に含む内容**

1. 研究の目的・意義
2. 研究方法・期間
3. 研究への参加・協力の自由意思
4. 研究への参加・協力の拒否権
   ・参加に同意しない場合であっても不利益は受けないこと
   ・研究の参加に同意した場合であっても，いつでも取りやめることができること
   ・研究の参加を取りやめることによって不利益を受けないこと
5. プライバシーの保護
6. 個人情報の保護の方法
   ・研究の結果が公表される場合であっても，対象者の秘密は保全されること
7. 介入研究・評価研究の場合には，具体的な介入方法の記述
8. データ収集方法（協力依頼内容，所要時間）
9. 研究に参加・協力することにより期待される利益（研究対象者，社会）
10. 研究に参加・協力することにより起こりうる危険並びに不快な状態とそれが生じた場合の対処方法
11. 研究中・終了後の対応
12. 研究結果の公表方法
13. 同意書へのサインが不可能あるいは困難な場合には，その理由と代諾者等の選定方針
14. 研究を行う看護者および研究責任者の氏名，所属，職名，連絡先，連絡方法
15. 日付および研究対象者の署名欄

※同意書は同じものを2通作成し，研究対象者と研究を行う看護者の双方が保管できるようにする。

#### 5-3-2　研究参加への同意の確認

①研究への参加に同意するか否か，本人の自由意思によって決定した結果を確認する。

②可能な限り文書による同意を得る。文書による同意を得ることが不可能あるいは困難な場合は，口頭にて同意を得て，その旨を記録に残す。

#### 5-3-3　研究データの収集

①研究計画書（同意書）に則ってデータ収集を行う。データ収集方法などを変更する場合には再度研究計画書を作成し，再審査を受ける。

②データ収集にあたっては，常に対象者の安全・安楽を守る。看護ケアの提供を優先し，予測される研究対象者の不利益・不自由・リスク等を最小にする方策を講じる。介入研究の場合は，事前にプロトコールの安全性を確認し，適切な方法，場所の選択を行う。

③対象者に，研究の途中であっても，いつでも断る権利を保障する。

④対象者から同意が得られていても，対象者の抵抗感や拒否感について敏感に対応する。

⑤研究によって対象者に病状の悪化等のネガティブな影響が見出されたときには，研究者の側から直ちに研究を中止し，速やかに必要な対応を行う。

⑥質問紙の配付や回収などのデータ収集にあたっては，プライバシーや匿名性の保護に努め，収集したデータや関連資料は厳重に管理する。

⑦個人情報保護法の規定を遵守し，職務上取り扱う資料（看護記録や指導記録等）を研究データとして使用する場合には，対象者の同意を得るとともに，施設内の取り決めに基づき，適切な手続きで行う。

⑧看護者，看護管理者，看護教育者といった通常の職務遂行と研究活動における自己の役割や権限を明瞭に区別する。

#### 5-4 データ収集後の段階

看護者は，研究のデータ収集後の段階においては，以下の事項について確認及び対応を行う。

①データ収集後も，研究の対象となった人々が，研究に参加したことによる不利益がないように最善を尽くす。

②データ収集後も，研究の対象となった人の疑問に答える。

③介入研究によって新たな看護方法等が有効であることが判明した場合には，速やかに対照群の人々に有効な看護を実施する。

④収集したデータや資料を厳重に管理し，機密の保持に努める。

#### 5-5 研究公表段階

看護者は，研究の公表段階においては，以下の事項について確認及び対応を行う。

①研究の対象となった人のプライバシーや匿名性の保護に十分に配慮する。

②どのような倫理的配慮を行ったかを論文中に記載する。論文には，研究協力の依頼者数と同意者数，質問用紙の回収率等を記載し，研究対象者の自己決定権を十分に保障していることを示す。また，研究の途中でも拒否する自由を保障した方策，プライバシーの保護に関する具体的方法を記載する。研究計画が倫理審査委員会等の審査を受け，承認されていることも記載する。

③論文に記載する情報は，同意があったとしても必要最低限に留め，固有名詞や「当院」「本校」等の表現の使用を避けるとともに，事例研究や対象者数が少ない研究においては，その個人や対象集団の特定につながる情報の記載を避ける。

④得られた結果を正しく解釈して結論を導き出し，それを看護実践に活用できるように公表する。

⑤論文の筆頭者はその論文の知見に責任があり，その研究を実施し，論文を作成した人である。

⑥研究者の氏名として記載するのは，原則として研究に携わった人である。

⑦他者の著作権等の知的財産権を侵害しない。文献等の引用は適切な方法で行う。図表の転載にあたっては，著作者の許諾を得る。また，測定用具・モデルの使用にあたっては，開発者の許諾を得たうえで行い，出典を明記する。

⑧研究結果を知りたいという研究対象者の要望には，誠実に応える。

### 6 ケアの対象者が研究対象となった場合の担当看護者の対応

看護者は，自らがケアを提供している対象者が研究の対象となった場合，担当の看護者として，研究への参加・不参加によって不利益を受けない権利，完全な情報公開を得る権利，自分で判断する権利，プライバシー・匿名性・機密性を守る権利が保障されるよう努める。

看護者は，対象者の人権及び権利が守られているか細心の注意を払い，問題があると判断した場合や疑問を感じた場合は，看護管理者に相談するなど適切な対応を行う。

**看護者の倫理綱領（抜粋）**

6. 看護者は，対象となる人々への看護が阻害されているときや危険にさらされているときは，人々を保護し安全を確保する。

看護者は，常に，対象となる人々が適切な看護を受けられるよう配慮する。しかし，保健医療福祉関係者によって，治療及び看護が阻害されているときや，不適切な判断や行為に気づいたときは，人々を保護するために働きかけたり，あるいは他の適切な手段によって問題を解決したりするように行動する。対象となる人々の生命，人権が脅かされると判断した場合には，害を為さないために，疑義の申し立てや実施の拒否を行う。

また，看護者の行為が対象となる人々を傷つける可能性があることも含めて，看護の状況におけるいかなる害の可能性にも注意を払い，予防するように働きかける。

### 7 看護管理者の責務

看護管理者は，看護研究に関連して，研究の対象となる人への看護実践及び看護の質の保証，権利擁護等の責務を有する。

#### 7-1 看護の質の保証

看護者の第一義的な責任は看護を必要とする人々に対して存在し，適切な看護の提供は看護研究の遂行に優先する。看護管理者は，看護者が「看護者の倫理綱領」に基づく実践を行うこと，また，患者の安全を確保し，看護の質を保証することについての責務を有する。

#### 7-2 権利擁護

看護管理者は，ケア対象者を対象とする研究や看護者を対象とする研究の最初のゲートキーパー（Gatekeeper）としての役割を有する。研究を実施する意義があるか，研究計画書に倫理的な配慮が明記されているか，研究結果を実践に活用できるのかなど，十分検討を行い，研究の対象者が，不必要な研究や倫理的配慮を欠く研究によって負担や不利益を受けることを防ぐ。

また，研究実施の期間を通して，対象者の権利が擁護されているか，看護の質が保証されているか，本指針の内容に基づき確認する。

### 7-3　看護者の支援

看護管理者は，研究対象者のケアを担当している看護者が，倫理的に問題があると判断した場合や疑問を感じた場合，看護者の相談に応じ，解決に向けての適切な対応を行う。また，看護者が倫理的な問題やジレンマを感じたときに相談できる体制を整備する。さらに，看護者の倫理観の育成に努める。

### 7-4　研究を行う看護者の支援

看護管理者は，臨床において看護研究を行う場合，研究計画の段階で，行おうとする研究が必要なものであり，かつ，研究結果が看護実践に活用できるものであることを十分確認する。研究（発表）のための研究にならないよう，十分留意する必要がある。これは，看護管理者として，人材，時間，資源の有効活用の観点からも重要である。特に，院内研究を義務づけたり，短期間で研究を遂行しようとしたりすることは，看護研究の質のみならず，看護の質の低下を招きかねない。看護管理者は，研究計画を立案する際，じっくり時間をかけて十分検討できるよう支援し，対象者の利益を尊重した，意義ある研究を実施できるよう調整する役割がある。

看護管理者は，倫理的な配慮が十分行われていることを確認しつつ，研究を円滑に促進するために，他の看護者とともに，研究を行う看護者を温かく見守り，研究環境を整えることも必要である。

## 8　組織としての責務

### 8-1　看護研究の倫理審査体制の整備

看護研究を行うにあたっては，研究計画書を作成し，第三者から研究の倫理審査を受ける必要がある。研究が実施される施設においては，組織として研究の倫理審査を行うための仕組みを整備する必要がある。

#### 8-1-1　同一施設内に倫理審査委員会等がある場合

研究の倫理審査体制として，施設内に倫理審査委員会等がある場合は，施設内の取り決めに基づき，必要な手続きを行う。

#### 8-1-2　施設内に倫理審査委員会等がない場合

施設内に倫理審査委員会等がない場合は，組織として看護研究の倫理審査を行えるような体制を整備する。看護研究を行うにあたって，看護管理者，研究職従事者（あるいは研究活動の経験者），当該組織に所属していない人等の第三者から審査を受けるためのしくみをつくる。また，倫理審査委員会の設置に向けて，施設内で検討する場を設ける。

#### 8-1-3　他の施設から研究を依頼された場合

他の組織から研究を依頼された場合の対応について，施設としての倫理審査体制を整備しておく。研究を計画している看護者が，所属施設において倫理審査委員会の承認を受けている場合，再度研究対象施設として倫理審査を行うか否か，また，所属施設と研究対象施設としての見解が異なる場合の手続きなどについて明らかにしておく必要がある。

## 9　今後の課題

看護研究が十分な倫理的配慮のもとに行われるよう，看護者は，研究における倫理的配慮について一層の理解を深め，実践することが求められる。

看護基礎教育，継続教育においては，研究に関する倫理的配慮について学習する機会をつくる必要がある。

ケアの受け手を対象とした看護研究の実践の場においては，特に看護管理者の役割が重要であり，研究対象となる人々の権利擁護と看護研究の健全な促進のバランスを考え，研究環境を整えることが必要である。

また，看護研究の倫理審査を適正かつ組織的に行うための体制整備を推進することも今後の重要な課題である。

本会は，看護研究における倫理的配慮について本指針を周知・啓発するとともに，これらについて必要な体制整備の推進を図ることが課題である。

参 考 文 献

1）日本看護協会（2003）：看護者の倫理綱領.
2）国際看護師協会（2000）：ICN 看護師の倫理綱領.
3）日本看護協会編（2003）：看護者の基本的責務―基本法と倫理，日本看護協会出版会.
4）日本看護協会編（2003）：日本看護協会看護業務基準集，日本看護協会出版会.
5）日本看護協会編（2003）：平成 15 年版看護白書，日本看護協会出版会.
6）国際看護師協会（1997）：看護研究のための倫理のガイドライン．インターナショナルナーシングレビュー，20（1）：60-70.
7）厚生労働省：臨床研究に関する倫理指針，2003 年 7 月.
8）文部科学省・厚生労働省：疫学研究に関する倫理指針，2002 年 6 月.
9）平成 14 年度日本看護協会学会委員会：日本看護学会における研究倫理の現状と課題，2003 年 3 月.
10）片田範子（2001）：看護研究の倫理審査―人間を対象とした看護研究について．看護研究，34（2）：19-27.
11）サラ T．フライ（片田範子，山本あい子訳）（1998）：看護実践の倫理―倫理的意思決定のためのガイド，日本看護協会出版会.
12）南裕子，他（1998）：看護系大学における研究の倫理審査体制の試案．日本看護科学学会誌，18（1）：60-70.
13）南裕子（2001）：看護研究の倫理審査体制づくり．看護研究，34（2）：9-18.

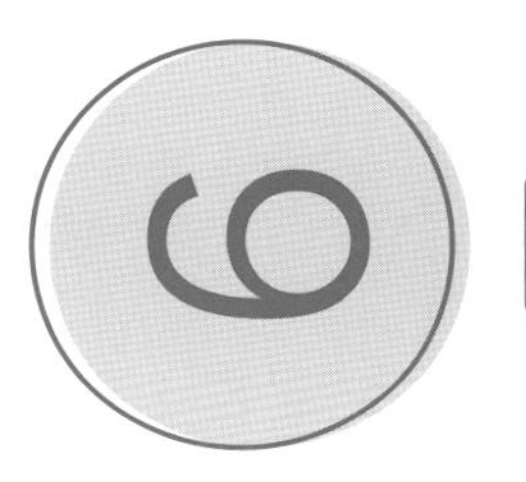

# 9 母性健康管理指導事項連絡カード

## 母性健康管理指導事項連絡カード

年　月　日

事業主 殿

医療機関等名 ＿＿＿＿＿＿

医師等氏名 ＿＿＿＿＿＿

下記の1の者は、健康診査及び保健指導の結果、下記2〜4の措置を講ずることが必要であると認めます。

記

1. 氏名 等

| 氏名 | | 妊娠週数 | 週 | 分娩予定日 | 年　月　日 |
|---|---|---|---|---|---|

2. 指導事項

症状等（該当する症状等を○で囲んでください。）

| 措置が必要となる症状等 |
|---|
| つわり、妊娠悪阻（おそ）、貧血、めまい・立ちくらみ、腹部緊満感、子宮収縮、腹痛、性器出血、腰痛、痔、静脈瘤（りゅう）、浮腫（ふしゅ）、手や手首の痛み、頻尿、排尿時痛、残尿感、全身倦怠感、動悸、頭痛、血圧の上昇、蛋（たん）白尿、妊娠糖尿病、赤ちゃん（胎児）が週数に比べ小さい、多胎妊娠（　胎）、産後体調が悪い、妊娠中・産後の不安・不眠・落ち着かないなど、合併症等（　　　） |

指導事項（該当する指導事項欄に○を付けてください。）

| 標準措置 | | | 指導事項 |
|---|---|---|---|
| 休業 | 入院加療 | | |
| | 自宅療養 | | |
| 勤務時間の短縮 | | | |
| 作業の制限 | 身体的負担の大きい作業（注） | | |
| | | 長時間の立作業 | |
| | | 同一姿勢を強制される作業 | |
| | | 腰に負担のかかる作業 | |
| | | 寒い場所での作業 | |
| | | 長時間作業場を離れることのできない作業 | |
| | ストレス・緊張を多く感じる作業 | | |

（注）「身体的負担の大きい作業」のうち、特定の作業について制限の必要がある場合には、指導事項欄に○を付けた上で、具体的な作業を○で囲んでください。

標準措置に関する具体的内容、標準措置以外の必要な措置等の特記事項

| |
|---|
| |

3. 上記2の措置が必要な期間
（当面の予定期間に○を付けてください。）

| 期間 | |
|---|---|
| 1週間（　月　日〜　月　日） | |
| 2週間（　月　日〜　月　日） | |
| 4週間（　月　日〜　月　日） | |
| その他（　月　日〜　月　日） | |

4. その他の指導事項
（措置が必要である場合は○を付けてください。）

| 事項 | |
|---|---|
| 妊娠中の通勤緩和の措置（在宅勤務を含む。） | |
| 妊娠中の休憩に関する措置 | |

## 指導事項を守るための措置申請書

年　月　日

上記のとおり、医師等の指導事項に基づく措置を申請します。

所属 ＿＿＿＿＿＿

氏名 ＿＿＿＿＿＿

事業主 殿

この様式の「母性健康管理指導事項連絡カード」の欄には医師等が、また、「指導事項を守るための措置申請書」の欄には女性労働者が記入してください。

（参考）症状等に対して考えられる措置の例

| 症状名等 | 措置の例 |
|---|---|
| つわり、妊娠悪阻 | 休業（入院加療）、勤務時間の短縮、身体的負担の大きい作業（長時間作業場を離れることのできない作業）の制限、においがきつい・換気が悪い・高温多湿などのつわり症状を増悪させる環境における作業の制限、通勤緩和、休憩の配慮　など |
| 貧血、めまい・立ちくらみ | 勤務時間の短縮、身体的負担の大きい作業（高所や不安定な足場での作業）の制限、ストレス・緊張を多く感じる作業の制限、通勤緩和、休憩の配慮　など |
| 腹部緊満感、子宮収縮 | 休業（入院加療・自宅療養）、勤務時間の短縮、身体的負担の大きい作業（長時間の立作業、同一姿勢を強制される作業、長時間作業場所を離れることのできない作業）の制限、通勤緩和、休憩の配慮　など |
| 腹痛 | 休業（入院加療）、疾患名に応じた主治医等からの具体的な措置　など |
| 性器出血 | 休業（入院加療）、疾患名に応じた主治医等からの具体的な措置　など |
| 腰痛 | 休業（自宅療養）、身体的に負担の大きい作業（長時間の立作業、同一姿勢を強制される作業、腰に負担のかかる作業）　の制限　など |
| 痔 | 身体的負担の大きい作業（長時間の立作業、同一姿勢を強制される作業）の制限、休憩の配慮　など |
| 静脈瘤 | 勤務時間の短縮、身体的負担の大きい作業（長時間の立作業、同一姿勢を強制される作業）の制限、休憩の配慮　など |
| 浮腫 | 勤務時間の短縮、身体的負担の大きい作業（長時間の立作業、同一姿勢を強制される作業）の制限、休憩の配慮　など |
| 手や手首の痛み | 身体的負担の大きい作業（同一姿勢を強制される作業）の制限、休憩の配慮　など |
| 頻尿、排尿時痛、残尿感 | 休業（入院加療・自宅療養）、身体的負担の大きい作業（寒い場所での作業、長時間作業場を離れることのできない作業）の制限、休憩の配慮　など |
| 全身倦怠感 | 休業（入院加療・自宅療養）、勤務時間の短縮、身体的負担の大きい作業の制限、休憩の配慮、疾患名に応じた主治医等からの具体的な措置　など |
| 動悸 | 休業（入院加療・自宅療養）、身体的負担の大きい作業の制限、疾患名に応じた主治医等からの具体的な措置　など |
| 頭痛 | 休業（入院加療・自宅療養）、身体的負担の大きい作業の制限、疾患名に応じた主治医等からの具体的な措置　など |
| 血圧の上昇 | 休業（入院加療・自宅療養）、勤務時間の短縮、身体的負担の大きい作業の制限、ストレス・緊張を多く感じる作業の制限、疾患名に応じた主治医等からの具体的な措置　など |
| 蛋白尿 | 休業（入院加療・自宅療養）、勤務時間の短縮、身体的負担の大きい作業の制限、ストレス・緊張を多く感じる作業の制限　など |
| 妊娠糖尿病 | 休業（入院加療・自宅療養）、疾患名に応じた主治医等からの具体的な措置（インスリン治療中等への配慮）　など |
| 赤ちゃん（胎児）が週数に比べ小さい | 休業（入院加療・自宅療養）、勤務時間の短縮、身体的負担の大きい作業の制限、ストレス・緊張を多く感じる作業の制限、通勤緩和、休憩の配慮　など |
| 多胎妊娠（　胎） | 休業（入院加療・自宅療養）、勤務時間の短縮、身体的負担の大きい作業の制限、ストレス・緊張を多く感じる作業の制限、通勤緩和、休憩の配慮　など |
| 産後体調が悪い | 休業（自宅療養）、勤務時間の短縮、身体的負担の大きい作業の制限、ストレス・緊張を多く感じる作業の制限、通勤緩和、休憩の配慮　など |
| 妊娠中・産後の不安・不眠・落ち着かないなど | 休業（入院加療・自宅療養）、勤務時間の短縮、ストレス・緊張を多く感じる作業の制限、通勤緩和、休憩の配慮　など |
| 合併症等（自由記載） | 疾患名に応じた主治医等からの具体的な措置、もしくは上記の症状名等から参照できる措置　など |

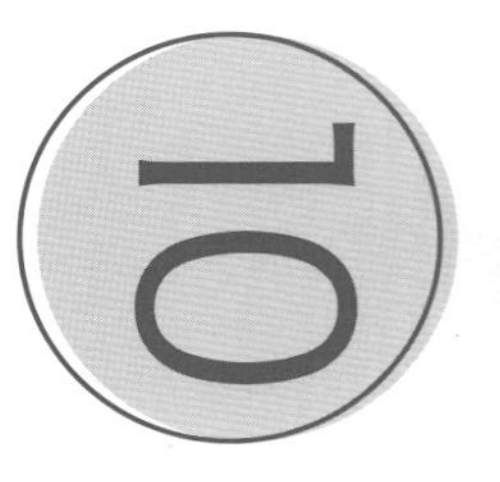

# 助産所開設届（例）

助　産　所　開　設　届

年　　月　　日

（あて先）保健所長

開設者　住　　所________________
電話番号________________
氏　　名________________㊞

下記のとおり，助産所を開設しました。

記

1　名称等

| 名　　称 | | | |
|---|---|---|---|
| 所　在　地 | | | |
| 開設年月日 | 年　　月　　日 | 電話番号 | |

2　開設者が次の事項に該当するときは，その施設の名称及び所在地

| | 名　　称 | 所　　在　　地 |
|---|---|---|
| 現在他に助産所を開設しているとき | | |
| 現在他の助産所を管理しているとき | | |
| 現在他の助産所に勤務しているとき | | |

3　従業員の定員

| 助産師 | | その他 | 計 |
|---|---|---|---|
| 常　勤 | 非常勤 | | |
| | | | |

4　敷地の状況

| 面　　積 | m² |
|---|---|
| 平　面　図 | 別添のとおり（方位・縮尺を明記すること。） |
| 周囲の見取図 | |

5　建物の構造概要（附属建物を含む。）

| 建物（棟）別 | 構　造　概　要 | 建　築　面　積 | 延　べ　面　積 |
|---|---|---|---|
| | 造　　階建 | m² | m² |
| | 造　　階建 | | |
| | 造　　階建 | | |
| 計 | | | |
| 平　面　図 | 別添のとおり（方位・縮尺・各室の名称・用途・面積等を明記すること。） | | |
| 配　置　図 | 別添のとおり（方位・縮尺を明記すること。） | | |

6　分べん室及び新生児入浴施設

| 分べん室 | 面　　積 | 構造設備の概要 | 沐浴室 | 面　　積 | 構造設備の概要 |
|---|---|---|---|---|---|
| | m² | | | m² | |

7　次の施設の有無

| 給食施設 | 有・無 | 焼却炉 | 有・無 | 計量器具 | 有・無 | 消火用機械器具 | 有・無 |
|---|---|---|---|---|---|---|---|

8　入所室を有するときは，各室の入所定員等

| 入所定員計 | | 母子・室数 | | | | 室 | | | | | |
|---|---|---|---|---|---|---|---|---|---|---|---|
| 室番号 | 入所定員 | 床面積 | 1母子当たりの床面積 | 採光面積 | ※直接外気開放面積 | 室番号 | 入所定員 | 床面積 | 1母子当たりの床面積 | 採光面積 | ※直接外気開放面積 |
| | 母子 | m² | m² | m² | m² | | 母子 | m² | m² | m² | m² |
| | | | | | | | | | | | |
| | | | | | | | | | | | |

※　機械換気設備により換気する場合は，その旨を記入すること。

9　管理者

| 氏　　名 | |
|---|---|
| 住　　所 | |

10　業務に従事する助産師

| 氏　　名 | 勤務する日 | 勤務時間 | 他に勤務する場合は，その施設の名称 | 免許証の登録番号及び登録年月日（免許証の写し又は名簿謄本を添付する場合は，その旨） |
|---|---|---|---|---|
| （管理者） | | | | |
| | | | | |

11　分べんを取扱う助産所については，嘱託医師等

| 嘱託医師又は病院若しくは診療所の別 | 氏名又は名称 | 住　　所 | 嘱託した旨の書類等 |
|---|---|---|---|
| 嘱託医師（医療法施行規則第15条の2第1項） | | | 別添のとおり |
| 病院又は診療所（医療法施行規則第15条の2第2項） | | | 別添のとおり（診療科名中に産科又は産婦人科を有する旨の書類を併せて添付すること。） |
| 病院又は診療所（医療法施行規則第15条の2第3項） | | | 別添のとおり |

注　医療法施行規則第5条ただし書の規定により記載を省略する場合は，4から7までの事項のうち変更がない事項に係る部分について斜線を引いてください。

# 保健師助産師看護師法（抄）

昭和 23 年 7 月 30 日法律第 203 号　最終改正：令和 4 年 6 月 17 日法律第 68 号

## 第1章　総則

〔法律の目的〕

**第1条**　この法律は，保健師，助産師及び看護師の資質を向上し，もつて医療及び公衆衛生の普及向上を図ることを目的とする。

〔保健師の定義〕

**第2条**　この法律において「保健師」とは，厚生労働大臣の免許を受けて，保健師の名称を用いて，保健指導に従事することを業とする者をいう。

〔助産師の定義〕

**第3条**　この法律において「助産師」とは，厚生労働大臣の免許を受けて，助産又は妊婦，じよく婦若しくは新生児の保健指導を行うことを業とする女子をいう。

〔看護師の定義〕

**第5条**　この法律において「看護師」とは，厚生労働大臣の免許を受けて，傷病者若しくはじよく婦に対する療養上の世話又は診療の補助を行うことを業とする者をいう。

〔准看護師の定義〕

**第6条**　この法律において「准看護師」とは，都道府県知事の免許を受けて，医師，歯科医師又は看護師の指示を受けて，前条に規定することを行うことを業とする者をいう。

## 第2章　免許

〔保健師・助産師・看護師の免許〕

**第7条**　保健師になろうとする者は，保健師国家試験及び看護師国家試験に合格し，厚生労働大臣の免許を受けなければならない。

2　助産師になろうとする者は，助産師国家試験及び看護師国家試験に合格し，厚生労働大臣の免許を受けなければならない。

3　看護師になろうとする者は，看護師国家試験に合格し，厚生労働大臣の免許を受けなければならない。

〔准看護師の免許〕

**第8条**　准看護師になろうとする者は，准看護師試験に合格し，都道府県知事の免許を受けなければならない。

〔欠格事由〕

**第9条**　次の各号のいずれかに該当する者には，前2条の規定による免許（以下「免許」という。）を与えないことがある。

一　罰金以上の刑に処せられた者

二　前号に該当する者を除くほか，保健師，助産師，看護師又は准看護師の業務に関し犯罪又は不正の行為があつた者

三　心身の障害により保健師，助産師，看護師又は准看護師の業務を適正に行うことができない者として厚生労働省令で定めるもの

四　麻薬，大麻又はあへんの中毒者

〔保健師籍・助産師籍・看護師籍〕

**第10条**　厚生労働省に保健師籍，助産師籍及び看護師籍を備え，登録年月日，第14条第1項の規定による処分に関する事項その他の保健師免許，助産師免許及び看護師免許に関する事項を登録する。

〔准看護師籍〕

**第11条**　都道府県に准看護師籍を備え，登録年月日，第14条第2項の規定による処分に関する事項その他の准看護師免許に関する事項を登録する。

〔免許の交付及び免許証の交付〕

**第12条**　保健師免許は，保健師国家試験及び看護師国家試験に合格した者の申請により，保健師籍に登録することによつて行う。

2　助産師免許は，助産師国家試験及び看護師国家試験に合格した者の申請により，助産師籍に登録することによつて行う。

3　看護師免許は，看護師国家試験に合格した者の申請により，看護師籍に登録することによつて行う。

4　准看護師免許は，准看護師試験に合格した者の申請により，准看護師籍に登録することによつて行う。

5　厚生労働大臣又は都道府県知事は，免許を与えたときは，それぞれ保健師免許証，助産師免許証若しくは看護師免許証又は准看護師免許証を交付する。

〔意見の聴取〕

**第13条**　厚生労働大臣は，保健師免許，助産師免許又は看護師免許を申請した者について，第9条第三号に掲げる者に該当すると認め，同条の規定により当該申請に係る免許を与えないこととするときは，あらかじめ，当

該申請者にその旨を通知し，その求めがあつたときは，厚生労働大臣の指定する職員にその意見を聴取させなければならない。

2　都道府県知事は，准看護師免許を申請した者について，第9条第三号に掲げる者に該当すると認め，同条の規定により准看護師免許を与えないこととするときは，あらかじめ，当該申請者にその旨を通知し，その求めがあつたときは，当該都道府県知事の指定する職員にその意見を聴取させなければならない。

〔免許の取消，業務停止及び再免許〕

**第14条**　保健師，助産師若しくは看護師が第9条各号のいずれかに該当するに至つたとき，又は保健師，助産師若しくは看護師としての品位を損するような行為のあつたときは，厚生労働大臣は，次に掲げる処分をすることができる。

一　戒告

二　3年以内の業務の停止

三　免許の取消し

2　准看護師が第9条各号のいずれかに該当するに至つたとき，又は准看護師としての品位を損するような行為のあつたときは，都道府県知事は，次に掲げる処分をすることができる。

一　戒告

二　3年以内の業務の停止

三　免許の取消し

3　前2項の規定による取消処分を受けた者（第9条第一号若しくは第二号に該当し，又は保健師，助産師，看護師若しくは准看護師としての品位を損するような行為のあつた者として前2項の規定による取消処分を受けた者にあつては，その処分の日から起算して5年を経過しない者を除く。）であつても，その者がその取消しの理由となつた事項に該当しなくなつたとき，その他その後の事情により再び免許を与えるのが適当であると認められるに至つたときは，再免許を与えることができる。この場合においては，第12条の規定を準用する。

〔行政処分を受けた者に対する再教育研修〕

**第15条の2**　厚生労働大臣は，第14条第1項第一号若しくは第二号に掲げる処分を受けた保健師，助産師若しくは看護師又は同条第3項の規定により保健師，助産師若しくは看護師に係る再免許を受けようとする者に対し，保健師，助産師若しくは看護師としての倫理の保持又は保健師，助産師若しくは看護師として必要な知識及び技能に関する研修として厚生労働省令で定めるもの（以下「保健師等再教育研修」という。）を受けるよう命ずることができる。

2　都道府県知事は，第14条第2項第一号若しくは第二号に掲げる処分を受けた准看護師又は同条第3項の規定により准看護師に係る再免許を受けようとする者に対し，准看護師としての倫理の保持又は准看護師として必要な知識及び技能に関する研修として厚生労働省令で定めるもの（以下「准看護師再教育研修」という。）を受けるよう命ずることができる。

3　厚生労働大臣は，第1項の規定による保健師等再教育研修を修了した者について，その申請により，保健師等再教育研修を修了した旨を保健師籍，助産師籍又は看護師籍に登録する。

4　都道府県知事は，第2項の規定による准看護師再教育研修を修了した者について，その申請により，准看護師再教育研修を修了した旨を准看護師籍に登録する。

5　厚生労働大臣又は都道府県知事は，前2項の登録をしたときは，再教育研修修了登録証を交付する。

6　第3項の登録を受けようとする者及び保健師，助産師又は看護師に係る再教育研修修了登録証の書換交付又は再交付を受けようとする者は，実費を勘案して政令で定める額の手数料を納めなければならない。

7　前条第9項から第15項まで（第11項を除く。）及び第18項の規定は，第1項の規定による命令をしようとする場合について準用する。この場合において，必要な技術的読替えは，政令で定める。

〔政令への委任〕

**第16条**　この章に規定するもののほか，免許の申請，保健師籍，助産師籍，看護師籍及び准看護師籍の登録，訂正及び抹消，免許証の交付，書換交付，再交付，返納及び提出並びに住所の届出に関して必要な事項は政令で，前条第1項の保健師等再教育研修及び同条第2項の准看護師再教育研修の実施，同条第3項の保健師籍，助産師籍及び看護師籍の登録並びに同条第4項の准看護師籍の登録並びに同条第5項の再教育研修修了登録証の交付，書換交付及び再交付に関して必要な事項は厚生労働省令で定める。

## 第3章　試験

〔試験の内容〕

**第17条**　保健師国家試験，助産師国家試験，看護師国家試験又は准看護師試験は，それぞれ保健師，助産師，看護師又は准看護師として必要な知識及び技能について，これを行う。

〔試験の実施〕

**第18条**　保健師国家試験，助産師国家試験及び看護師国家試験は，厚生労働大臣が，准看護師試験は，都道府県知事が，厚生労働大臣の定める基準に従い，毎年少なくとも1回これを行う。

〔保健師国家試験の受験資格〕

**第19条** 保健師国家試験は，次の各号のいずれかに該当する者でなければ，これを受けることができない。

一 文部科学省令・厚生労働省令で定める基準に適合するものとして，文部科学大臣の指定した学校において1年以上保健師になるのに必要な学科を修めた者

二 文部科学省令・厚生労働省令で定める基準に適合するものとして，都道府県知事の指定した保健師養成所を卒業した者

三 外国の第2条に規定する業務に関する学校若しくは養成所を卒業し，又は外国において保健師免許に相当する免許を受けた者で，厚生労働大臣が前2号に掲げる者と同等以上の知識及び技能を有すると認めたもの

〔助産師国家試験の受験資格〕

**第20条** 助産師国家試験は，次の各号のいずれかに該当する者でなければ，これを受けることができない。

一 文部科学省令・厚生労働省令で定める基準に適合するものとして，文部科学大臣の指定した学校において1年以上助産に関する学科を修めた者

二 文部科学省令・厚生労働省令で定める基準に適合するものとして，都道府県知事の指定した助産師養成所を卒業した者

三 外国の第3条に規定する業務に関する学校若しくは養成所を卒業し，又は外国において助産師免許に相当する免許を受けた者で，厚生労働大臣が前2号に掲げる者と同等以上の知識及び技能を有すると認めたもの

〔看護師国家試験の受験資格〕

**第21条** 看護師国家試験は，次の各号のいずれかに該当する者でなければ，これを受けることができない。

一 文部科学省令・厚生労働省令で定める基準に適合するものとして，文部科学大臣の指定した学校教育法（昭和202年法律第206号）に基づく大学（短期大学を除く。第4号において同じ。）において看護師になるのに必要な学科を修めて卒業した者

二 文部科学省令・厚生労働省令で定める基準に適合するものとして，文部科学大臣の指定した学校において3年以上看護師になるのに必要な学科を修めた者

三 文部科学省令・厚生労働省令で定める基準に適合するものとして，都道府県知事の指定した看護師養成所を卒業した者

四 免許を得た後3年以上業務に従事している准看護師又は学校教育法に基づく高等学校若しくは中等教育学校を卒業している准看護師で前3号に規定する大学，学校又は養成所において2年以上修業したもの

五 外国の第5条に規定する業務に関する学校若しくは養成所を卒業し，又は外国において看護師免許に相当する免許を受けた者で，厚生労働大臣が第一号から第三号までに掲げる者と同等以上の知識及び技能を有すると認めたもの

〔准看護師試験の受験資格〕

**第22条** 准看護師試験は，次の各号のいずれかに該当する者でなければ，これを受けることができない。

一 文部科学省令・厚生労働省令で定める基準に適合するものとして，文部科学大臣の指定した学校において2年の看護に関する学科を修めた者

二 文部科学省令・厚生労働省令で定める基準に適合するものとして，厚生労働大臣の定める基準に従い，都道府県知事の指定した准看護師養成所を卒業した者

三 前条第一号から第三号まで又は第五号に該当する者

四 外国の第5条に規定する業務に関する学校若しくは養成所を卒業し，又は外国において看護師免許に相当する免許を受けた者のうち，前条第五号に該当しない者で，厚生労働大臣の定める基準に従い，都道府県知事が適当と認めたもの

〔臨床研修の努力義務〕

**第28条の2** 保健師，助産師，看護師及び准看護師は，免許を受けた後も，臨床研修その他の研修（保健師等再教育研修及び准看護師再教育研修を除く。）を受け，その資質の向上を図るように努めなければならない。

## 第4章　業務

〔保健師業務の制限〕

**第29条** 保健師でない者は，保健師又はこれに類似する名称を用いて，第2条に規定する業をしてはならない。

〔助産師業務の制限〕

**第30条** 助産師でない者は，第3条に規定する業をしてはならない。ただし，医師法（昭和23年法律第201号）の規定に基づいて行う場合は，この限りでない。

〔看護師業務の制限〕

**第31条** 看護師でない者は，第5条に規定する業をしてはならない。ただし，医師法又は歯科医師法（昭和23年法律第202号）の規定に基づいて行う場合は，この限りでない。

2 保健師及び助産師は，前項の規定にかかわらず，第5条に規定する業を行うことができる。

〔准看護師業務の制限〕

**第32条** 准看護師でない者は，第6条に規定する業をしてはならない。ただし，医師法又は歯科医師法の規定に

基づいて行う場合は，この限りでない。

〔氏名，住所等の届出義務〕

**第 33 条** 業務に従事する保健師，助産師，看護師又は准看護師は，厚生労働省令で定める 2 年ごとの年の 12 月 31 日現在における氏名，住所その他厚生労働省令で定める事項を，当該年の翌年 1 月 15 日までに，その就業地の都道府県知事に届け出なければならない。

〔保健師に対する主治医の指示〕

**第 35 条** 保健師は，傷病者の療養上の指導を行うに当たつて主治の医師又は歯科医師があるときは，その指示を受けなければならない。

〔保健師に対する保健所長の指示〕

**第 36 条** 保健師は，その業務に関して就業地を管轄する保健所の長の指示を受けたときは，これに従わなければならない。ただし，前条の規定の適用を妨げない。

〔特定行為の制限〕

**第 37 条** 保健師，助産師，看護師又は准看護師は，主治の医師又は歯科医師の指示があつた場合を除くほか，診療機械を使用し，医薬品を授与し，医薬品について指示をしその他医師又は歯科医師が行うのでなければ衛生上危害を生ずるおそれのある行為をしてはならない。ただし，臨時応急の手当をし，又は助産師がへその緒を切り，浣腸を施しその他助産師の業務に当然に付随する行為をする場合は，この限りでない。

〔特定行為研修〕

**第 37 条の 2** 特定行為を手順書により行う看護師は，指定研修機関において，当該特定行為の特定行為区分に係る特定行為研修を受けなければならない。

2 この条，次条及び第 42 条の 4 において，次の各号に掲げる用語の意義は，当該各号に定めるところによる。

一 特定行為 診療の補助であつて，看護師が手順書により行う場合には，実践的な理解力，思考力及び判断力並びに高度かつ専門的な知識及び技能が特に必要とされるものとして厚生労働省令で定めるものをいう。

二 手順書 医師又は歯科医師が看護師に診療の補助を行わせるためにその指示として厚生労働省令で定めるところにより作成する文書又は電磁的記録(電子的方式，磁気的方式その他人の知覚によつては認識することができない方式で作られる記録であつて，電子計算機による情報処理の用に供されるものをいう。)であつて，看護師に診療の補助を行わせる患者の病状の範囲及び診療の補助の内容その他の厚生労働省令で定める事項が定められているものをいう。

三 特定行為区分 特定行為の区分であつて，厚生労働省令で定めるものをいう。

四 特定行為研修 看護師が手順書により特定行為を行う場合に特に必要とされる実践的な理解力，思考力及び判断力並びに高度かつ専門的な知識及び技能の向上を図るための研修であつて，特定行為区分ごとに厚生労働省令で定める基準に適合するものをいう。

五 指定研修機関 一又は二以上の特定行為区分に係る特定行為研修を行う学校，病院その他の者であつて，厚生労働大臣が指定するものをいう。

3 厚生労働大臣は，前項第一号及び第四号の厚生労働省令を定め，又はこれを変更しようとするときは，あらかじめ，医道審議会の意見を聴かなければならない。

〔研修機関の指定〕

**第 37 条の 3** 前条第 2 項第五号の規定による指定(以下この条及び次条において単に「指定」という。)は，特定行為研修を行おうとする者の申請により行う。

2 厚生労働大臣は，前項の申請が，特定行為研修の業務を適正かつ確実に実施するために必要なものとして厚生労働省令で定める基準に適合していると認めるときでなければ，指定をしてはならない。

3 厚生労働大臣は，指定研修機関が前項の厚生労働省令で定める基準に適合しなくなつたと認めるとき，その他の厚生労働省令で定める場合に該当するときは，指定を取り消すことができる。

4 厚生労働大臣は，指定又は前項の規定による指定の取消しをしようとするときは，あらかじめ，医道審議会の意見を聴かなければならない。

〔指定に関する規定〕

**第 37 条の 4** 前 2 条に規定するもののほか，指定に関して必要な事項は，厚生労働省令で定める。

〔異常妊産婦等の処置禁止〕

**第 38 条** 助産師は，妊婦，産婦，じよく婦，胎児又は新生児に異常があると認めたときは，医師の診療を求めさせることを要し，自らこれらの者に対して処置をしてはならない。ただし，臨時応急の手当については，この限りでない。

〔保健指導義務及び証明書等の交付義務〕

**第 39 条** 業務に従事する助産師は，助産又は妊婦，じよく婦若しくは新生児の保健指導の求めがあつた場合は，正当な事由がなければ，これを拒んではならない。

2 分べんの介助又は死胎の検案をした助産師は，出生証明書，死産証書又は死胎検案書の交付の求めがあつた場合は，正当な事由がなければ，これを拒んではならない。

〔証明書等の交付に関する制限〕

**第 40 条** 助産師は，自ら分べんの介助又は死胎の検案をしないで，出生証明書，死産証書又は死胎検案書を交付してはならない。

〔異常死産児の届出義務〕

**第41条**　助産師は，妊娠4月以上の死産児を検案して異常があると認めたときは，24時間以内に所轄警察署にその旨を届け出なければならない。

〔助産録の記載及び保存〕

**第42条**　助産師が分べんの介助をしたときは，助産に関する事項を遅滞なく助産録に記載しなければならない。

2　前項の助産録であつて病院，診療所又は助産所に勤務する助産師が行つた助産に関するものは，その病院，診療所又は助産所の管理者において，その他の助産に関するものは，その助産師において，5年間これを保存しなければならない。

3　第1項の規定による助産録の記載事項に関しては，厚生労働省令でこれを定める。

〔秘密を守る義務〕

**第42条の2**　保健師，看護師又は准看護師は，正当な理由がなく，その業務上知り得た人の秘密を漏らしてはならない。保健師，看護師又は准看護師でなくなつた後においても，同様とする。

〔名称の使用禁止〕

**第42条の3**　保健師でない者は，保健師又はこれに紛らわしい名称を使用してはならない。

2　助産師でない者は，助産師又はこれに紛らわしい名称を使用してはならない。

3　看護師でない者は，看護師又はこれに紛らわしい名称を使用してはならない。

4　准看護師でない者は，准看護師又はこれに紛らわしい名称を使用してはならない。

〔指定研修機関に対する検査〕

**第42条の4**　厚生労働大臣は，特定行為研修の業務の適正な実施を確保するため必要があると認めるときは，指定研修機関に対し，その業務の状況に関し報告させ，又は当該職員に，指定研修機関に立ち入り，帳簿書類その他の物件を検査させることができる。

2　前項の規定により立入検査をする職員は，その身分を示す証明書を携帯し，かつ，関係人にこれを提示しなければならない。

3　第1項の規定による権限は，犯罪捜査のために認められたものと解釈してはならない。

## 第5章　罰則

〔業務制限違反に対する罰則〕

**第43条**　次の各号のいずれかに該当する者は，2年以下の拘禁刑若しくは50万円以下の罰金に処し，又はこれを併科する。

一　第29条から第32条までの規定に違反した者

二　虚偽又は不正の事実に基づいて免許を受けた者

2　前項第一号の罪を犯した者が，助産師，看護師，准看護師又はこれに類似した名称を用いたものであるときは，2年以下の拘禁刑若しくは100万円以下の罰金に処し，又はこれを併科する。

〔禁止行為違反に対する罰則〕

**第44条の3**　次の各号のいずれかに該当する者は，6月以下の拘禁刑若しくは50万円以下の罰金に処し，又はこれを併科する。

一　第14条第1項又は第2項の規定により業務の停止を命ぜられた者で，当該停止を命ぜられた期間中に，業務を行つたもの

二　第35条から第37条まで及び第38条の規定に違反した者

〔秘密漏洩違反に対する罰則〕

**第44条の4**　第42条の2の規定に違反して，業務上知り得た人の秘密を漏らした者は，6月以下の拘禁刑又は10万円以下の罰金に処する。

2　前項の罪は，告訴がなければ公訴を提起することができない。

〔義務違反に対する罰則〕

**第45条**　次の各号のいずれかに該当する者は，50万円以下の罰金に処する。

1　第15条の2第1項又は第2項の規定による命令に違反して保健師等再教育研修又は准看護師再教育研修を受けなかつた者

2　第33条又は第40条から第42条までの規定に違反した者

〔名称使用違反に対する罰則〕

**第45条の2**　次の各号のいずれかに該当する者は，30万円以下の罰金に処する。

一　第42条の3の規定に違反した者

二　第42条の4第1項の規定による報告をせず，若しくは虚偽の報告をし，又は同項の規定による検査を拒み，妨げ，若しくは忌避した者

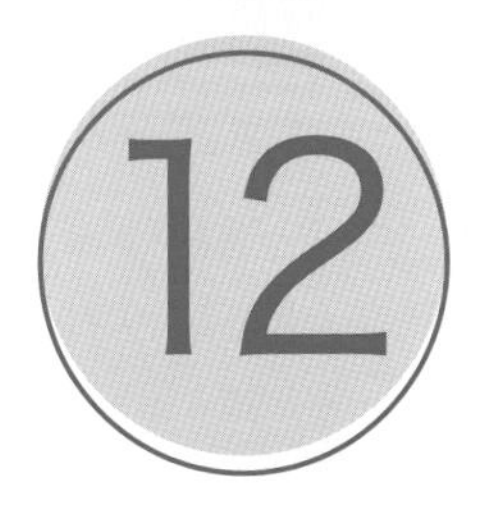

# 母子保健法（抄）

昭和 40 年 8 月 18 日法律第 141 号　最終改正：令和 4 年 6 月 22 日法律第 76 号

## 第1章　総則

（目的）

**第1条**　この法律は，母性並びに乳児及び幼児の健康の保持及び増進を図るため，母子保健に関する原理を明らかにするとともに，母性並びに乳児及び幼児に対する保健指導，健康診査，医療その他の措置を講じ，もつて国民保健の向上に寄与することを目的とする。

（母性の尊重）

**第2条**　母性は，すべての児童がすこやかに生まれ，かつ，育てられる基盤であることにかんがみ，尊重され，かつ，保護されなければならない。

（乳幼児の健康の保持増進）

**第3条**　乳児及び幼児は，心身ともに健全な人として成長してゆくために，その健康が保持され，かつ，増進されなければならない。

（母性及び保護者の努力）

**第4条**　母性は，みずからすすんで，妊娠，出産又は育児についての正しい理解を深め，その健康の保持及び増進に努めなければならない。

2　乳児又は幼児の保護者は，みずからすすんで，育児についての正しい理解を深め，乳児又は幼児の健康の保持及び増進に努めなければならない。

（国及び地方公共団体の責務）

**第5条**　国及び地方公共団体は，母性並びに乳児及び幼児の健康の保持及び増進に努めなければならない。

2　国及び地方公共団体は，母性並びに乳児及び幼児の健康の保持及び増進に関する施策を講ずるに当たつては，当該施策が乳児及び幼児に対する虐待の予防及び早期発見に資するものであることに留意するとともに，その施策を通じて，前3条に規定する母子保健の理念が具現されるように配慮しなければならない。

（用語の定義）

**第6条**　この法律において「妊産婦」とは，妊娠中又は出産後1年以内の女子をいう。

2　この法律において「乳児」とは，1歳に満たない者をいう。

3　この法律において「幼児」とは，満1歳から小学校就学の始期に達するまでの者をいう。

4　この法律において「保護者」とは，親権を行う者，未成年後見人その他の者で，乳児又は幼児を現に監護する者をいう。

5　この法律において「新生児」とは，出生後 28 日を経過しない乳児をいう。

6　この法律において「未熟児」とは，身体の発育が未熟のまま出生した乳児であつて，正常児が出生時に有する諸機能を得るに至るまでのものをいう。

（都道府県児童福祉審議会等の権限）

**第7条**　児童福祉法（昭和 22 年法律第 164 号）第 8 条第 2 項に規定する都道府県児童福祉審議会（同条第 1 項ただし書に規定する都道府県にあつては，地方社会福祉審議会。以下この条において同じ。）及び同条第四項に規定する市町村児童福祉審議会は，母子保健に関する事項につき，調査審議するほか，同条第 2 項に規定する都道府県児童福祉審議会は都道府県知事の，同条第 4 項に規定する市町村児童福祉審議会は市町村長の諮問にそれぞれ答え，又は関係行政機関に意見を具申することができる。

（都道府県の援助等）

**第8条**　都道府県は，この法律の規定により市町村が行う母子保健に関する事業の実施に関し，市町村相互間の連絡調整を行い，及び市町村の求めに応じ，その設置する保健所による技術的事項についての指導，助言その他当該市町村に対する必要な技術的援助を行うものとする。

（実施の委託）

**第8条の2**　市町村は，この法律に基づく母子保健に関する事業の一部について，病院若しくは診療所又は医師，助産師その他適当と認められる者に対し，その実施を委託することができる。

（連携及び調和の確保）

**第8条の3**　都道府県及び市町村は，この法律に基づく母子保健に関する事業の実施に当たつては，学校保健安全法（昭和 33 年法律第 56 号），児童福祉法その他の法令に基づく母性及び児童の保健及び福祉に関する事業との連携及び調和の確保に努めなければならない。

## 第2章　母子保健の向上に関する措置

（知識の普及）

**第9条**　都道府県及び市町村は，母性又は乳児若しくは幼児の健康の保持及び増進のため，妊娠，出産又は育児に関し，相談に応じ，個別的又は集団的に，必要な指導及び助言を行い，並びに地域住民の活動を支援すること等により，母子保健に関する知識の普及に努めなければならない。

（保健指導）

**第10条**　市町村は，妊産婦若しくはその配偶者又は乳児若しくは幼児の保護者に対して，妊娠，出産又は育児に関し，必要な保健指導を行い，又は医師，歯科医師，助産師若しくは保健師について保健指導を受けることを勧奨しなければならない。

（新生児の訪問指導）

**第11条**　市町村長は，前条の場合において，当該乳児が新生児であつて，育児上必要があると認めるときは，医師，保健師，助産師又はその他の職員をして当該新生児の保護者を訪問させ，必要な指導を行わせるものとする。ただし，当該新生児につき，第19条の規定による指導が行われるときは，この限りでない。

2　前項の規定による新生児に対する訪問指導は，当該新生児が新生児でなくなつた後においても，継続することができる。

（健康診査）

**第12条**　市町村は，次に掲げる者に対し，内閣府令の定めるところにより，健康診査を行わなければならない。

一　満1歳6か月を超え満2歳に達しない幼児

二　満3歳を超え満4歳に達しない幼児

2　前項の内閣府令は，健康増進法（平成14年法律第103号）第9条第1項に規定する健康診査等指針（第16条第4項において単に「健康診査等指針」という。）と調和が保たれたものでなければならない。

**第13条**　前条の健康診査のほか，市町村は，必要に応じ，妊産婦又は乳児若しくは幼児に対して，健康診査を行い，又は健康診査を受けることを勧奨しなければならない。

2　内閣総理大臣は，前項の規定による妊婦に対する健康診査についての望ましい基準を定めるものとする。

（栄養の摂取に関する援助）

**第14条**　市町村は，妊産婦又は乳児若しくは幼児に対して，栄養の摂取につき必要な援助をするように努めるものとする。

（妊娠の届出）

**第15条**　妊娠した者は，内閣府令で定める事項につき，速やかに，市町村長に妊娠の届出をするようにしなければならない。

（母子健康手帳）

**第16条**　市町村は，妊娠の届出をした者に対して，母子健康手帳を交付しなければならない。

2　妊産婦は，医師，歯科医師，助産師又は保健師について，健康診査又は保健指導を受けたときは，その都度，母子健康手帳に必要な事項の記載を受けなければならない。乳児又は幼児の健康診査又は保健指導を受けた当該乳児又は幼児の保護者についても，同様とする。

3　母子健康手帳の様式は，内閣府令で定める。

4　前項の内閣府令は，健康診査等指針と調和が保たれたものでなければならない。

（妊産婦の訪問指導等）

**第17条**　第13条第1項の規定による健康診査を行つた市町村の長は，その結果に基づき，当該妊産婦の健康状態に応じ，保健指導を要する者については，医師，助産師，保健師又はその他の職員をして，その妊産婦を訪問させて必要な指導を行わせ，妊娠又は出産に支障を及ぼすおそれがある疾病にかかつている疑いのある者については，医師又は歯科医師の診療を受けることを勧奨するものとする。

2　市町村は，妊産婦が前項の勧奨に基づいて妊娠又は出産に支障を及ぼすおそれがある疾病につき医師又は歯科医師の診療を受けるために必要な援助を与えるように努めなければならない。

（産後ケア事業）

**第17条の2**　市町村は，出産後1年を経過しない女子及び乳児の心身の状態に応じた保健指導，療養に伴う世話又は育児に関する指導，相談その他の援助（以下この項において「産後ケア」という。）を必要とする出産後1年を経過しない女子及び乳児につき，次の各号のいずれかに掲げる事業（以下この条において「産後ケア事業」という。）を行うよう努めなければならない。

一　病院，診療所，助産所その他内閣府令で定める施設であつて，産後ケアを行うもの（次号において「産後ケアセンター」という。）に産後ケアを必要とする出産後1年を経過しない女子及び乳児を短期間入所させ，産後ケアを行う事業

二　産後ケアセンターその他の内閣府令で定める施設に産後ケアを必要とする出産後1年を経過しない女子及び乳児を通わせ，産後ケアを行う事業

三　産後ケアを必要とする出産後1年を経過しない女子及び乳児の居宅を訪問し，産後ケアを行う事業

2　市町村は，産後ケア事業を行うに当たつては，産後ケア事業の人員，設備及び運営に関する基準として内閣府令で定める基準に従つて行わなければならない。

3　市町村は，産後ケア事業の実施に当たつては，妊娠

中から出産後に至る支援を切れ目なく行う観点から，第22条第1項に規定する母子健康包括支援センターその他の関係機関との必要な連絡調整並びにこの法律に基づく母子保健に関する他の事業並びに児童福祉法その他の法令に基づく母性及び乳児の保健及び福祉に関する事業との連携を図ることにより，妊産婦及び乳児に対する支援の一体的な実施その他の措置を講ずるよう努めなければならない。

**（低体重児の届出）**

**第18条**　体重が2500グラム未満の乳児が出生したときは，その保護者は，速やかに，その旨をその乳児の現在地の市町村に届け出なければならない。

**（未熟児の訪問指導）**

**第19条**　市町村長は，その区域内に現在地を有する未熟児について，養育上必要があると認めるときは，医師，保健師，助産師又はその他の職員をして，その未熟児の保護者を訪問させ，必要な指導を行わせるものとする。

2　第11条第2項の規定は，前項の規定による訪問指導に準用する。

**（健康診査に関する情報の提供の求め）**

**第19条の2**　市町村は，妊産婦若しくは乳児若しくは幼児であつて，かつて当該市町村以外の市町村（以下この項において「他の市町村」という。）に居住していた者又は当該妊産婦の配偶者若しくは当該乳児若しくは幼児の保護者に対し，第10条の保健指導，第11条，第17条第1項若しくは前条の訪問指導，第12条第1項若しくは第13条第1項の健康診査又は第22条第2項第2号から第5号までに掲げる事業を行うために必要があると認めるときは，当該他の市町村に対し，内閣府令で定めるところにより，当該妊産婦又は乳児若しくは幼児に対する第12条第1項又は第13条第1項の健康診査に関する情報の提供を求めることができる。

2　市町村は，前項の規定による情報の提供の求めについては，電子情報処理組織を使用する方法その他の情報通信の技術を利用する方法であつて内閣府令で定めるものにより行うよう努めなければならない。

**（養育医療）**

**第20条**　市町村は，養育のため病院又は診療所に入院することを必要とする未熟児に対し，その養育に必要な医療（以下「養育医療」という。）の給付を行い，又はこれに代えて養育医療に要する費用を支給することができる。

2　前項の規定による費用の支給は，養育医療の給付が困難であると認められる場合に限り，行なうことができる。

3　養育医療の給付の範囲は，次のとおりとする。

一　診察

二　薬剤又は治療材料の支給

三　医学的処置，手術及びその他の治療

四　病院又は診療所への入院及びその療養に伴う世話その他の看護

五　移送

4　養育医療の給付は，都道府県知事が次項の規定により指定する病院若しくは診療所又は薬局（以下「指定養育医療機関」という。）に委託して行うものとする。

5　都道府県知事は，病院若しくは診療所又は薬局の開設者の同意を得て，第1項の規定による養育医療を担当させる機関を指定する。

6　第1項の規定により支給する費用の額は，次項の規定により準用する児童福祉法第19条の12の規定により指定養育医療機関が請求することができる診療報酬の例により算定した額のうち，本人及びその扶養義務者（民法（明治29年法律第89号）に定める扶養義務者をいう。第21条の4第1項において同じ。）が負担することができないと認められる額とする。

7　児童福祉法第19条の12，第19条の20及び第21条の3の規定は養育医療の給付について，同法第20条第7項及び第8項並びに第21条の規定は指定養育医療機関について，それぞれ準用する。この場合において，同法第19条の12中「診療方針」とあるのは「診療方針及び診療報酬」と，同法第2項中「厚生労働大臣」とあるのは「内閣総理大臣」と，同法第19条の20（第2項を除く。）中「小児慢性特定疾病医療費の」とあるのは「診療報酬の」と，同条第1項中「第19条の3第10項」とあるのは「母子保健法第20条第7項において読み替えて準用する第19条の12」と，同条第4項中「都道府県」とあるのは「市町村」と，同法第2項中「厚生労働大臣」とあるのは「内閣総理大臣」と，同法第21条の3第2項中「都道府県の」とあるのは「市町村の」と読み替えるものとする。

**（医療施設の整備）**

**第20条の2**　国及び地方公共団体は，妊産婦並びに乳児及び幼児の心身の特性に応じた高度の医療が適切に提供されるよう，必要な医療施設の整備に努めなければならない。

**（調査研究の推進）**

**第20条の3**　国は，乳児及び幼児の障害の予防のための研究その他母性並びに乳児及び幼児の健康の保持及び増進のため必要な調査研究の推進に努めなければならない。

**（費用の支弁）**

**第21条**　市町村が行う第12条第1項の規定による健康診査に要する費用及び第20条の規定による措置に要す

る費用は，当該市町村の支弁とする。

（都道府県の負担）

**第21条の2**　都道府県は，政令の定めるところにより，前条の規定により市町村が支弁する費用のうち，第20条の規定による措置に要する費用については，その四分の一を負担するものとする。

（国の負担）

**第21条の3**　国は，政令の定めるところにより，第21条の規定により市町村が支弁する費用のうち，第20条の規定による措置に要する費用については，その二分の一を負担するものとする。

（費用の徴収）

**第21条の4**　第20条の規定による養育医療の給付に要する費用を支弁した市町村長は，当該措置を受けた者又はその扶養義務者から，その負担能力に応じて，当該措置に要する費用の全部又は一部を徴収することができる。

2　前項の規定による費用の徴収は，徴収されるべき者の居住地又は財産所在地の市町村に嘱託することができる。

3　第1項の規定により徴収される費用を，指定の期限内に納付しない者があるときは，地方税の滞納処分の例により処分することができる。この場合における徴収金の先取特権の順位は，国税及び地方税に次ぐものとする。

## 第3章　母子健康包括支援センター

**第22条**　市町村は，必要に応じ，母子健康包括支援センターを設置するように努めなければならない。

2　母子健康包括支援センターは，第一号から第四号までに掲げる事業を行い，又はこれらの事業に併せて第五号に掲げる事業を行うことにより，母性並びに乳児及び幼児の健康の保持及び増進に関する包括的な支援を行うことを目的とする施設とする。

一　母性並びに乳児及び幼児の健康の保持及び増進に関する支援に必要な実情の把握を行うこと。

二　母子保健に関する各種の相談に応ずること。

三　母性並びに乳児及び幼児に対する保健指導を行うこと。

四　母性及び児童の保健医療又は福祉に関する機関との連絡調整その他母性並びに乳児及び幼児の健康の保持及び増進に関し，内閣府令で定める支援を行うこと。

五　健康診査，助産その他の母子保健に関する事業を行うこと（前各号に掲げる事業を除く。）。

3　市町村は，母子健康包括支援センターにおいて，第9条の相談，指導及び助言並びに第10条の保健指導を行うに当たつては，児童福祉法第21条の11第1項の情報の収集及び提供，相談並びに助言並びに同条第2項のあつせん，調整及び要請と一体的に行うように努めなければならない。

# 成育過程にある者及びその保護者並びに妊産婦に対し必要な成育医療等を切れ目なく提供するための施策の総合的な推進に関する法律

平成30年法律第104号

## 第1章　総則

（目的）

**第1条**　この法律は，次代の社会を担う成育過程にある者の個人としての尊厳が重んぜられ，その心身の健やかな成育が確保されることが重要な課題となっていること等に鑑み，児童の権利に関する条約の精神にのっとり，成育医療等の提供に関する施策に関し，基本理念を定め，国，地方公共団体，保護者及び医療関係者等の責務等を明らかにし，並びに成育医療等基本方針の策定について定めるとともに，成育医療等の提供に関する施策の基本となる事項を定めることにより，成育過程にある者及びその保護者並びに妊産婦（以下「成育過程にある者等」という。）に対し必要な成育医療等を切れ目なく提供するための施策を総合的に推進することを目的とする。

（定義）

**第2条**　この法律において「成育過程」とは，出生に始まり，新生児期，乳幼児期，学童期及び思春期の各段階を経て，おとなになるまでの一連の成長の過程をいう。

2　この法律において「成育医療等」とは，妊娠，出産及び育児に関する問題，成育過程の各段階において生ずる心身の健康に関する問題等を包括的に捉えて適切に対応する医療及び保健並びにこれらに密接に関連する教育，福祉等に係るサービス等をいう。

（基本理念）

**第3条**　成育医療等の提供に関する施策は，成育過程にある者の心身の健やかな成育が図られることを保障される権利を尊重して推進されなければならない。

2　成育医療等の提供に関する施策は，我が国における急速な少子化の進展，成育医療等を取り巻く環境の変化等に即応するとともに，多様化し，かつ，高度化する成育過程にある者等の需要に適確に対応した成育医療等が切れ目なく提供されるよう，当該施策相互間の連携及びこれと関連する施策との連携を図りつつ，総合的に推進されなければならない。

3　成育医療等の提供に関する施策は，成育医療等の特性に配慮しつつ，成育過程にある者等がその居住する地域にかかわらず等しく科学的知見に基づく適切な成育医療等の提供を受けることができるように推進されなければならない。

4　成育医療等の提供に関する施策は，成育過程にある者等を取り巻く環境が大きく変容している現状に鑑み，成育過程にある者等に対し成育医療等及びこれに関する情報が適切に提供され，社会的経済的状況にかかわらず安心して次代の社会を担う子どもを生み，育てることができる環境が整備されるように推進されなければならない。

（国の責務）

**第4条**　国は，前条の基本理念（以下単に「基本理念」という。）にのっとり，成育医療等の提供に関する施策を総合的に策定し，及び実施する責務を有する。

（地方公共団体の責務）

**第5条**　地方公共団体は，基本理念にのっとり，成育医療等の提供に関する施策に関し，国との連携を図りつつ，その地域の特性に応じた施策を策定し，及び実施する責務を有する。

（保護者の責務等）

**第6条**　父母その他の保護者は，その保護する子どもがその成育過程の各段階において必要な成育医療等の提供を受けられるように配慮するよう努めなければならない。

2　国及び地方公共団体は，保護者に対し，前項の責務が果たされるように必要な支援を行うものとする。

（医療関係者等の責務）

**第7条**　医師，歯科医師，薬剤師，保健師，助産師，看護師その他の医療関係者は，国及び地方公共団体が講ずる成育医療等の提供に関する施策に協力し，成育過程にある者の心身の健やかな成育並びに妊産婦の健康の保持及び増進に寄与するよう努めるとともに，成育医療等を必要とする者の置かれている状況を深く認識し，良質かつ適切な成育医療等を提供するよう努めなければならない。

2　成育医療等又はこれに関連する職務に従事する者（前項の医療関係者を除く。）並びにこれらに関する関係機関及び関係団体は，国及び地方公共団体が講ずる成育医療等の提供に関する施策に協力し，成育過程にある者の心身の健やかな成育並びに妊産婦の健康の保持及び増進に寄与するよう努めなければならない。

（関係者相互の連携及び協力）

**第8条** 国，地方公共団体及び医療関係者等は，基本理念の実現を図るため，相互に連携を図りながら協力するよう努めなければならない。

（法制上の措置等）

**第9条** 政府は，成育医療等の提供に関する施策を実施するため必要な法制上又は財政上の措置その他の措置を講じなければならない。

（成育過程にある者等の状況及び成育医療等の提供に関する施策の実施の状況の公表）

**第10条** 政府は，毎年1回，成育過程にある者等の状況及び成育医療等の提供に関する施策の実施の状況を公表しなければならない。

## 第2章 成育医療等基本方針

**第11条** 政府は，基本理念にのっとり，成育医療等の提供に関する施策の総合的な推進に関する基本的な方針（以下「成育医療等基本方針」という。）を定めなければならない。

2 成育医療等基本方針は，次に掲げる事項について定めるものとする。

一 成育医療等の提供に関する施策の推進に関する基本的方向

二 成育医療等の提供に関する施策に関する基本的な事項

三 前2号に掲げるもののほか，成育医療等の提供に関する施策の推進に関する重要事項

3 厚生労働大臣は，成育医療等基本方針の案を作成し，閣議の決定を求めなければならない。

4 厚生労働大臣は，成育医療等基本方針の案を作成しようとするときは，内閣総理大臣，文部科学大臣その他の関係行政機関の長と協議するとともに，成育医療等協議会の意見を聴くものとする。

5 厚生労働大臣は，第三項の規定による閣議の決定があったときは，遅滞なく，これを公表しなければならない。

6 政府は，適時に，成育医療等基本方針に基づく施策の実施の状況について，評価を行わなければならない。

7 政府は，成育医療等の提供に関する状況の変化を勘案し，及び前項の評価を踏まえ，少なくとも6年ごとに，成育医療等基本方針に検討を加え，必要があると認めるときには，これを変更しなければならない。

8 第3項から第5項までの規定は，成育医療等基本方針の変更について準用する。

## 第3章 基本的施策

（成育過程にある者及び妊産婦に対する医療）

**第12条** 国及び地方公共団体は，成育過程にある者及び妊産婦に対し成育過程の各段階等に応じた良質かつ適切な医療が提供されるよう，医療の提供体制の整備，救急医療の充実その他の必要な施策を講ずるものとする。

（成育過程にある者等に対する保健）

**第13条** 国及び地方公共団体は，成育過程にある者及び妊産婦の健康の保持及び増進を図り，あわせて成育過程にある者の保護者及び妊産婦の社会からの孤立の防止及び不安の緩和並びに成育過程にある者に対する虐待の予防及び早期発見に資するよう，地域又は学校における成育過程にある者又は妊産婦に対する健康診査又は健康診断の適切な実施，成育過程にある者等の心身の健康等に関する相談支援の体制の整備その他の必要な施策を講ずるものとする。

（教育及び普及啓発）

**第14条** 国及び地方公共団体は，国民が成育過程における心身の健康に関する知識並びに妊娠，出産及び育児並びにそれらを通じた成育過程にある者との科学的知見に基づく愛着の形成に関する知識を持つとともに，それらの知識を活用して成育過程にある者及び妊産婦の心身の健康の保持及び増進等に向けた取組が行われることを促進するため，成育過程にある者及び妊産婦の心身の健康等に関する教育（食育を含む。）並びに広報活動等を通じた当該取組に関する普及啓発その他の必要な施策を講ずるものとする。

（記録の収集等に関する体制の整備等）

**第15条** 国及び地方公共団体は，成育過程にある者の心身の健やかな成育に資するため，成育医療等に係る個人情報の特性に配慮しつつ，成育過程にある者に対する予防接種，乳幼児に対する健康診査及び学校における健康診断に関する記録の収集及び管理並びにその情報の活用等に関する体制の整備，当該情報に係るデータベースの整備その他の必要な施策を講ずるものとする。

2 国及び地方公共団体は，成育過程にある者が死亡した場合におけるその死亡の原因に関する情報に関し，その収集，管理，活用等に関する体制の整備，データベースの整備その他の必要な施策を講ずるものとする。

（調査研究）

**第16条** 国及び地方公共団体は，成育医療等の提供に関する施策を適正に策定し，及び実施するため，妊娠，出産及び育児に関する問題，成育過程の各段階において生ずる心身の健康に関する問題等に関する調査及び研究その他の必要な施策を講ずるものとする。

## 第4章　成育医療等協議会

**第17条**　厚生労働省に，成育医療等基本方針に関し，第11条第4項（同条第8項において準用する場合を含む。）に規定する事項を処理するため，成育医療等協議会（次条において「協議会」という。）を置く。

**第18条**　協議会の委員は，成育医療等に従事する者及び学識経験を有する者のうちから，厚生労働大臣が任命する。

2　協議会の委員は，非常勤とする。

3　前2項に定めるもののほか，協議会の組織及び運営に関し必要な事項は，政令で定める。

## 第5章　雑則

（医療計画等の作成に当たっての配慮等）

**第19条**　都道府県は，医療法（昭和23年法律第205号）第30条の4第1項に規定する医療計画その他政令で定める計画を作成するに当たっては，成育過程にある者等に対する成育医療等の提供が確保されるよう適切な配慮をするよう努めるものとする。

2　都道府県は，適時に，前項の計画に係る当該都道府県における成育医療等の提供に関する施策の実施の状況についての評価を行うよう努めるものとする。

3　都道府県は，前項の評価を行ったときは，その結果を厚生労働大臣に報告するよう努めるものとする。

附則抄

（施行期日）

1　この法律は，公布の日から起算して1年を超えない範囲内において政令で定める日から施行する。

（検討）

2　政府は，成育医療等の提供に関する施策を総合的に推進するための行政組織の在り方等について検討を加え，必要があると認めるときは，その結果に基づいて必要な措置を講ずるものとする。

附則（令和4年6月22日法律第76号）抄

（施行期日）

**第1条**　この法律は，こども家庭庁設置法（令和4年法律第75号）の施行の日から施行する。ただし，附則第9条の規定は，この法律の公布の日から施行する。

（政令への委任）

**第9条**　附則第2条から第4条まで及び前条に定めるもののほか，この法律の施行に関し必要な経過措置（罰則に関する経過措置を含む。）は，政令で定める。

附則（令和4年6月22日法律第77号）抄

（施行期日）

**第1条**　この法律は，令和5年4月1日から施行する。ただし，次の各号に掲げる規定は，この法律の公布の日又は当該各号に定める法律の公布の日のいずれか遅い日から施行する。

一　略

二　附則第11条の規定　こども家庭庁設置法の施行に伴う関係法律の整備に関する法律（令和4年法律第76号）

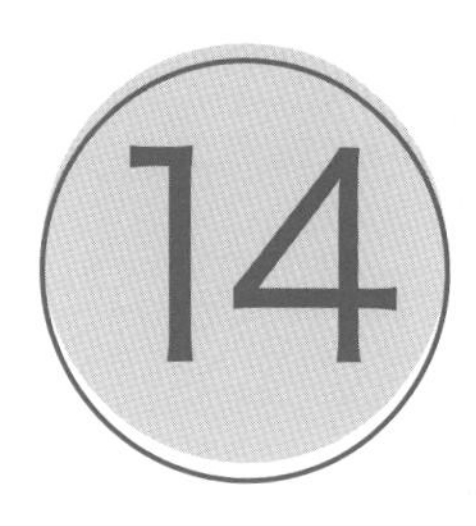

# その他の主な関連法規

○ **医療法**

昭和 23 年 7 月 30 日法律第 205 号（最終改正：令和 5 年 5 月 19 日法律第 31 号）

○ **母体保護法**

昭和 23 年 7 月 13 日法律第 156 号（最終改正：令和 4 年 6 月 22 日法律第 76 号）

○ **配偶者からの暴力の防止及び被害者の保護等に関する法律**

平成 13 年 4 月 13 日法律第 31 号（最終改正：令和 5 年 6 月 14 日法律第 53 号）

○ **児童虐待の防止等に関する法律**

平成 12 年 5 月 24 日法律第 82 号（最終改正：令和 4 年 6 月 22 日法律第 76 号）

○ **戸籍法**

昭和 22 年 12 月 22 日法律第 24 号（最終改正：令和 5 年 6 月 16 日法律第 58 号）

○ **健康保険法**

大正 11 年 4 月 22 日法律第 70 号（最終改正：令和 5 年 6 月 9 日法律第 48 号）

○ **国民健康保険法**

昭和 33 年 12 月 27 日法律第 192 号（最終改正：令和 5 年 6 月 9 日法律第 48 号）

○ **死産届書，死産証書及び死胎検案書に関する省令**

昭和 27 年 4 月 28 日厚生省令第 12 号（最終改正：令和 3 年 6 月 28 日厚生労働省令第 112 号）

※条文および改正情報は，下記を参照。

e-GOV 法令検索〈https://elaws.e-gov.go.jp〉

# 索引

## 欧文



## あ行



## か行



## さ行

## た行



## な行



## は行



## ま行



## や行



## ら行

## 編者略歴


### 福井トシ子

国際医療福祉大学大学院教授・副大学院長／前公益社団法人日本看護協会会長

1982年，東京女子医科大学看護短期大学専攻科修了（助産師）。
1983年，福島県立総合衛生学院保健学科修了（保健師）。
1988年，厚生省看護研修研究センター看護教員養成課程助産婦養成所教員専攻修了。
1999年，産能大学大学院経営情報学研究科修了（経営情報学修士；MBA）。
2005年，国際医療福祉大学大学院博士後期課程修了（保健医療学博士；Ph.D）。
この間，東京女子医科大学病院（母子総合医療センター，糖尿病センター），杏林大学医学部付属病院（総合周産期母子医療センター師長，看護部長）の職歴を経て，
2010年7月より日本看護協会常任理事，2017年6月より会長。2023年6月より現職。
2015年，アドバンス助産師。

### 井本寛子

公益社団法人日本看護協会常任理事

1992年，日本赤十字社助産師学校卒業（助産師）。
2000年，青山学院大学第2文学部卒業（教育学士）。
2004年，文京学院大学大学院経営学研究科修了（経営学修士）。
2021年，日本赤十字看護大学大学院看護学研究科博士課程修了（看護学博士）。
この間，日本赤十字社医療センター（分娩室，NICU，褥棟，教育企画室，看護師長，看護副部長，周産母子・小児センター副センター長），柏原赤十字病院の職歴を経て，
2018年6月より現職。
2016，2021年，アドバンス助産師。



**新版 助産師業務要覧 第4版　I 基礎編　2024年版**

〈検印省略〉

1997年 3月27日　第1版第1刷発行
2004年 2月10日　第1版第8刷発行
2005年 7月15日　新版第1版第1刷発行
2008年 2月10日　新版第1版第3刷発行
2008年10月30日　新版増補版第1刷発行
2012年 2月 1日　新版増補版第5刷発行
2012年11月 5日　新版第2版第1刷発行
2017年 2月 1日　新版第2版（2017年版）第1刷発行
2017年11月 1日　新版第3版（2018年版）第1刷発行
2023年 1月 1日　新版第3版（2023年版）第1刷発行
2023年10月 1日　新版第4版（2024年版）第1刷発行

編集……福井トシ子・井本寛子

発行……株式会社 日本看護協会出版会
〒150-0001 東京都渋谷区神宮前5-8-2　日本看護協会ビル4階
〈注文・問合せ／書店窓口〉TEL / 0436-23-3271　FAX / 0436-23-3272
〈編集〉TEL / 03-5319-7171
https://www.jnapc.co.jp

印刷……三報社印刷株式会社

©2023　Printed in Japan　ISBN978-4-8180-2618-6